ECN EN QUESTIONS ISOLÉES
Collection dirigée par L. LE

Médecine interne

Etienne NOVEL

Editions Vernazobres-Grego
99 bd de l'Hôpital
75013 PARIS - Tél. 01 44 24 13 61
www.vg-editions.com

Octobre 2014 - ISBN : 978-2-8183-1251-3

Repère

Sommaire des questions isolées par item

UE questions isolées Item 110

Dermatoses Bulleuses

1 Enoncé

QCM 1	Généralités concernant les dermatoses bulleuses, cochez les réponses justes :
A -	L'adhésion interkéatinocytaire est assurée par les hémidesmosomes
B -	L'adhésion derme épiderme est assurée par les hémidesmosomes
C -	Bulle et pustule sont synonymes
D -	Bulle et vésicule sont synonymes
E -	Bulle et folliculite sont synonymes
F -	Une bulle est une collection purulente
G -	Par définition, une bulle a une taille >=5mm
H -	Une bulle sous épidermique est tendue
I -	Une bulle intra épidermique est tendue
QCM 2	**Lesquelles de ces dermatoses bulleuses s'accompagnent d'un signe de Nikolsky positif ?**
A -	Herpès cutané
B -	Eczéma
C -	Erythème polymorphe
D -	Syndrome de Lyell
E -	Epidermolyse staphylococcique
F -	Pemphigus
G -	Pemphigoïde
H -	Erythème pigmenté fixe
I -	Impétigo
QCM 3	**Dans la liste suivante, quel est le médicament classiquement inducteur de pemphigoïde ? (1 réponse)**
A -	Methotrexate
B -	Prednisone
C -	Ciclosporine
D -	Spironolactone
E -	Vancomycine
F -	Losartan
QCM 4	**Dans la liste suivante, quels sont les 2 médicaments classiquement inducteurs de pemphigus ? (2 réponses)**
A -	D-Pénicillamine
B -	Ramipril
C -	Hydrocortisone
D -	Fludrocortisone
E -	Tacrolimus
F -	Clorazepam
QCM 5	**Quels éléments anamnestiques et cliniques sont compatibles avec un pemphigus vulgaire ?**
A -	Bulle flasque
B -	Patient de 50 ans
C -	Patient de 85 ans
D -	Prurit
E -	Placards urticariens
F -	Erosions muqueuses
G -	Signe de Nikolsky négatif
H -	Association à une maladie Cœliaque
I -	Toutes les réponses sont justes.

QCM 6	Quels éléments anamnestiques et cliniques sont compatibles avec une pemphigoïde bulleuse ?

A - Bulle tendue
B - Erosions muqueuses
C - Signe de Nikolsky négatif
D - Placards urticariens
E - Prurit
F - Patient de 85 ans
G - Patient de 18 ans
H - Toutes les réponses sont fausses

QCM 7	Lesquels de ces éléments paracliniques sont en faveur d'un pemphigus vulgaire ?

A - Clivage sous épidermique à la biopsie d'une bulle
B - A l'immunofluorescence indirecte, un anticorps circulant de classe IgA anti kératinocyte
C - A l'immunofluorescence indirecte, un anticorps circulant de classe IgG anti kératinocyte
D - A 'immunofluorescence directe, un dépôt d'immunoglobuline linéaire le long de la membrane basale
E - Présence biologique d'ACAN
F - Présence biologique d'ANCA
G - Eosinophilie à la NFS
H - Thrombopénie à la NFS

QCM 8	Lesquels de ces éléments paracliniques sont en faveur d'une pemphigoïde bulleuse ?

A - Clivage sous épidermique à la biopsie d'une bulle
B - A l'immunofluorescence indirecte, des dépôts linaires d'immunoglobulines le long de la membrane basale
C - A l'immunofluorescence directe, la présence sérique d'une Ig anti membrane basale type IgM
D - A l'immunofluorescence directe, la présence sérique d'une Ig anti membrane basale type IgG
E - Hyperéosinophilie à la NFS
F - Thrombocytose à la NFS
G - Positivité des anticorps anti MBG.
H - Hypocomplémentémie.

QCM 9	Concernant la pemphigoïde cicatricielle, quelles sont les réponses justes ?

A - Il s'agit d'une DBAI sous épidermique
B - Elle touche surtout le sujet jeune
C - Elle se caractérise par une atteinte cutanée érythrodermique
D - Elle ne touche pas les muqueuses
E - On peut détecter en immunofluorescence indirecte des anticorps anti membrane basale
F - L'atteinte fonctionnelle à redouter est la conjonctivite synéchiante.
G - Toutes les réponses précédentes sont justes.

QCM 10	Lesquelles de ces dermatoses bulleuses réalisent un clivage sous épidermique ?

A - Pemphigoïde bulleuse
B - Pemphigoïde gravidique
C - Pemphigoïde cicatricielle
D - Dermatose à IgA linéaire
E - Dermatite herpétiforme
F - Pemphigus vulgaire

QCM 11	Concernant la dermatite herpétiforme quelles sont les réponses justes ?

A - C'est la plus fréquente des DBAI
B - Elle est secondaire à une hypersensibilité aux glucides
C - Il s'agit d'une DBAI sous épidermique
D - Les poussées de la maladie peuvent être rythmées par l'alimentation du patient
E - Elle débute généralement après 65 ans
F - Elle entraîne un prurit diffus
G - Les bulles ont souvent une disposition symétrique aux genoux et fesses
H - L'immunofluorescence directe montre des dépôts d'IgA à la jonction derme épiderme

QCM 12	A l'histologie sur une biopsie duodénale, quels éléments sont en faveur d'une maladie cœliaque chez votre patient atteint de dermatite herpétiforme ?

A - Granulome épithélioïde et giganto cellulaire
B - Inflammation transmurale
C - Hypertrophie villositaire
D - Présence de nécrose caséeuse
E - Inclusions PAS positives macrophagiques
F - Atrophie des cryptes
G - Lymphocytose intra épithéliale
H - Infiltration lymphoplasmocytaire du chorion
I - Présence de BAAR à la coloration de Ziehl Neelsen

QCM 13	Quelles céréales ou féculents doivent être éliminés du régime d'un patient atteint de dermatite herpétiforme ?

A - Orge
B - Mais
C - Seigle
D - Riz
E - Blé
F - Pomme de terre
G - Avoine

QCM 14 **Quel est votre diagnostic dermatologique chez cet enfant ayant présenté récemment une gingivostomatite fébrile d'allure virale ?**

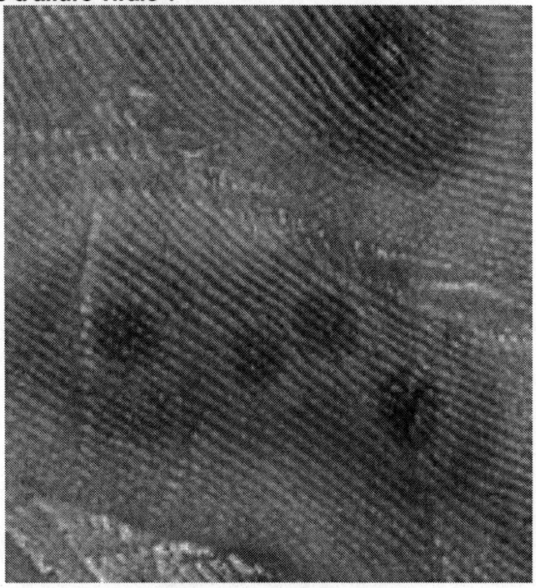

(1 réponse)

A - Pemphigoïde bulleuse
B - Pemphigus vulgaire
C - Dermatite herpétiforme
D - Impétigo
E - Psoriasis
F - Eczéma
G - Erythème polymorphe
H - Staphylococcie maligne
I - Zona

QCM 15	Quel germe responsable d'infection pulmonaire peut également se compliquer de la dermatose bulleuse de la question précédente ? (1 réponses)

A - S. pneumoniae
B - H. influenzae
C - S. aureus
D - M. pneumoniae
E - C. trachomatis
F - S. bovis
G - Infection CMV
H - Bactéries du groupe HACEK

QCM 16	Concernant le syndrome de Lyell (Nécrolyse épidermique toxique), cochez les réponses justes.

A - Il s'agit d'une toxidermie grave
B - Elle apparait en moyenne 24 à 48h après exposition au médicament en cause
C - Il s'agit d'une maladie exclusivement cutanée
D - Des prodromes à type de pharyngite et fièvre peuvent précéder l'atteinte cutanée
E - Le signe de Nikolsky est positif
F - Le syndrome de Lyell est une atteinte plus étendue que le syndrome de Stevens Johnson
G - La mortalité est élevée à 20% des cas environ
H - A la biopsie cutanée, l'immunofluorescence directe montre des dépôts d'Ig dans le derme
I - Toutes les réponses sont justes.

QCM 17	**Concernant l'impétigo, cochez les réponses justes :**

A - Il s'agit d'une dermo hypodermite bactérienne nécrosante
B - Il s'agit d'une dermo hypodermite bactérienne non nécrosante
C - Le pneumocoque est une des bactéries responsables
D - L'entérocoque est une des bactéries responsables d'impétigo
E - Le diagnostic doit en général être confirmé bactériologiquement
F - La lésion élémentaire est une bulle à contenu trouble évoluant vers une croute mélicérique
G - Il s'agit d'une maladie infectieuse en général fébrile à 38.5 - 39°C
H - L'impétigo évolue en une seule poussée vers la guérison
I - C'est une maladie contagieuse et non immunisante

QCM 18	**Quelles sont les 2 antibiothérapies par voie générale que vous pouvez utiliser en 1ère intention dans le traitement de l'impétigo sévère ? (2 réponses)**

A - Cloxacilline per os
B - Cotrimoxazole per os
C - Imipénème IV
D - Amoxicilline + Acide clavulanique per os
E - Vancomycine per os
F - Levofloxacine per os
G - Gentamycine per os
H - Doxycycline per os
I - Rifampicine per os.

QCM 19	**L'épidermolyse staphylococcique aigüe :**

A - Est aussi appelée Staphylococcal Scalded Skin Syndrom
B - Atteint avec prédilection le nouveau né
C - Est une cause classique d'érythrodermie de l'enfant
D - Est accompagnée de la positivité du signe de Nikolsky
E - Entraîne un décollement cutané épidermique par un mécanisme toxinique
F - A une mortalité très élevée >60%

QCM 20	**Quelle dermatose bulleuse auto immune est compatible avec l'aspect suivant en immunofluorescence directe ? (1 réponse)**

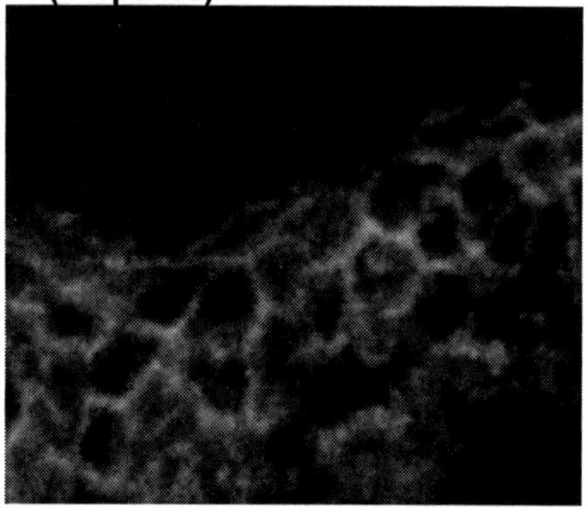

A - Pemphigus vulgaire
B - Pemphigoide bulleuse
C - Dermatite herpétiforme
D - Dermatite à dépôts linéaires d'IgA
E - Pemphigoïde cicatricielle

QROC 1	Quel examen permet d'objectiver des dépôts d'immunoglobulines et de complément directement sur une biopsie cutanée ? Texte libre (1 à 3 mots)
QROC 2	Citez deux causes de toxidermie bulleuse ? Texte libre (1 à 3 mots)
QROC 3	Citez les 3 étiologies principales à évoquer devant un érythème polymorphe ? Texte libre (1 à 3 mots)
QROC 4	Quelle manifestation clinique précède souvent les bulles au cours de la pemphigoïde bulleuse ? Texte libre (1 à 3 mots)
QROC 5	Quelle anomalie à l'hémogramme est évocatrice de pemphigoïde bulleuse ? Texte libre (1 à 3 mots)
QROC 6	Quel traitement local aurait une efficacité proche de la corticothérapie générale dans le traitement de la pemphigoïde bulleuse ? Texte libre (1 à 3 mots)
QROC 7	Quel est le taux de mortalité à un an de la pemphigoïde bulleuse ? Texte libre (1 à 3 mots)
QROC 8	Comment appelle t'on l'aspect histologique de dissociation des kératinocytes de l'épiderme au cours du pemphigus vulgaire ? Texte libre (1 à 3 mots)
QROC 9	Donnez en deux mots la physiopathologie de la dermatite herpétiforme ? Texte libre (1 à 3 mots)
QROC 10	Donnez deux étiologies graves à systématiquement évoquer devant un prurit diffus de la femme enceinte ? Texte libre (1 à 3 mots)
QROC 11	Quelle recherche d'auto anticorps est recommandée en 1ère intention au cours de la maladie cœliaque ou de la dermatite herpétiforme ? Texte libre (1 à 3 mots)
QROC 12	Quel déficit immunitaire faut-il rechercher en cas de négativité de l'anticorps de la question 11 ? Texte libre (1 à 3 mots)
QROC 13	Quelle complication néoplasique grave est commune à la dermatite herpétiforme et la maladie cœliaque ? Texte libre (1 à 3 mots)
QROC 14	Quelle complication (non infectieuse) faut-il dépister 3 semaines après un impétigo ? Texte libre (1 à 3 mots)
QROC 15	Donnez les deux germes responsables d'impétigo. Texte libre (1 à 3 mots)
QROC 16	Donnez le germe responsable de dermo hypodermite non nécrosante. Texte libre (1 à 3 mots)
QROC 17	Quelle cause métabolique de dermatose bulleuse se caractérise par une photosensibilité, une mélanodermie et des bulles sur zones photo exposées ? Texte libre (1 à 3 mots)
QROC 18	Quelle est la principale cause de mortalité au cours du pemphigus vulgaire ? Texte libre (1 à 3 mots)
QROC 19	Citez une dermatose bulleuse responsable d'érythrodermie de l'enfant. Texte libre (1 à 3 mots)
QROC 20	Quel degré de brulure est caractérisé par la présence d'une phlyctène ? Texte libre (1 à 3 mots)

2 Corrigé

<table>
<tr><th></th><th></th><th>V
F</th><th>Cota
tion</th><th>Commentaires, conseils et coaching</th></tr>
<tr><td rowspan="9">QCM 1</td><td>A -</td><td>F</td><td>1</td><td rowspan="9">Remarque concernant la cotation de chaque item : elle représente principalement dans cet ouvrage l'importance pédagogique de la proposition correspondante (qu'elle soit juste ou fausse !) de 1 à 3. Il n'est pas essentiel pour l'instant de compter les points à tout prix (je ne l'ai jamais fait pendant mon externat) mais de comprendre les messages clés.

Quelques notions essentielles de physiopathologie et de sémiologie élémentaire pour bien comprendre les enjeux de l'item.

• Bulle = Collection liquidienne CLAIRE de taille supérieure à 5mm. A différencier :
- De la vésicule : collection plus petite <5mm
- De la pustule : collection trouble (purulente)
- De la folliculite : infection centrée sur un follicule pilo sébacé

• Les cellules du derme restent cohérentes grâce aux :
- Desmosomes qui assurent la jonction des kératinocytes de l'épiderme. Une bulle intra épidermique sera donc très superficielle et fragile (flasque).
- Les hémidesmosomes qui assurent l'adhérence derme épiderme. Une bulle sous épidermique sera plus profonde, donc tendue, et solide.</td></tr>
<tr><td>B -</td><td>V</td><td>1</td></tr>
<tr><td>C -</td><td>F</td><td>1</td></tr>
<tr><td>D -</td><td>F</td><td>1</td></tr>
<tr><td>E -</td><td>F</td><td>1</td></tr>
<tr><td>F -</td><td>F</td><td>1</td></tr>
<tr><td>G -</td><td>V</td><td>1</td></tr>
<tr><td>H -</td><td>V</td><td>1</td></tr>
<tr><td>I -</td><td>F</td><td>1</td></tr>
<tr><td rowspan="9">QCM 2</td><td>A -</td><td>F</td><td>1</td><td rowspan="9">• Petit rappel sur le signe de Nikolsky : c'est l'extension du décollement cutané quand on frotte la partie saine de la peau.

• Pour l'ECN, un signe de Nikolsky positif doit évoquer 3 étiologies +++ :
- Une toxidermie : Lyell ou Stevens Johnson
- Une DBAI : Le pemphigus (et NON la pemphigoïde)
- Une infection : L'épidermolyse staphylococcique.

• Ne pas confondre avec le phénomène de Koebner : apparition de lésions à l'endroit d'un traumatisme cutané au cours du psoriasis +++.</td></tr>
<tr><td>B -</td><td>F</td><td>1</td></tr>
<tr><td>C -</td><td>F</td><td>1</td></tr>
<tr><td>D -</td><td>V</td><td>2</td></tr>
<tr><td>E -</td><td>V</td><td>2</td></tr>
<tr><td>F -</td><td>V</td><td>2</td></tr>
<tr><td>G -</td><td>F</td><td>1</td></tr>
<tr><td>H -</td><td>F</td><td>1</td></tr>
<tr><td>I -</td><td>F</td><td>1</td></tr>
<tr><td rowspan="6">QCM 3</td><td>A -</td><td>F</td><td>1</td><td rowspan="6">Pas de chance, les médicaments inducteurs sont différents selon les DBAI. On se limite aux principaux pour ne pas se mélanger.

• Médicaments inducteurs de pemphigoïde bulleuse : Anti aldostérones +++
• Pourrait transversaliser un dossier d'insuffisance cardiaque, ou d'adénome de Conn...</td></tr>
<tr><td>B -</td><td>F</td><td>1</td></tr>
<tr><td>C -</td><td>F</td><td>1</td></tr>
<tr><td>D -</td><td>V</td><td>3</td></tr>
<tr><td>E -</td><td>F</td><td>1</td></tr>
<tr><td>F -</td><td>F</td><td>1</td></tr>
<tr><td rowspan="6">QCM 4</td><td>A -</td><td>V</td><td>2</td><td rowspan="6">• Médicaments inducteurs de pemphigus : retenir surtout
- D-pénicillamine : Traitement chélateur du cuivre de la maladie de Wilson (Cf neuro)
- Inhibiteurs d'enzyme de conversion.

• Le D pénicillamine est responsable de tout un tas d'effets secondaires graves. Il peut par exemple être une cause secondaire de glomérulonéphrite extra membraneuse. A partir d'un cas de maladie de Wilson, on peut donc faire des questions transversales dans tous les sens.</td></tr>
<tr><td>B -</td><td>V</td><td>2</td></tr>
<tr><td>C -</td><td>F</td><td>1</td></tr>
<tr><td>D -</td><td>F</td><td>1</td></tr>
<tr><td>E -</td><td>F</td><td>1</td></tr>
<tr><td>F -</td><td>F</td><td>1</td></tr>
<tr><td rowspan="9">QCM 5</td><td>A -</td><td>V</td><td>2</td><td rowspan="9">A bien maitriser, pemphigus et pemphigoïde s'opposent théoriquement point par point en terme d'anamnèse et d'examen clinique.
• En faveur d'un pemphigus on retient donc :
- Terrain : âge moyen (50 ans)
- Mode de début : Erosions muqueuses
- Prurit : Absence
- Bulles : Flasques, fragiles, évoluant rapidement en érosion post bulleuse, sur une peau saine
- Signe de Nikolsky : positif
- Atteinte muqueuse : oui !

• Pour vous piéger en iconographie on pourrait vous mettre une érosion post bulleuse. Il vous faudrait alors déduire leur fragilité qui oriente vers le diagnostic de pemphigus.</td></tr>
<tr><td>B -</td><td>V</td><td>1</td></tr>
<tr><td>C -</td><td>F</td><td>1</td></tr>
<tr><td>D -</td><td>F</td><td>1</td></tr>
<tr><td>E -</td><td>F</td><td>1</td></tr>
<tr><td>F -</td><td>V</td><td>1</td></tr>
<tr><td>G -</td><td>F</td><td>1</td></tr>
<tr><td>H -</td><td>F</td><td>1</td></tr>
<tr><td>I -</td><td>F</td><td>1</td></tr>
</table>

QCM 6

A -	V	2
B -	F	1
C -	V	2
D -	V	2
E -	V	2
F -	V	2
G -	F	1
H -	F	1

- En faveur d'une pemphigoïde bulleuse on retient donc :
  - Terrain : patient très âgé >80 ans
  - Mode de début : Placards urticariens ou d'eczéma
  - Prurit : Intense
  - Bulles : Tendues sur les placards urticariens
  - Signe de Nikolsky : négatif
  - Atteinte muqueuse : non !

- Si on vous met en icono une bulle tendue à contenu clair, c'est évocateur de pemphigoïde plutôt que de pemphigus.

QCM 7

A -	F	1
B -	F	1
C -	V	3
D -	F	1
E -	F	1
F -	F	1
G -	F	1
H -	F	1

De la même manière, les explorations paracliniques de la pemphigoïde et du pemphigus s'opposent globalement :

- On rappelle que le pemphigus est responsable d'un clivage INTRA épidermique donc :
  - Biopsie de bulle intacte : Bulle intra épidermique avec acantholyse
  - Immunofluorescence **indirecte** (sur sang) : Présence d'IgG anti kératinocytes
  - Immunofluorescence **directe** (sur tissu) : Dépôts d'IgG en maille de filets autour des kératinocytes (intra épidermiques)
  - NFS : Absence d'hyperéosinophilie.

QCM 8

A -	V	2
B -	F	1
C -	F	1
D -	F	1
E -	V	2
F -	F	1
G -	F	1
H -	F	1

- Les explorations paracliniques d'une pemphigoïde bulleuse retrouvent :
  - Biopsie de bulle intacte : Bulle sous épidermique SANS acantholyse
  - Immunofluorescence indirecte (sur sang) : IgG anti membrane basale
  - Immunofluorescence directe (sur tissu) : Dépôt linéaire d'IgG et de complément sur la membrane basale de l'épiderme.
  - NFS : Hyperéosinophilie.

- Attention :
  - Ne pas confondre IF directe (Sur Biopsie) et IF indirecte (ponction sanguine)
  - Les anticorps anti MBG (membrane basale glomérulaire) sont positifs dans la maladie de Goodpasture !

QCM 9

A -	V	2
B -	F	1
C -	F	1
D -	F	1
E -	V	2
F -	V	2
G -	F	1

Un seul QCM sur la pemphigoïde cicatricielle sur laquelle on vous posera sans doute moins de question que sur pemphigus vulgaire et pemphigoïde bulleuse.

- En voici un résumé :
  - Physiopathologie : DBAI sous épidermique
  - Terrain : Patient âgé >65 ans
  - Clinique : atteinte muqueuse érosive (oculaire, buccale, génitale...) +/- cutanée 25%
  - Complications : **Synéchies conjonctivales**, risque de cécité +++.
  - Diagnostic : IFD et IFI semblables à la pemphigoïde bulleuse.

QCM 10

A -	V	1
B -	V	1
C -	V	1
D -	V	1
E -	V	1
F -	F	3

En résumé, on peut classer les dermatoses bulleuses auto immunes selon l'aspect pris en histologie (biopsie de bulle) en :

- DBAI sous épidermique :
  - Pemphigoïdes : bulleuse, cicatricielle, gravidique.
  - Dermatite herpétiforme
  - Dermatite à IgA linéaire

- DBAI intra épidermique :
  - Pemphigus : vulgaire +++, superficiel, médicamenteux...

QCM 11

A -	F	1
B -	F	1
C -	V	2
D -	V	2
E -	F	1
F -	V	2
G -	V	2

La dermatite herpétiforme est à bien connaître. Elle s'intègre très bien dans un dossier transversal d'hépato gastro entérologie (Ex : maladie cœliaque).

<table>
<tr><td></td><td>H -</td><td>V</td><td>2</td><td>• En résumé :
- Physiopathologie : hypersensibilité à la gliadine comme la maladie cœliaque
- Fréquence : DBAI rare
- Terrain : Enfant ou adolescent
- Clinique : prurit diffus, bulles symétriques des fesses et coudes
- Association symptomatique ou non à la maladie cœliaque
- Diagnostic : Clivage sous épidermique à la biopsie, Dépôts d'IgA en IFD, positivité des anticorps anti transglutaminase, anti gliadine, anti endomysium...
- Traitement : Régime sans gluten.</td></tr>
<tr><td rowspan="9">QCM 12</td><td>A -</td><td>F</td><td>1</td><td rowspan="9">Question d'histologie bête et méchante, mais malheureusement à savoir aussi bien que l'histologie de la maladie de Horton...
On en profite pour faire un point global sur la maladie cœliaque :

• Facteurs de risques : Certains allèles du système HLA (HLA DQ 2 et DQ8)
• Fréquence : 1/200 (mais nombreuses formes asymptomatiques)
• Terrain : Femme jeune avec comorbidités auto immunes
• Clinique :
- Diarrhée chronique avec malabsorption
- Signes extra digestifs : arthralgies, ostéoporose, troubles de reproduction (femmes)
- Comorbidités cutanées : dermatite herpétiforme ++.
• Biologie : IgA anti transglutaminase en 1ère intention (HAS 2008)
• Diagnostic histologique : ne pas se mélanger, 4 signes à rechercher :
- Atrophie villositaire totale
- Lymphocytose intra épithéliale
- Infiltration lympho plasmocytaire du chorion
- Hyperplasie cryptique (signe macroscopique)
• Complications spécifiques : Lymphome T, Cancer du grêle, de l'œsophage.

Concernant les réponses fausses : pas de granulome ni d'inflammation transmurale (Cf MICI), et pas d'inclusion PAS- positive intra macrophagique (Cf maladie de Whipple).</td></tr>
<tr><td>B -</td><td>F</td><td>1</td></tr>
<tr><td>C -</td><td>F</td><td>1</td></tr>
<tr><td>D -</td><td>F</td><td>1</td></tr>
<tr><td>E -</td><td>F</td><td>1</td></tr>
<tr><td>F -</td><td>F</td><td>1</td></tr>
<tr><td>G -</td><td>V</td><td>3</td></tr>
<tr><td>H -</td><td>V</td><td>3</td></tr>
<tr><td>I -</td><td>F</td><td>1</td></tr>
<tr><td rowspan="7">QCM 13</td><td>A -</td><td>V</td><td>3</td><td rowspan="7">• On peut vous demander d'expliquer à un patient le régime sans gluten, efficace sur les signes cutanés de la dermatite herpétiforme et sur les signes digestifs de la maladie cœliaque.
- Céréales interdites = BOS +++ (Blé, Orge, Seigle)
- Aliments autorisés = Avoine (autrefois considéré délétère), riz, maïs.</td></tr>
<tr><td>B -</td><td>F</td><td>1</td></tr>
<tr><td>C -</td><td>V</td><td>3</td></tr>
<tr><td>D -</td><td>F</td><td>1</td></tr>
<tr><td>E -</td><td>V</td><td>3</td></tr>
<tr><td>F -</td><td>F</td><td>1</td></tr>
<tr><td>G -</td><td>F</td><td>1</td></tr>
<tr><td rowspan="9">QCM 14</td><td>A -</td><td>F</td><td>1</td><td rowspan="9">• L'érythème polymorphe est une question appréciée des dermatologues.

• Elle fait partie des dermatoses bulleuses.

• Description en 3 mots clés :
- Lésions cutanées en COCARDE (cible), de topographie ACRALE.
- Association à des bulles MUQUEUSES évoluant vers l'érosion.</td></tr>
<tr><td>B -</td><td>F</td><td>1</td></tr>
<tr><td>C -</td><td>F</td><td>1</td></tr>
<tr><td>D -</td><td>F</td><td>1</td></tr>
<tr><td>E -</td><td>F</td><td>1</td></tr>
<tr><td>F -</td><td>F</td><td>1</td></tr>
<tr><td>G -</td><td>V</td><td>3</td></tr>
<tr><td>H -</td><td>F</td><td>1</td></tr>
<tr><td>I -</td><td>F</td><td>1</td></tr>
<tr><td rowspan="8">QCM 15</td><td>A -</td><td>F</td><td>1</td><td rowspan="8">• Les 3 causes d'érythème polymorphe à retenir ++++++ :
- Infection à herpès virus (primo infection ou récurrence)
- Infection à Mycoplasma pneumoniae
- Causes médicamenteuses

• Dans un dossier de pneumopathie, il est souvent demandé le germe suspecté en fonction de la présentation clinique, et surtout des manifestations extra pulmonaires.

• On retient typiquement les signes d'orientation extra pulmonaires suivants :
- Légionellose :
× Cliniquement : Céphalées, troubles digestifs
× Biologiquement : Hyponatrémie, Cytolyse hépatique, insuffisance rénale aigue.
- Mycoplasma pneumoniae :
× Cliniquement : Myalgies, Erythème polymorphe ++++
× Biologiquement : Anémie hémolytique auto immune ++++</td></tr>
<tr><td>B -</td><td>F</td><td>1</td></tr>
<tr><td>C -</td><td>F</td><td>1</td></tr>
<tr><td>D -</td><td>V</td><td>3</td></tr>
<tr><td>E -</td><td>F</td><td>1</td></tr>
<tr><td>F -</td><td>F</td><td>1</td></tr>
<tr><td>G -</td><td>F</td><td>1</td></tr>
<tr><td>H -</td><td>F</td><td>1</td></tr>
</table>

QCM 16

A -	V	2
B -	F	1
C -	F	1
D -	V	2
E -	V	2
F -	V	2
G -	V	2
H -	F	1
I -	F	1

Les syndrome de Lyell et de Stevens Johnson font parties de dermatoses bulleuses de cause médicamenteuse et sont à bien maitriser pour l'ECN.

- Voici une minifiche à bien retenir :
  - Délai : 1 à 3 semaines après exposition au traitement inducteur
  - Prodromes : fièvre, brulures pharyngées ou oculaires
  - Clinique : Association de bulles cutanées et d'érosions muqueuses, avec possibles atteinte viscérale (Nécrose bronchique +++)
    - <10% de surface corporelle au cours du Stevens Johnson
    - >30% de surface corporelle au cours du Lyell
    - (Entre 10 et 30% : overlap syndrom)
  - Biopsie cutanée : l'IFD est **NEGATIVE +++** et élimine une DBAI
  - Pronostic vital : 20% de mortalité
  - Pronostic fonctionnel : risque de cicatrices muqueuses graves (oculaires)

- Remarque : Bien réviser également le DRESS syndrom
- (Cf toxidermies dans le poly de dermato)

QCM 17

A -	F	1
B -	F	1
C -	F	1
D -	F	1
E -	F	1
F -	V	2
G -	F	1
H -	F	1
I -	V	2

L'impétigo est la principale cause de dermatose bulleuse infectieuse. C'est une infection fréquente très tombable. On rappelle :

- Sa physiopathologie : Infection seulement épidermique (la dermo hypodermite non nécrosante, c'est l'érysipèle !)
- Les germes en cause : S. aureus et/ou Streptocoque Beta Hémolytique du groupe A
- Aspect clinique : Bulle trouble évoluant vers une croute jaunâtre, avec lésions multiples d'âge différent. Il peut y avoir des signes régionaux (adénopathie) mais dans les formes simples pas d'altération d'état général (Impétigo simple = PAS de fièvre).
- Le diagnostic est généralement clinique comme pour l'érysipèle.

QCM 18

A -	V	3
B -	F	1
C -	F	1
D -	V	3
E -	F	1
F -	F	1
G -	F	1
H -	F	1
I -	F	1

L'antibiothérapie par voie générale n'est pas systématique dans l'impétigo.
Elle doit être active à la fois sur S. aureus (communautaire, donc sensible à la méticilline = SAMS) et sur le SBHA.

- Voici un rappel du traitement de l'impétigo (sur 10 jours):
  - Traitement local : Lavage savonné, antiseptiques et antibiotiques locaux (Fusidine)
  - Traitement par voie générale :
    - Indications : Lésions étendues, Présence de signes généraux, immunodéprimé
    - Modalités : **Pénicilline M** ou **Augmentin®** ou **Pristinamycine** per os 10 jours
  - Mesures associées : NE PAS OUBLIER +++ :
    - Eviction 48heures de la collectivité
    - Mesures d'hygiène : ongles courts, lavage des vêtements
    - Bandelette urinaire à 3 semaines.

QCM 19

A -	V	1
B -	V	1
C -	V	1
D -	V	1
E -	V	1
F -	F	3

L'épidermolyse staphylococcique est citée à maintes reprises dans le poly de dermatologie (Erythrodermie, Infections cutanéo muqueuses...). Un petit topo semble utile :

- Physiopathologie : Infection à Staphylocoque sécréteur d'une toxine (Exfoliatine)
- Clinique : AEG et érythrodermie de l'enfant avec vastes décollements épidermiques et signe de Nikolsky positif.
- Histologie : Nécrose épidermique, **IFD négative** si réalisée (Comme pour le Lyell !)
- Bon pronostic sous traitement adapté.

On rappelle les autres causes d'érythrodermie de l'enfant : l'ichtyose congénitale, l'érythrodermie de Leiner Moussus et certains déficits immunitaires.

QCM 20

A -	V	3
B -	F	2
C -	F	2
D -	F	2
E -	F	2

- On reconnait assez facilement l'aspect typique en **"maille de filet"**.
- Cet aspect est compatible avec un pemphigus vulgaire.
- Dans le cas d'une pemphigoïde, on aurait vu en IFD un dépôt linéaire unique le long de la membrane basale.

215 **Total QCM**

	Réponses	Cotation	Commentaires, conseils et coaching
QROC 1	• Immunofluorescence DIRECTE	3	• Ne pas confondre dans les DBAI : - La **biopsie d'une bulle intacte** permet de voir le clivage sous épidermique ou intra épidermique (sans IF) - **L'immunofluorescence directe** sur biopsie en peau saine permet de détecter des auto anticorps et des dépôts de complément directement sur la biopsie - **L'immunofluorescence indirecte** se fait sur une ponction sanguine et recherche le même anticorps mais circulant !
QROC 2	• Syndrome de Lyell (Ou Stevens Johnson) • Erythème pigmenté fixe.	3	Un petit mot sur une autre toxidermie bulleuse souvent mal connue : l'érythème pigmenté fixe (Cf poly de dermato) : • C'est la seule réaction cutanée pathognomonique de toxidermie +++. • Son délai d'apparition est très court et caractéristique après exposition (moins de 48h) • C'est une lésion ronde érythémateuse, infiltrée et douloureuse parfois surmontée d'une bulle, typiquement sur les lèvres ou les OGE. • Elle récidive si le médicament est à nouveau pris.
QROC 3	• Herpes • Mycoplasma pneumoniae • Cause médicamenteuse	3	• On se répète mais ça doit être cortico sous cortical. • Il existe de nombreuses autres causes infectieuses mais retenir surtout herpes et mycoplasme.
QROC 4	• Placard urticarien prurigineux.	3	• Mode de début de la pemphigoïde bulleuse : Urticaire. Attention à l'urticaire du sujet très âgé qui n'a auparavant jamais eu de manifestation atopique ! • Mode de début du pemphigus vulgaire : Erosions muqueuses
QROC 5	• Hyperéosinophilie.	3	• Pour me rappeler que c'était la pemphigoïde bulleuse qui s'accompagnait d'hyperéosinophilie et pas le pemphigus vulgaire, je me disais qu'urticaire et éosinophilie allaient bien ensemble. Ca vaut ce que ça vaut...
QROC 6	• Proprionate de Clobetasol	3	• Question sans doute peu tombable mais pour souligner que la corticothérapie locale d'activité très forte est une alternative intéressante à la corticothérapie générale surtout chez les patients typiquement atteints de pemphigoïde bulleuse qui sont très âgés, le risque iatrogène étant majeur.
QROC 7	• 30 à 40% accepté.	3	• Les principales causes de mortalité sont : Infectieuses (penser SAT VAT), cardiovasculaires et iatrogènes.
QROC 8	• Acantholyse	3	• Terme à connaître. • Il n'y a acantholyse que dans le pemphigus vulgaire, pas dans la pemphigoïde bulleuse.

QROC 9	• Hypersensibilité à la gliadine • (ou au gluten)	3	• La physiopathologie est identique à celle de la maladie cœliaque !
QROC 10	• Cholestase aigue gravidique • Pemphigoïde gravidique	3	• Ne négligez pas le chapitre prurit, on peut vous poser plein de questions dessus. • Ces deux étiologies sont à la limite du programme mais doivent être évoquées en cas de prurit de la femme enceinte du fait de leur gravité potentielle.
QROC 11	• IgA anti transglutaminases. • Pas accepté si IgG ou non précisé.	3	• Question classique tiré d'un document de la HAS de 2008 "Quelles recherches d'anticorps prescrire dans la maladie cœliaque ?".
QROC 12	• Déficit en Immunoglobulines A	3	• Autre question classique. Le déficit en IgA est le déficit immunitaire asymptomatique le plus fréquent (1/200) et donc une cause possible de faux négatifs dans la recherche d'auto anticorps de la maladie cœliaque. • En cas de confirmation ou d'antécédent connu de déficit en IgA, les auto anticorps à rechercher sont (HAS 2008): - Les IgG anti transglutaminase - OU les IgG anti endomysium
QROC 13	• Lymphome du grêle	3	• Question de l'ECN 2004.
QROC 14	• Glomérulonéphrite post streptococcique.	3	• On demande classiquement une **bandelette urinaire** 3 semaines après une infection à streptocoque (Impétigo, Erysipèle, Scarlatine) pour dépister une néphropathie glomérulaire (hématurie, protéinurie glomérulaire)
QROC 15	• S. aureus • Streptocoque Beta Hémolytique du Groupe A (SBHA)	3	• Attention aux confusions avec : - L'érysipèle : SBHA tout seul - La scarlatine qui peut être staphylococcique ou streptococcique.
QROC 16	• Streptocoque Beta Hémolytique du Groupe A.	3	• Cela explique l'antibiothérapie qui diffère entre les 2 infections : - Impétigo : Augmentin® et Oxacilline qui ont une activité contre S. aureus sensible à la méticilline (SAMS) et le SBHA. - Erysipèle : Amoxicilline seul (+++), actif sur le SBHA, mais pas sur le SAMS qui sécrète une bêta lactamase.

QROC 17	• Porphyrie cutanée tardive	3	Un petit mot quand même sur la porphyrie cutanée tardive qui est une cause métabolique de dermatose bulleuse (déficit d'une enzyme hépatique de synthèse de l'hème). • C'est une maladie génétique de l'adulte transmise sur un mode autosomique dominant (pénétrance variable). • Les facteurs déclenchant sont l'éthylisme, l'hépatite C, certaines prises médicamenteuses. • Elle se présente cliniquement comme une fragilité cutanée, et une atteinte bulleuse par photosensibilité, et une mélanodermie, une hypertrichose. • On la traite par arrêt des facteurs déclenchant, saignées +/- anti paludéens de synthèse
QROC 18	• Iatrogénie.	3	• La mortalité du pemphigus est de 5% avec principalement pour cause la iatrogénie. • Cette iatrogénie est imputable à la corticothérapie générale.
QROC 19	• Epidermolyse staphylococcique.	3	• Ne négligez pas non plus l'item érythrodermie c'est un item d'orientation diagnostique essentiel. Pour rappel : - 5 Causes d'érythrodermies de l'adulte : × Dermatose érythrodermique : psoriasis, eczéma... × Hémopathie : Lymphome T cutané × Toxidermies : Dress, Lyell × Infections : Gale crouteuse, VIH × Idiopathique - 4 Causes d'érythrodermies de l'enfant : × Ichtyose érythrodermique : maladie héréditaire × Epidermolyse staphylococcique +++ × Déficits immuns. × Erythrodermie de Leiner Moussus : associée à une dermatite atopique, à un psoriasis, ou idiopathique.
QROC 20	• Second degré.	3	• La chaleur est une cause physique d'atteinte bulleuse cutanée ! • Selon le poly de réanimation, la présence d'une phlyctène est pathognomonique d'une brulure du 2è degré (atteinte du derme). .
		60	**Total QROC**

FICHE DE SYNTHESE : POINTS CLES UE POUR MIEUX REPONDRE AUX QUESTIONS ISOLEES ET AUX DOSSIERS CLINIQUES PROGRESSIFS	
Titres	**Eléments à cocher lors des QCM Mots clés des QROC**
ZEROS	• Ne pas évoquer une origine médicamenteuse à une dermatose bulleuse (Lyell +++)
Définition	• Bulle : Collection claire liquidienne >5mm • Signe de Nikolsky : Décollement cutané après un frottement de la peau (zone saine)
Etiologies	• Dermatoses Bulleuses Auto Immunes +++ - Par clivage intra épidermique : Pemphigus vulgaire, médicamenteux, superficiel - Par clivage sous épidermique : Pemphigoïdes et dermatite herpétiforme. • Etiologies infectieuses - Virales : Herpes - Bactériennes : Impétigo, Erysipèle parfois, Epidermolyse staphylococcique • Toxidermies médicamenteuses - Syndrome de Lyell et Syndrome de Stevens Johnson - Erythème pigmenté fixe. • Autres causes : - Métaboliques : Porphyrie cutanée tardive - Paranéoplasique - Congénitales... - Physiques : brulure
Pemphigoïde bulleuse	• Médicament inducteur : Spironolactone • Terrain : Sujet âgé, la plus fréquente des DBAI • Mode de début : Placards urticariens prurigineux • Clinique des bulles : Claires et tendues sur base urticarienne • Signe de Nikolsky : non • Prurit : oui • Atteinte muqueuse : non • Pronostic : Mortalité 30% à un an • NFS : Hyperéosinophilie • Biopsie de bulle : Clivage sous épidermique sans acantholyse • Biopsie en peau saine avec IFD : Dépôt linéaire d'IgG le long de la membrane basale • Immunofluorescence indirecte : Anticorps anti membrane basale type IgG
Pemphigus Vulgaire	• Médicament inducteur : IEC, D pénicillamine • Terrain : Sujet jeune, DBAI rare • Mode de début : Erosions muqueuses • Clinique des bulles : Fragiles et flasques sur peau saine • Signe de Nikolsky : oui • Prurit : non • Atteinte muqueuse : oui • Pronostic : 5% de mortalité (Iatrogénie +++) • NFS : Pas d'hyperéosinophilie • Biopsie de bulle : Clivage intra épidermique avec acantholyse • Biopsie en peau saine avec IFD : Dépôts en maille de filet d'IgG sur les kératinocytes • Immunofluorescence indirecte : IgG anti kératinocytes

UE questions isolées Item 181

Réaction Inflammatoire

1 Enoncé

QCM 1	Quelles anomalies de l'hémogramme sont typiquement compatibles avec un syndrome inflammatoire chronique ?

A - Anémie macrocytaire normochrome arégénérative
B - Anémie macrocytaire hypochrome régénérative
C - Anémie normocytaire hypochrome régénérative
D - Anémie microcytaire hypochrome arégénérative
E - Réticulocytes à 50 G/L
F - Réticulocytes à 70G/L
G - Thrombopénie
H - Volume globulaire moyen à 104fL
I - Concentration corpusculaire moyenne en hémoglobine à 36 g/dL

QCM 2	Quels éléments du bilan martial sont compatibles avec un syndrome inflammatoire chronique ?

A - Fer sérique haut
B - Capacité totale de fixation de la transferrine basse
C - Coefficient de saturation de la transferrine haute
D - Transferrine sérique haute
E - Ferritine sérique haute
F - Aucune des réponses A à D n'est juste
G - Toutes les réponses A à D sont justes

QCM 3	L'hémogramme de votre patient est compatible avec une anémie inflammatoire. Quels diagnostics différentiels peuvent prendre le même profil (VGM et réticulocytes évoluant dans le même sens que dans l'anémie inflammatoire) ?

A - Maladie de Biermer
B - Carence martiale
C - Anémie hémolytique auto immune
D - Thalassémie mineure
E - Carence en Folates
F - Saturnisme
G - Drépanocytose
H - Hypothyroïdie
I - Insuffisance rénale chronique terminale
J - Iatrogénie au Methotrexate

QCM 4	Quelles sont les étiologies à évoquer devant une VS élevée avec une CRP normale ?

A - Hypofibrinogénémie
B - Macrocytose
C - Cryoglobulinémie
D - Hypergammaglobulinémie
E - Hémoconcentration
F - Polyglobulie

QCM 5	Quelles sont les étiologies à évoquer devant une VS normale en présence d'une inflammation ?

A - Cryoglobulinémie
B - Hypofibrinogénémie
C - Gammapathie monoclonale
D - Anémie
E - Grossesse
F - Macrocytose

QCM 6	**Le ou lesquels de ces résultats de Vitesse de Sédimentation (à la 1ère heure) considérez vous anormalement élevés ?**

A - VS a 35mm chez un homme de 80 ans
B - VS a 25mm chez un homme de 20 ans
C - VS à 13mm chez un homme de 43 ans
D - VS à 20mm chez une femme de 50 ans
E - VS à 40mm chez une femme de 60 ans

QCM 7	**Concernant l'électrophorèse des protéines sériques (EPPS), quels sont les propositions justes ?**

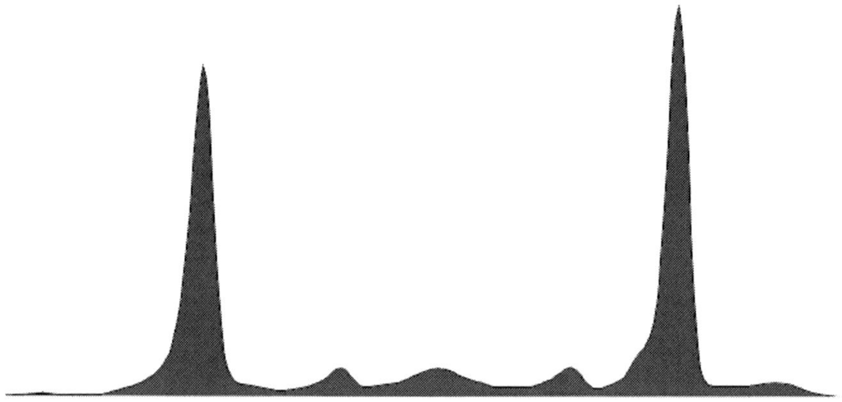

A - L'électrophorèse des protéines sériques en iconographie est typique d'un Lupus
B - L'électrophorèse des protéines sériques en iconographie est parfaitement normale
C - L'électrophorèse des protéines sériques en iconographie est typique d'un syndrome néphrotique
D - Au cours de l'inflammation, le pic de l'albumine diminue à l'EPPS
E - Au cours de l'inflammation, le pic alpha 1 augmente à l'EPPS
F - Au cours de l'inflammation, le pic alpha 2 augmente à l'EPPS
G - La transferrine migre en gamma à l'EPPS.

QCM 8	**Lesquelles de ces cytokines sont pro inflammatoires ?**

A - Interleukine 1
B - Interleukine 10
C - Interleukine 6
D - Interleukine 13
E - Interleukine 18
F - Interleukine 15
G - Interleukine 4
H - TNF alpha

QCM 9	**Lesquelles de ces cytokines sont anti inflammatoires ?**

A - Interleukine 4
B - Interleukine 10
C - Interleukine 13
D - Interleukine 1
E - Interleukine 6
F - Interleukine 18
G - Interleukine 15
H - TGF Beta

QCM 10	**Quelles sont les propriétés thérapeutiques générales des anti inflammatoires non stéroïdiens (AINS) ?**

A - Antalgique
B - Myélosuppresseur
C - Antipyrétique
D - Anti allergique
E - Anti inflammatoire
F - Anti agrégant plaquettaire
G - Facteur de croissance hématopoïétique
H - Immunosuppresseur
I - Antibiotique
J - Myorelaxant
K - Anticonvulsifiant

QCM 11	Concernant le mode d'action des AINS, quelles sont les propositions justes ?

A - Les AINS sont un ensemble de thérapeutiques inhibiteurs de la synthèse d'acide arachidonique
B - Les AINS de type COXIBS inhibent spécifiquement la cyclo oxygénase de type 1
C - La cyclo oxygénase de type 2 est impliquée dans la protection de la muqueuse gastrique
D - Pour éviter leur toxicité, on préfère les AINS ciblant préférentiellement la cyclo oxygénase 2
E - Les cyclo oxygénases produisent des prostaglandines
F - L'aspirine est un anti cyclo oxygénase 2 sélectif
G - Toutes les propositions précédentes sont fausses.

QCM 12	Laquelle de ces associations médicamenteuses n'est classiquement pas à risque accru de complications iatrogéniques ? (1 réponse juste)

A - AINS + corticothérapie
B - AINS + warfarine
C - AINS + inhibiteur sélectif de recapture de la sérotonine
D - AINS + coumadine
E - AINS + sulfamides hypoglycémiant
F - AINS + inhibiteur calcique
G - AINS + Inhibiteur de l'enzyme de conversion
H - AINS + Clopidogrel

QCM 13	Concernant la réaction inflammatoire, quelles sont les réponses justes ?

A - La réaction inflammatoire appartient à la réponse immunitaire adaptative
B - La réaction inflammatoire est un phénomène pathologique
C - Histamine et sérotonine sont des substances vasoactives ayant un rôle vasoconstricteur
D - Le complément détruit des agents pathogènes via le complexe d'attaque membranaire
E - Les protéines de l'inflammation telles la CRP sont produites principalement au niveau splénique
F - L'opsonisation est la présentation d'antigènes par les cellules dendritiques aux lymphocytes
G - L'augmentation de la VS est spécifique d'un processus inflammatoire
H - On la sépare en 3 phases : initiation, amplification, cicatrisation

QCM 14	Lequel de ces dosages biologiques augmente le plus précocement au cours de l'inflammation aigue ? (1 réponse)

A - Protéine C Réactive
B - Orosomucoïde
C - Haptoglobine
D - Fibrinogène
E - Albumine
F - Vitesse de sédimentation
G - Ferritine sérique
H - Céruléoplasmine

QCM 15	Quelle est l'étiologie majoritaire des syndromes inflammatoires au long cours ? (1 réponse)

A - Néoplasies solides en général
B - Hémopathies malignes en général
C - Infections en général
D - Maladie thrombo embolique artérielle et veineuse en générale
E - Maladies de systèmes et maladies auto inflammatoires en général
F - Iatrogénie incluant allergies médicamenteuses

QCM 16	Parmi les critères suivants, lesquels appartiennent à la définition du Syndrome de Réponse Inflammatoire Systémique (SRIS) ?

A - Température >38.3°
B - Température <36°
C - Fréquence cardiaque >90 battements par minute
D - Leucocytes <4 G/L
E - Créatininémie >176 µmol/L
F - Altération d'état général
G - Hypotension artérielle systolique <90 mm Hg
H - Résistance au remplissage vasculaire cristalloïde
I - Rapport PaO2/FiO2 <300
J - Lactatémie > 2mmol/L
K - Thrombopénie <100G/L

QCM 17	**Parmi les propositions suivantes, laquelle ne s'accompagne typiquement pas d'augmentation du fibrinogène (Hyperfibrinémie) ? (1 réponse)**

A - Endocardite infectieuse
B - Infection VIH
C - Polyarthrite Rhumatoïde
D - Maladie de Horton
E - Coagulation intra vasculaire disséminée.
F - Cancer colo rectal
G - Prise de contraception oestroprogestative
H - Tabagisme actif
I - Maladie de Hodgkin

QCM 18	**Parmi les examens suivants, lesquels proposez vous en première intention pour explorer un syndrome inflammatoire inexpliqué ?**

A - Hémocultures périphériques
B - Ponction Lombaire
C - Bactériologie urinaire (ECBU)
D - Myélogramme
E - Sérologie VIH (avec accord du patient)
F - Radiographie de Thorax face et profil
G - Intradermoréaction à la tuberculine
H - TDM thoraco abdomino pelvien injecté
I - Ponction biopsie hépatique
J - Biopsie des glandes salivaires accessoires

QCM 19	**Concernant la Fièvre Méditerranéenne Familiale quelles sont les réponses justes ?**

A - On l'appelle également fièvre boutonneuse méditerranéenne
B - On l'appelle également maladie périodique
C - Il s'agit d'une maladie génétique de transmission autosomique récessive
D - Il s'agit d'une maladie génétique de transmission récessive liée à l'X
E - La mutation concerne le gène CFTR
F - La prévalence est particulièrement élevée dans les populations arméniennes
G - La prévalence est particulièrement élevée en Europe occidentale
H - La FMF est une maladie à révélation tardive après 60 ans.
I - Cette maladie est invalidante mais n'engage pas le pronostic vital des patients atteints

QCM 20	**Concernant la Fièvre Méditerranéenne Familiale quelles sont les réponses justes ?**

A - La maladie se manifeste cliniquement par des sérites pouvant simuler un abdomen chirurgical
B - La maladie se manifeste cliniquement par une fièvre répondant à l'antibiothérapie large spectre
C - La maladie se manifeste par des arthralgies parfois invalidantes
D - Les crises peuvent être déclenchées par l'exposition au froid
E - La complication principale de la maladie est l'amylose AA
F - Pour prévenir les complications de la maladie, on prescrit la colchicine en première intention
G - Pour prévenir les complications de la maladie, on prescrit une corticothérapie en première intention
H - Pour prévenir les complications de la maladie, on prescrit du Methotrexate en première intention
I - Pour prévenir les complications de la maladie, on prescrit des anti TNFα en première intention

QROC 1	**Quels sont les 4 signes cliniques locaux classiques de l'inflammation ?** **Texte libre (4 mots)**
QROC 2	**Quelle durée définit le syndrome inflammatoire biologique persistant ?** **Texte libre (1 à 3 mots)**
QROC 3	**Quelle enzyme dégrade les lipides membranaires en acide arachidonique ?** **Texte libre (1 à 3 mots)**
QROC 4	**Quelles enzymes transforment l'acide arachidonique en prostaglandines ?** **Texte libre (1 à 3 mots)**
QROC 5	**Donnez la formule donnant la limite de la vitesse de sédimentation normale chez la femme ?** **Texte libre (1 à 3 mots)**
QROC 6	**Quel marqueur biologique de l'inflammation est plus spécifique de l'inflammation d'étiologie bactérienne ou parasitaire ?** **Texte libre (1 à 3 mots)**
QROC 7	**Quelle proportion de syndrome inflammatoire biologique inexpliqué représente les causes infectieuses ?** **Texte libre (1 à 3 mots)**
QROC 8	**Comment évoluent typiquement VS et CRP au cours du Lupus Erythémateux Disséminé ?** **Texte libre (1 à 3 mots)**
QROC 9	**Citez les 4 grands cadres étiologiques du syndrome inflammatoire chronique.** **(4 Mots)**
QROC 10	**Quel taux d'albumine définit la dénutrition du sujet âgé ?** **Texte libre (1 à 3 mots)**
QROC 11	**Comment définissez-vous une microcytose à l'hémogramme ?** **Texte libre (1 à 3 mots)**
QROC 12	**A partir de quel seuil d'hémoglobinémie peut-on parler d'anémie inflammatoire chez l'homme adulte ?** **Texte libre (1 à 3 mots)**
QROC 13	**Que ne manquez vous pas de palper à l'examen clinique du patient de 60 ans avec syndrome inflammatoire biologique et altération de l'état général ?** **Texte libre (1 à 3 mots)**
QROC 14	**Quelle étiologie vous évoque en priorité une adénopathie cervicale dure et fixée chez un patient éthylotabagique de 50 ans avec syndrome inflammatoire biologique inexpliqué ?** **Texte libre (1 à 3 mots)**
QROC 15	**Quelle étiologie vous évoque en priorité un syndrome inflammatoire biologique accompagné à l'auscultation cardiaque d'un souffle nouveau de régurgitation ?** **Texte libre (1 à 3 mots)**
QROC 16	**Quelle étiologie de syndrome inflammatoire chronique vous évoque des accès douloureux abdominaux avec contracture chez un patient aux multiples antécédents de laparotomies blanches ?** **Texte libre (1 à 3 mots)**
QROC 17	**Quels sont les 2 modes d'action des thérapies ciblées anti TNF alpha ?** **Texte libre (1 à 3 mots)**
QROC 18	**Donnez deux explorations radiologiques de première intention pour investiguer un syndrome inflammatoire inexpliqué ?** **Texte libre (1 à 3 mots)**

QROC 19	**Quelles sont les 2 attitudes pouvant être adoptées en cas de syndrome inflammatoire biologique sans étiologie évidente après investigations poussées ?** **Texte libre (1 à 3 mots)**
QROC 20	**Quelle est l'évolution à 6 mois la plus fréquente des syndromes inflammatoires inexpliqués ?** **Texte libre (1 à 3 mots)**

2 Corrigé

		V F	Cotation	Commentaires, conseils et coaching
QCM 1	A -	F	1	QCM sur le retentissement de l'inflammation chronique à l'hémogramme. • Il faut connaître en gros les valeurs normales y compris du VGM, CCMH et des réticulocytes pour interpréter les énoncés correctement ! • Typiquement, l'inflammation est responsable : - D'anémie × Microcytaire : VGM <80 × Hypochrome : CCMH <32g/dL × Arégénérative : Réticulocytes < 100 à 150 G/L selon les sources. - De thrombocytose, comme pour l'anémie ferriprive - Parfois de polynucléose neutrophile que l'étiologie de l'inflammation soit infectieuse ou non.
	B -	F	1	
	C -	F	1	
	D -	V	2	
	E -	V	2	
	F -	V	2	
	G -	F	1	
	H -	F	1	
	I -	F	1	
QCM 2	A -	F	1	QCM permettant de souligner le difficile diagnostic différentiel se posant parfois entre anémie par carence martiale et anémie inflammatoire. N'oublions pas qu'une anémie peut aussi être de cause mixte. • L'examen à demander en première intention devant une anémie microcytaire est la **transferrine** +++ (HAS). • Le bilan martial compatible avec une anémie inflammatoire est donc : - Fer sérique diminué - Capacité totale de fixation basse - Transferrine hypercatabolisée donc basse. - Ferritinémie normale ou haute : "Séquestration" du fer à l'inverse de la carence martiale ou la ferritine est basse.
	B -	V	3	
	C -	F	1	
	D -	F	1	
	E -	V	3	
	F -	F	1	
	G -	F	1	
QCM 3	A -	F	1	• Devant une anémie microcytaire (qui est le plus souvent arégénérative), on évoque en priorité 3 diagnostics : - Anémie par carence martiale +++ - Anémie inflammatoire +++ - Syndromes thalassémiques, qui a déjà fait l'objet d'une question de fin de dossier à l'ECN. • Autres étiologies rares d'anémie microcytaire : Carence en vitamine B6, saturnisme. • Les autres items proposés ne doivent pas poser de problème : - Biermer : × Macrocytaire arégénératif - AHAI : × Régénératif - Carence en folates : × Macrocytaire arégénératif - Drépanocytaire : × normocytaire régénératif - Hypothyroïdie : × Normo ou Macrocytose arégénérative - Methotrexate : × Macrocytose arégénérative (c'est un anti folates !)
	B -	V	2	
	C -	F	1	
	D -	V	2	
	E -	F	1	
	F -	V	2	
	G -	F	1	
	H -	F	1	
	I -	F	1	
	J -	F	1	

<table>
<tr><td rowspan="6">QCM 4</td><td>A -</td><td>F</td><td>2</td><td rowspan="6">

- Premier d'une série de deux QCM absolument imbuvables... Mais questions classiquement demandées en dossiers...
- Très difficile donc peu d'items proposés.
- Je vous propose un résumé des étiologies de VS élevées sans inflammation (à CRP basse) :
  - Hypergammaglobulinémie : mono ou polyclonale. Cela explique la dissociation VS et CRP du lupus par exemple.
  - Hémodilutions en général : Grossesse, Splénomégalie...
  - Anémie et Macrocytose : les retenir ensemble
  - Hypercholestérolémie et diabète : les retenir ensemble.

</td></tr>
<tr><td>B -</td><td>V</td><td>2</td></tr>
<tr><td>C -</td><td>F</td><td>2</td></tr>
<tr><td>D -</td><td>V</td><td>2</td></tr>
<tr><td>E -</td><td>F</td><td>2</td></tr>
<tr><td>F -</td><td>F</td><td>2</td></tr>
<tr><td rowspan="6">QCM 5</td><td>A -</td><td>V</td><td>2</td><td rowspan="6">

- Promis après cette question je ne vous embête plus avec ça. C'est le genre de détails que vous connaitrez par cœur le jour du concours, pour l'oublier en 2 jours quand ça sera fini.
- Il existe à l'inverse du QCM précédent des étiologies de VS anormalement normales alors qu'il existe une véritable inflammation.
- On retient principalement comme cause de VS normale avec CRP élevée :
  - Polyglobulie, Drépanocytose
  - Hémoconcentration
  - Cryoglobulinémie
  - Hypofibrinogénémie (Exemple CIVD)

</td></tr>
<tr><td>B -</td><td>V</td><td>2</td></tr>
<tr><td>C -</td><td>F</td><td>2</td></tr>
<tr><td>D -</td><td>F</td><td>2</td></tr>
<tr><td>E -</td><td>F</td><td>2</td></tr>
<tr><td>F -</td><td>F</td><td>2</td></tr>
<tr><td rowspan="5">QCM 6</td><td>A -</td><td>F</td><td>2</td><td rowspan="5">

Question facile si on sait interpréter la VS, examen de moins en moins demandé en première intention.

- Limite de la VS normale chez l'homme :
  - Âge divisé par deux :
    - A 80 ans : 40 mm
    - A 25 ans : 12 à 13 mm
- Limite de la VS normale chez la femme
  - (Age + 10) divisé par deux :
    - A 50 ans : 30 mm
    - A 60 ans : 35 mm

</td></tr>
<tr><td>B -</td><td>V</td><td>2</td></tr>
<tr><td>C -</td><td>F</td><td>2</td></tr>
<tr><td>D -</td><td>F</td><td>2</td></tr>
<tr><td>E -</td><td>V</td><td>2</td></tr>
<tr><td rowspan="7">QCM 7</td><td>A -</td><td>F</td><td>1</td><td rowspan="7">

- Question encore une fois difficile, mais c'est l'item qui veut ça.
- Il faut avoir quelques notions sur l'interprétation de l'électrophorèse des protéines sériques, c'est déjà tombé...
- L'iconographie est bien sûr ici compatible avec une gammapathie monoclonale, et c'est à mon humble avis un des seuls aspects qu'on peut vous présenter en dossier (avec l'hypogammaglobulinémie du DICV, cf déficit immunitaire).
- Concernant les connaissances théoriques à avoir, voici un petit résumé sur l'EPPS normale. Retenir surtout les valeurs normales de l'albumine et des gamma globulines et des approximations pour le reste.
  - Pic de l'albumine : 35 à 50g/L
  - Pic alpha 1 (Alpha 1 antitrypsine, haptoglobine): 1.5 à 4g/L
  - Pic alpha 2 (Alpha 2 macroglobuline, Haptoglobine) : 6 à 10g/L
  - Pic Beta (Transferrine, C3) : 6 à 13g/L
  - Pic Gamma : 6 à 15g/L
- Au cours de l'inflammation :
  - BAISSE de l'albumine et de la transferrine
  - HAUSSE des fractions alpha 1 et alpha 2

</td></tr>
<tr><td>B -</td><td>F</td><td>1</td></tr>
<tr><td>C -</td><td>F</td><td>1</td></tr>
<tr><td>D -</td><td>V</td><td>3</td></tr>
<tr><td>E -</td><td>V</td><td>3</td></tr>
<tr><td>F -</td><td>V</td><td>3</td></tr>
<tr><td>G -</td><td>F</td><td>1</td></tr>
</table>

QCM 8	A -	V	2	Produites par les cellules de l'immunité innée tels les macrophages, les cytokines pro inflammatoires induisent la réaction immunitaire spécifique. Elles sont de plus en plus la cible de thérapeutiques ciblées : anti TNF, anti IL-1 etc... • On retient comme principales Interleukines pro inflammatoires : - Interleukine 1 +++ - Interleukine 6 +++ - Interleukine 15 - Interleukine 18 - TNFα +++
	B -	F	1	
	C -	V	2	
	D -	F	1	
	E -	V	2	
	F -	V	2	
	G -	F	1	
	H -	V	2	
QCM 9	A -	V	2	Envers de la question précédente, il est de bon ton de connaître les principales cytokines anti inflammatoires, produites entre autres par les lymphocytes régulateurs de type Th2. On en reparlera dans le chapitre allergie et hypersensibilité ! • Les principales cytokines anti inflammatoires : - Interleukine 4 - Interleukine 10 - Interleukine 13 - TGF Beta
	B -	V	2	
	C -	V	2	
	D -	F	1	
	E -	F	1	
	F -	F	1	
	G -	F	1	
	H -	V	2	
QCM 10	A -	V	2	Ce sont les benzodiazépines qui sont entre autres myorelaxantes et anti convulsifiantes. • On retient les 4 propriétés thérapeutiques des AINS : - Antalgique - Anti pyrétique - Anti inflammatoire - Inhibition des fonctions plaquettaires • Petit rappel sur les propriétés thérapeutiques des anti inflammatoires stéroïdiens : - Anti inflammatoire - Action immuno suppressive et anti allergique.
	B -	F	1	
	C -	V	2	
	D -	F	1	
	E -	V	2	
	F -	V	2	
	G -	F	1	
	H -	F	1	
	I -	F	1	
	J -	F	1	
	K -	F	1	
QCM 11	A -	F	2	Question plus orientée thérapeutique. • Souvenez vous de vos cours de P2 : les AINS inhibent les cyclo oxygénases 1 et ou 2 dont le rôle est : - De synthétiser des Prostaglandines - A partir d'acide arachidonique (provenant des phospholipides des membranes cellulaires). • Il existe deux types de cyclo oxygénases - La **Cox 1** produit des PG importantes pour la protection de la muqueuse digestive et la perfusion rénale. L'inhibition de Cox 1 est donc responsable de la plupart des effets indésirables des AINS. Les anti cox 1 préférentiels comme l'aspirine permettent cependant l'effet anti agrégant plaquettaire des AINS. - La **Cox 2** produit des PG impliquées dans l'inflammation. On appelle COXIBS les AINS ciblant spécifiquement la Cox 2.
	B -	F	2	
	C -	F	2	
	D -	V	2	
	E -	V	2	
	F -	F	2	
	G -	F	2	
QCM 12	A -	F	1	Autre question thérapeutique sur les interactions médicamenteuses impliquant les AINS. • Ici les associations à risque sont : - AINS + corticothérapie : risque **ulcérogène** potentialisé des AINS - AINS + antidépresseur type IRS : risque **hémorragique** digestif majoré. Cet effet secondaire des IRS est souvent oublié (cf polycopié d'hépato gastro) - AINS + anti vitamines K : liaison à l'albumine des 2 molécules et risque de **surdosage** en AvK +++ (déjà tombé). - AINS + IEC ou diurétiques : risque **d'insuffisance rénale** aigue fonctionnelle. • Par élimination les anticalciques ne sont pas connus pour avoir d'interactions particulières avec les AINS.
	B -	F	1	
	C -	F	1	
	D -	F	1	
	E -	F	1	
	F -	V	3	
	G -	F	1	
	H -	F	1	

QCM 13

A -	F	1
B -	F	1
C -	F	1
D -	V	3
E -	F	1
F -	F	1
G -	F	1
H -	V	3

Question accessible portant sur des généralités sur la réaction inflammatoire.

- Réaction inflammatoire = processus PHYSIOLOGIQUE de l'immunité INNEE.
- Elle implique de nombreuses protéines dont des amines vasoactives ayant un rôle d'augmentation de la perméabilité capillaire et de vasodilatation permettant le recrutement de cellules immunitaires.
- Les protéines inflammatoires sont produites au niveau hépatique.
- L'opsonisation est le "ciblage" d'agent pathogène ou de cellule à détruire par le complément (ou autre protéine de l'inflammation) permettant de favoriser sa phagocytose.
- On a vu précédemment les causes de VS hautes sans inflammation.

QCM 14

A -	V	3
B -	F	1
C -	F	1
D -	F	1
E -	F	1
F -	F	1
G -	F	1
H -	F	1

Facile et instinctif.

- On classe les protéines de l'inflammation en fonction de leur cinétique d'élévation au cours de l'inflammation :
  - Protéines de l'inflammation à cinétique rapide :
    - CRP : augmente dès 6 heures d'inflammation
    - PCT : augmente dès 3 heures d'inflammation (d'origine bactérienne)
  - Protéines de l'inflammation à cinétique lente :
    - Orosomucoïde
    - Haptoglobine
    - Fibrinogène
    - Alpha 1 anti trypsine.

QCM 15

A -	F	2
B -	F	2
C -	V	3
D -	F	2
E -	F	2
F -	F	2

Question très simple, n'ayez pas peur de cocher la bonne réponse...

- On retient 4 grands cadres étiologiques des syndromes inflammatoires inexpliqués :
  - Infections +++ : 50% des cas
  - Néoplasies : environ 10% des cas
  - Malades inflammatoires et de système
  - Maladies thrombo emboliques : artérielles ou veineuses.

QCM 16

A -	V	2
B -	V	2
C -	V	2
D -	V	2
E -	F	1
F -	F	1
G -	F	1
H -	F	1
I -	F	1
J -	V	2
K -	F	1

Question importante, les confusions entre SRIS, Sepsis, Sepsis sévère et choc septique étant fréquentes. La question classique en dossier est "caractérisez l'état hémodynamique du patient.", il ne faut donc pas confondre les critères. Résumons donc :

- **SRIS** = Syndrome de Réponse Inflammatoire Systémique. Au moins 2 critères parmi :
  - Température : >38.3 ou <36
  - Fréquence cardiaque >90, Fréquence respiratoire >20
  - Temps de recoloration cutanée >2s
  - Atteinte des fonctions supérieures
  - Critères biologiques : Leucocytes >12 ou <4G/L, Lactates >2 mmol/L, Hyperglycémie.
- **Sepsis** : SRIS en rapport avec une étiologie infectieuse
- **Sepsis sévère** :
  - Lactatémie >4mmol/L
  - Ou Hypotension artérielle avant remplissage
  - Ou dysfonction d'organe : neurologique, respiratoire, rénale, hépatique, hémato...
- **Choc septique** : Sepsis sévère avec hypotension artérielle persistante malgré remplissage vasculaire adapté.

<table>
<tr><td rowspan="9">QCM 17</td><td>A -</td><td>F</td><td>1</td><td rowspan="9">Deux intérêts à ce QCM :
• Premièrement évoquer le fibrinogène, protéine de l'inflammation méconnue mais souvent disponible en donnée dans les énoncés :
- Cinétique lente : Augmentation à J5 de l'inflammation
- Valeurs normales : 2-4g/L
- Causes de hausse : Inflammation, Tabagisme, Contraception oestroprogestative
- Cause de baisse : CIVD +++, Fibrinolyse aigue primitive, insuffisance hépatique, déficit constitutionnel en fibrinogène.

• Je tenais aussi à faire un petit focus sur la coagulation intra vasculaire disséminée, la plupart des causes de syndrome inflammatoire pouvant se compliquer de CIVD :

- Physiopathologie : Consommation massive des facteurs de coagulation secondaire à l'expression en excès de Facteur Tissulaire dans certains contextes (par des cellules tumorales ou immunitaires par exemple)

- Etiologies : les grands cadres évocateurs de CIVD à l'ECN :
× Causes infectieuses : Purpura fulminans, Sepsis à BGN, Paludisme grave...
× Causes néoplasiques : cancers solides et hémopathies (LAM 3 +++)
× Causes transfusionnelles : Incompatibilités ABO...
× Causes obstétricales : Hématome rétro placentaire, Pré éclampsie...
× Causes traumatiques : chirurgie lourde et polytraumas, grands brulés...

- Clinique : Hémorragies et microthromboses diffuses, purpura mixte

- Diagnostic différentiel : Fibrinolyse aigue primitive.

- Profil biologique +++ :
× NFP : Thrombopénie
× Bilan de coagulation : Allongement du TCA et TQ
× Hypofibrinogénémie
× Augmentation des Produits de Dégradation de Fibrine et des DDimères.</td></tr>
<tr><td>B -</td><td>F</td><td>1</td></tr>
<tr><td>C -</td><td>F</td><td>1</td></tr>
<tr><td>D -</td><td>F</td><td>1</td></tr>
<tr><td>E -</td><td>V</td><td>3</td></tr>
<tr><td>F -</td><td>F</td><td>1</td></tr>
<tr><td>G -</td><td>F</td><td>1</td></tr>
<tr><td>H -</td><td>F</td><td>1</td></tr>
<tr><td>I -</td><td>F</td><td>1</td></tr>
<tr><td rowspan="10">QCM 18</td><td>A -</td><td>V</td><td>1</td><td rowspan="10">• Question délicate.

• Il n'y a mon avis pas d'intérêt à apprendre par cœur la liste des examens de première intention devant une inflammation chronique (plus de 30 dans le poly de référence)

• En revanche, on peut essayer de hiérarchiser les examens les plus intéressants dans une liste fournie.

• Ici pour ne pas se perdre il faut absolument penser en première intention à :
- Eliminer une infection
- Privilégier les examens moins invasifs.</td></tr>
<tr><td>B -</td><td>F</td><td>1</td></tr>
<tr><td>C -</td><td>V</td><td>1</td></tr>
<tr><td>D -</td><td>F</td><td>1</td></tr>
<tr><td>E -</td><td>V</td><td>1</td></tr>
<tr><td>F -</td><td>V</td><td>1</td></tr>
<tr><td>G -</td><td>V</td><td>1</td></tr>
<tr><td>H -</td><td>F</td><td>1</td></tr>
<tr><td>I -</td><td>F</td><td>1</td></tr>
<tr><td>J -</td><td>F</td><td>1</td></tr>
<tr><td rowspan="8">QCM 19</td><td>A -</td><td>F</td><td>1</td><td rowspan="8">La fièvre méditerranéenne familiale n'est pas clairement citée dans les objectifs du nouveau programme.

Elle peut néanmoins s'intégrer dans les items réaction inflammatoire ou encore fièvre prolongée. Je vous propose un topo qui devrait vous aider en cas de question inattendue.</td></tr>
<tr><td>B -</td><td>V</td><td>2</td></tr>
<tr><td>C -</td><td>V</td><td>2</td></tr>
<tr><td>D -</td><td>F</td><td>1</td></tr>
<tr><td>E -</td><td>F</td><td>1</td></tr>
<tr><td>F -</td><td>V</td><td>2</td></tr>
<tr><td>G -</td><td>F</td><td>1</td></tr>
<tr><td>H -</td><td>F</td><td>1</td></tr>
</table>

	I -	F	1	• Génétique : Maladie autosomique récessive, mutation du gène MEFV codant pour une protéine de l'inflammation • Terrain : Jeune <30 ans, typiquement d'origine Arménienne • Facteurs déclenchant : Froid, Stress, Facteurs alimentaires ou médicamenteux • Clinique : - Antécédents de laparotomies blanches (Pour abdomens pseudo chirurgicaux) - Accès fébriles à 39° ne répondant pas à l'antibiothérapie (durée 2-3 jours) - **Sérites** : douleurs abdominales avec véritable contracture, pleurésie, péricardite... - Arthralgies, signes cutanés... • Complication principale : **Amylose AA** +++. • Traitement : Colchicine +++.
QCM 20	A -	V	2	• Un seul mot à retenir pour le traitement : Colchicine +++ • Dans la surveillance, on n'oublie pas le dépistage de l'amylose AA.
	B -	F	1	
	C -	V	2	
	D -	V	2	
	E -	V	2	
	F -	V	2	
	G -	F	1	
	H -	F	1	
	I -	F	1	
			245	**Total QCM**

	Réponses	Cotation	Commentaires, conseils et coaching
QROC 1	• Douleur • Chaleur • Rougeur • Œdème	3	• On ajoute les signes généraux : - Fièvre - Altération de l'état général.
QROC 2	• 3 semaines	3	• Durée arbitraire mais reprise dans les polys.
QROC 3	• Phospholipase A2	3	• Connaissance de première ou deuxième année.
QROC 4	• Cyclo oxygénases 1 et 2	3	• Ce sont les deux iso enzymes ciblées par les Anti Inflammatoires Non Stéroïdiens. On répète : - Cox 1 : **Constitutive**, Protection de la muqueuse gastrique, protection rénale, fonctionnement plaquettaire - Cox 2 : **Inductible**, impliquée dans l'inflammation.
QROC 5	• VS limite = (Age + 10)/2	3	• Rappel pour l'Homme : tout simplement (Age / 2)

QROC 6	• Pro Calcitonine	3	• La procalcitonine : - N'augmente que peu au cours des maladies systémiques - N'augmente que peu au cours des infections virales - Augmente avec une cinétique rapide pour les infections × Bactériennes +++ × Parasitaires × Fongiques
QROC 7	• 50% • 50 à 70% accepté.	3	• Les causes infectieuses représentent à elles seules la majorité des syndromes inflammatoires inexpliqués. • On comprend donc que le bilan de 1ère intention fasse la part belle à la recherche d'une infection.
QROC 8	• VS élevée • CRP normale (ou modérément élevée)	3	• Classique dissociation VS/CRP du lupus • Elle est expliquée par l'hypergammaglobulinémie polyclonale accompagnant le LED.
QROC 9	• Infectieux 90% • Néoplasique 10 % • Maladie de système • Maladie Thrombo embolique	3	• Gardez bien en tête ces 4 grands cadres étiologiques (et dans leur ordre approximatif de fréquence respective) • Ils sont d'ailleurs assez semblables à ceux développés dans l'item "fièvre prolongée".
QROC 10	• Dénutrition : albumine <35 • Accepté dénutrition sévère : si albumine <30	3	• L'albuminémie pour le diagnostic de dénutrition est à interpréter en fonction de l'état inflammatoire du malade (dosage systématique de la CRP). • Petite piqûre de rappel des recommandations de la HAS de 2007 : ces définitions ne s'appliquent qu'au sujet âgé +++. - Dénutrition du sujet âgé : dès 1 critère × Perte de poids : 5% en 1 mois, ou 10% en 6 mois × IMC <21 × Albuminémie <35 × MNA score <17 - Dénutrition sévère du sujet âgé : dès 1 critère × Perte de poids : 10% en 1 mois, ou 15% en 6 mois × IMC <18 × Albuminémie <30
QROC 11	• Volume Globulaire Moyen <80fL	3	• VGM <80fL : Microcytose • VGM entre 80 et 100 fL : Normocytose • VGM >100fL : Macrocytose. • Question beaucoup plus sévère : on peut vous demander de calculer le VGM selon la formule : - VGM = Hématocrite / Nombre de Globules Rouges.
QROC 12	• Hémoglobine <13g/dL	3	• Le seuil d'anémie ne dépend pas de son étiologie ! • On rappelle les principaux seuils à connaître : - Homme : 13g/dL - Femme : 12g/dL - Enfant : 11g/dL - Femme enceinte : 10.5g/dL

QROC 13	• Palpation des artères temporales.	3	• Avoir le réflexe conditionné inflammation après 50 ans = recherche d'argument pour une maladie de Horton. • C'est un zéro probable en cas d'oubli.
QROC 14	• Cancer des VADS.	3	• Question tombée récemment à un grand concours blanc. • Adénopathie cervicale de l'éthylo tabagique = cancer jusqu'à preuve du contraire. • La réponse cancer pulmonaire n'est pas acceptée, les ganglions cervicaux n'étant pas un site de drainage habituel.
QROC 15	• Endocardite Infectieuse.	3	• Question facile • On recoupe ici largement l'item fièvre prolongée.
QROC 16	• FMF • ou Fièvre méditerranéenne familiale • ou Maladie périodique.	3	• Voir minifiche FMF dans la correction plus haut. • La FMF pourrait être intégrée dans un dossier transversal d'hépato gastro entérologie (débutant par un tableau appendiculaire).
QROC 17	• Anticorps monoclonal anti cytokine. • Anti récepteur soluble des cytokines.	3	• Question un peu spécifique.
QROC 18	2 Examens parmi : • Echographie abdominale • Radio de Thorax • Panoramique dentaire • Radiographie sinusienne	3	• En première intention on privilégie les examens peu irradiants et peu invasifs : - Echo abdo : Abcès profond, Néoplasie solide, ADP... - Radio de Thorax : Tuberculose, Sarcoïdose, Cancer... - Panoramique dentaire : Foyers infectieux dentaires - Recherche de sinusite chronique...
QROC 19	• Surveillance ambulatoire • Traitement d'épreuve.	3	• En cas de bilan étiologique négatif, deux attitudes sont possibles : - Sujet en bon état général : Surveillance ambulatoire - Altération progressive de l'état général : discuter un traitement d'épreuve. 3 à savoir citer : × Corticothérapie × Antibiothérapie × Anti tuberculeux...
QROC 20	• Résolution • ou Disparition.	3	• Disparition en 6 mois de 2/3 des syndromes inflammatoires biologiques persistants inexpliqués !
		60	**Total QROC**

FICHE DE SYNTHESE : POINTS CLES UE POUR MIEUX REPONDRE AUX QUESTIONS ISOLEES ET AUX DOSSIERS CLINIQUES PROGRESSIFS	
Titres	**Eléments à cocher lors des QCM Mots clés des QROC**
ZEROS	• Ne pas éliminer une hypothèse infectieuse en 1ère intention. • Oublier la palpation des artères temporales chez le sujet âgé.
Physiopathologie	• Mécanisme de défense de l'immunité innée, la réaction inflammatoire évolue en 3 phases : - Phase d'initiation - Phase d'amplification - Phase de cicatrisation. • Elle implique de nombreux acteurs : - Cellulaires : Cellules phagocytaires et présentatrices d'antigènes (PNN, macrophages) - Protéiques : retenir principalement × Amines vaso actives (Histamine, Sérotonine) à action vasodilatatrice × Médiateurs lipidiques : Prostaglandines synthétisées par les cyclooxygénases × Protéines hépatiques : CRP, fibrinogène... × Complément : Rôle inflammatoire, d'opsonisation, anaphylatoxines... × Cytokines pro inflammatoires : IL 1, 6, 12, 15, 18, TNFα × Cytokines anti inflammatoires : IL-4, 10, 11, 13, TGF Beta
Biologie de l'inflammation	• CRP : Marqueur de demi -vie et délai de réponse courts • PCT : Marqueur de demi vie et délai de réponse courts, plus spécifique des infections bactériennes sévères. • Fibrinogène : Marqueur de demi -vie et délai de réponse longs. • Complément : Augmentation du C3 et C4. • Hémogramme : Anémie microcytaire, Thrombocytose réactionnelle. • Electrophorèse des protéines sériques : - Augmentent dans l'inflammation : Pic alpha 1 et alpha 2 - Diminuent dans l'inflammation : Transferrine (Pic Beta) et Albumine
Interrogatoire	• Terrain : âge, origines. • Antécédents : personnels, familiaux, arbre généalogique. • Mode de vie : Toxiques, Habitudes sexuelles, Animaux, Voyages, Profession, Loisirs, allergies, vaccinations, contage • Traitements en cours. • Signes fonctionnels d'orientation.
Examen clinique	• Recherche de foyer infectieux : Souffle cardiaque, foyer pulmonaire, BU, dents +++... • Recherche néoplasie : Syndrome tumoral, touchers pelviens... • Recherche maladie de système : signes cutanés, articulaires, pouls temporaux +++ • Recherche de maladie thrombo embolique : membres inférieurs, souffle vasculaire...
Bilan paraclinique de 1ère intention.	• Biologie standard : NFS, CRP, Coagulation, EPPS • Hémocultures, Sérologies orientées dont VIH, ECBU... • Imagerie : Radio de thorax, Panoramique dentaire, Radio des sinus, Echo abdo.
Complications	• Amylose AA +++ • Athérosclérose accélérée +++ • Maladies thrombo emboliques • Dénutrition.

UE questions isolées — Item 182

Hypersensibilités et Allergies

1 Enoncé

QCM 1 — **Généralités et définitions, cochez les réponses justes :**

A - Un allergène est un anticorps capable d'induire une réaction d'hypersensibilité
B - Un pneumallergène est un allergène aéroporté
C - Un pneumallergène peut donner des manifestations d'asthmes et de conjonctivite
D - Un trophallergène est un allergène pénétrant l'organisme par voie cutanée ou transcutanée
E - Une sensibilisation est définie par l'ensemble des manifestations cliniques à l'exposition à un allergène
F - Une sensibilisation est définie biologiquement par une augmentation des IgE totales
G - Une sensibilisation est définie biologiquement par une hyper éosinophilie
H - L'atopie est l'aptitude d'un individu à synthétiser des IgA spécifiques d'allergènes environnementaux
I - L'atopie est génétiquement déterminée

QCM 2 — **Concernant la classification des hypersensibilités selon Gell et Coombs, quelles sont les propositions exactes :**

A - L'hypersensibilité de type 1 est dite immédiate
B - L'hypersensibilité de type 1 est médiée par les IgM se fixant préférentiellement sur les neutrophiles
C - Le psoriasis est un exemple typique d'hypersensibilité de type 1.
D - L'hypersensibilité de type 2 est médiée par les IgE.
E - L'hypersensibilité de type 3 repose sur l'existence de complexes immuns circulants
F - La pneumopathie d'hypersensibilité est un exemple typique d'hypersensibilité de type 3
G - L'hypersensibilité de type 4 est dite immédiate
H - Les signes cliniques dans l'hypersensibilité de type 4 sont retardées de 48h après contact à l'allergène.
I - La synthèse d'immunoglobuline dans l'Hypersensibilité de type 1 requiert une phase de sensibilisation
J - L'hypersensibilité de type 4 est médiée principalement par les Plasmocytes et lymphocytes B.

QCM 3 — **Lesquelles de ces pathologies suivantes reposent sur un mécanisme d'hypersensibilité de type 1 ?**

A - Rhinite allergique
B - Asthme allergique
C - Urticaire allergique
D - Psoriasis
E - Eczéma de contact
F - Spondylarthropathies
G - Choc anaphylactique
H - Pneumopathie d'hypersensibilité
I - Anémie hémolytique auto immune
J - Fibrose pulmonaire idiopathique
K - Dermatite atopique

QCM 4 — **Concernant l'épidémiologie des allergies et autres hypersensibilités en France, cochez les réponses justes :**

A - La rhinite allergique concerne 30% des adultes
B - La rhinite allergique est responsable d'une forte morbidité et mortalité
C - L'asthme concerne 7% des enfants et 14% des adultes
D - Environ 1% de la population a une allergie médicamenteuse
E - Environ 40 % de la population aurait un test cutané positif
F - L'asthme est responsable de 1000 décès par an en France
G - 1000 personnes meurent par an en France de choc anaphylactique par piqure d'hyménoptère

QCM 5	Concernant les facteurs de risque d'hypersensibilité, quelles sont les réponses justes ?

A - Il existe une composante génétique monogénique à l'atopie
B - L'allaitement maternel favorise la production d'immunoglobulines de type E
C - Le tabagisme passif favorise la production d'immunoglobulines de type E
D - La diminution de la consommation d'oméga 6 serait un facteur de risque d'hypersensibilité
E - La théorie hygiéniste repose sur le principe qu'une hygiène stricte prévient les manifestations allergiques
F - Une consommation plus précoce d'aliments responsables d'allergie pourrait prévenir cette dernière
G - Le gluten doit être introduit dans l'alimentation d'un enfant au maximum au 4è mois
H - Le gluten ne doit pas être introduit dans l'alimentation d'un enfant avant le 9ème mois.
I - La pollution atmosphérique par les carburants peut avoir un rôle dans la sensibilisation aux pneumallergènes.

QCM 6	Laquelle de ces manifestations cliniques n'entre pas dans le cadre d'une Rhinite allergique ? (1 réponse)

A - Prurit nasal
B - Agueusie
C - Rhinorrhée aqueuse
D - Eternuements
E - Obstruction nasale

QCM 7	Concernant les prick tests quelles sont la ou les réponse(s) juste(s) ?

A - Ils reposent sur l'injection intramusculaire d'une préparation d'allergène purifiée
B - Ils reposent sur l'injection intradermique de tuberculine
C - Le témoin positif est la codéine ou l'histamine
D - Le témoin négatif est l'ébastine ou la cétirizine
E - Sa lecture se fait à 48h
F - Le test est considéré positif si la papule du témoin positif est > de 3 mm à celle du témoin négatif
G - Ils permettent le diagnostic d'allergie à un allergène.
H - En cas de suspicion d'allergie sévère, il faut faire une pré médication par anti histaminique per os.
I - En cas de suspicion d'allergie sévère, il faut faire une pré médication par prednisone per os.

QCM 8	Laquelle de ces explorations permet le diagnostic de certitude d'allergie ? (1 réponse)

A - IgE Totales
B - IgE spécifiques RAS
C - Hyperéosinophilie sanguine
D - Mastocytose sanguine
E - Test de provocation
F - Prick test cutané
G - Patch Test Cutané
H - Electrophorèse des protéines sériques
I - Tests multi allergéniques Allergyscreen

QCM 9	Concernant l'immunothérapie spécifique, cochez les réponses justes :

A - Son objectif est d'épuiser le stock en histamine des basophiles pour diminuer les signes d'allergie
B - Son objectif est de réorienter la réponse lymphocytaire vers un profil Th2
C - Elle est contre indiquée si le patient n'est pas traité par béta bloquant
D - Elle peut se faire par injection quotidienne intra dermique
E - Elle peut se faire voie sublinguale
F - L'absence d'efficacité au bout de 6 semaines doit faire remettre en cause le traitement
G - Des effets indésirables à type d'hypotension symptomatique doit faire remettre en cause le traitement
H - Elle est contre indiquée par l'asthme sévère
I - Sa durée est typiquement comprise entre 3 à 5 mois

QCM 10	Concernant les thrombopénies induites à l'héparine (TIH), quelles sont les propositions justes :

A - Elles sont plus fréquentes avec un traitement par HNF que par HBPM
B - Le risque est maximal avec un traitement par Fondaparinux
C - On les dépiste par surveillance régulière du TCA
D - C'est la TIH de type 2 qui donne les manifestations cliniques les plus sévères
E - Le diagnostic de TIH repose sur la réalisation d'un myélogramme
F - Le délai typique entre introduction des héparines et TIH est de 4 semaines (25 à 28 jours)
G - Elles se manifestent par des manifestations hémorragiques diffuses
H - L'extension sous traitement d'un thrombus ayant motivé l'héparinothérapie est évocatrice de TIH
I - Il s'agit d'une réaction d'hypersensibilité immédiate (Type 1)

QCM 11	En relais d'une héparinothérapie curative par HNF compliquée de TIH immunologique, vous pouvez employer :

A - Héparine de Bas Poids Moléculaire
B - Héparine Sodique
C - Calciparine
D - Fondaparinux
E - Bivalirudine
F - Danaparoïde Sodique
G - Lépirudine
H - Warfarine
I - Coumadine
J - Kardégic
K - Clopidogrel
L - Prasugrel

QCM 12	Si vous deviez choisir dans la liste suivante 2 items pour le traitement en urgence (dans le camion du SMUR) d'un choc anaphylactique (TA à 8/7, FC 143, Glasgow 12), quels seraient ils ? (2 Réponses maximum)

A - Remplissage vasculaire par cristalloïde isotonique
B - Antihistaminiques par voie intra veineuse
C - Anti histaminiques par voie intra musculaire
D - Hémisuccinate d'hydrocortisone en bolus par voie IV
E - Corticothérapie en bolus (forte dose) par voie IV
F - Traitement Beta Bloquant IV
G - Adrénaline par voie intra musculaire
H - Anti IgE (Montelukast) par voie IV
I - Glucagon par voie IM

QCM 13	Parmi les manifestations suivantes, lesquelles sont compatibles avec la clinique d'un choc anaphylactique ?

A - Délai depuis exposition à l'allergène de 15 minutes
B - Délai depuis exposition à l'allergène de 3 heures
C - Hypotension <90 mm Hg
D - Bradycardie à 50 battements par minute
E - Syndrome confusionnel
F - Rash concomitant à type d'eczéma
G - Diarrhées et hypersialorrhée
H - Rash concomitant à type d'urticaire superficielle
I - Sibilants diffus à l'auscultation pulmonaire
J - Œdème de Quincke

QCM 14	Concernant l'allergie aux protéines de lait de vache (APLV), quelles sont les propositions vraies ?

A - Elle concerne environ 2% des enfants vers 6 mois de vie
B - Elle s'accompagne fréquemment de signes cutanés à type de dermatite atopique
C - Le diagnostic de sensibilisation aux PLV peut reposer sur les prick tests
D - Le diagnostic de sensibilisation aux PLV peut reposer sur les patchs tests
E - Le diagnostic de sensibilisation aux PLV peut reposer sur les IgE spécifiques RAST
F - Le traitement repose sur l'éviction à vie des PLV
G - Le diagnostic de certitude repose sur le test de réintroduction aux PLV
H - La prévention de l'APLV repose sur la consommation d'un lait sans lactose pour les enfants à risque
I - La prévention de l'APLV repose sur la consommation d'un hydrolysat poussé pour les enfants à risque

QCM 15	Lesquelles de ces caractéristiques sémiologiques sont compatibles avec le diagnostic d'urticaire superficielle ?

A - Prurit
B - Suintement
C - Bulleux
D - Caractère migrateur
E - Vésiculeux
F - Evolution fugace
G - Evolution cicatricielle
H - Nikolsky positif
I - Aspect en cocarde
J - Squameux
K - Mal limité

QCM 16	**Le ou lesquels de ces examens sont recommandés dans le bilan minimal d'exploration d'une urticaire chronique résistant au traitement anti histaminique ?**

A - CRP
B - VS
C - Parasitologie urinaire
D - Biopsie cutanée
E - Parasitologie des selles
F - Batterie européenne de patchs tests
G - Scotch test
H - Anticorps anti TPO
I - HLA B27

QCM 17	**Lesquels de ces éléments à l'examen clinique sont en faveur du diagnostic de dermatite atopique chez un enfant de 1 an ?**

A - Atopie personnelle et familiale
B - Prurit
C - Xérose cutanée diffuse
D - Lésions érythémateuses bien limitées
E - Lésions bulleuses
F - Squames grasses
G - Lésions vésiculeuses
H - Atteinte préférentielle du siège
I - Atteinte des convexités

QCM 18	**Le ou lesquels de ces conseils donnez vous aux parents d'un enfant atteint de dermatite atopique ?**

A - Eviction de l'allaitement maternel
B - Allaitement artificiel avec un lait hypo allergénique
C - Contre indication des vaccins vivants
D - Recommandation d'une vaccination anti grippale annuelle
E - Préférer l'habillage par textile synthétique
F - Bain quotidien prolongé pour favoriser la desquamation
G - Interdiction de l'activité physique pendant les poussées
H - Température ambiante à 23° dans la chambre à coucher
I - Couchage en décubitus ventral en cas de lésions sur les fesses
J - Eviction du tabagisme passif

QCM 19	**Lesquels de ces traitements sont recommandés pour le traitement de la dermatite atopique sévère ?** **(2 Réponses maximum)**

A - Methotrexate
B - Antileucotrienes
C - Photothérapie UVA-UVB
D - Azathioprine
E - Ciclosporine
F - Cyclophosphamide
G - Immunoglobulines polyvalentes
H - Rituximab
I - Corticothérapie générale

QCM 20	**Lesquels de ces éléments sont en faveur d'un eczéma de contact et en défaveur de son diagnostic différentiel, la dermatite d'irritation ?**

A - Apparition 48h après le contact avec le produit en cause
B - Limitation nette des lésions
C - Lésions débordant de la zone de contact avec le produit en cause
D - Symptomatologie à type de brûlure
E - Histologie mettant en évidence une spongiose
F - Patch tests positifs
G - Atteinte de la plupart des sujets en contact avec le produit en cause

QROC 1	**Par quel type d'immunoglobulines est médié l'hypersensibilité de type 1 ?** **Texte libre (1 à 3 mots)**
QROC 2	**Citez deux Interleukines favorisant la réponse lymphocytaire Th2 ?** **Texte libre (1 à 3 mots)**
QROC 3	**Quelle est la méthode de référence pour diagnostiquer une sensibilisation IgE dépendante ?** **Texte libre (1 à 3 mots)**
QROC 4	**Quel syndrome vous évoque l'association d'un asthme, d'une polypose naso sinusienne et d'une intolérance à l'aspirine ?** **(1 à 3 mots)**
QROC 5	**Quelles sont les deux prises médicamenteuses à rechercher avant de réaliser des prick tests ?** **Texte libre (1 à 3 mots)**
QROC 6	**Quelle contre-indication aux anti histaminiques faut-il redouter chez un patient fortement hypermétrope ?** **Texte libre (1 à 3 mots)**
QROC 7	**Quelle complication des antis histaminiques faut-il redouter chez un homme âgé se plaignant de dysurie ?** **Texte libre (1 à 3 mots)**
QROC 8	**Quel syndrome évoquez vous devant des petites plaques d'urticaires fixes, non prurigineuses, accompagnées d'arthralgies et de fièvre ?** **Texte libre (1 à 3 mots)**
QROC 9	**Quelle maladie faut-il évoquer devant des placards urticariens du sujet âgé se recouvrant secondairement de larges bulles tendues ?** **Texte libre (1 à 3 mots)**
QROC 10	**Quel est votre diagnostic dermatologique ?** 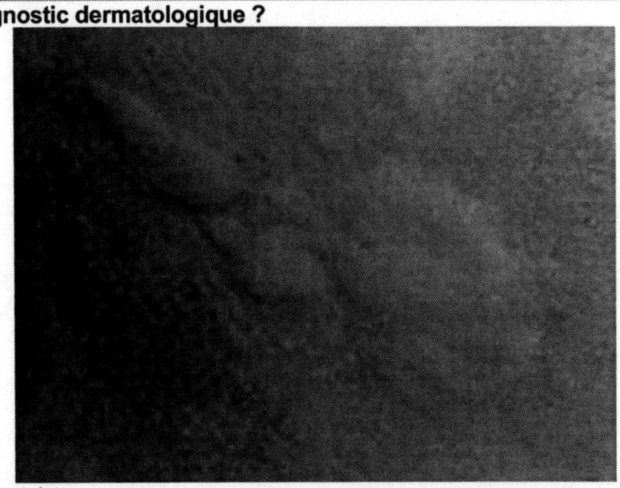 **Texte libre (1 à 3 mots)**
QROC 11	**Quel est votre diagnostic dermatologique chez cet adulte ayant été mis en contact avec un bracelet en chrome 48h auparavant ?** 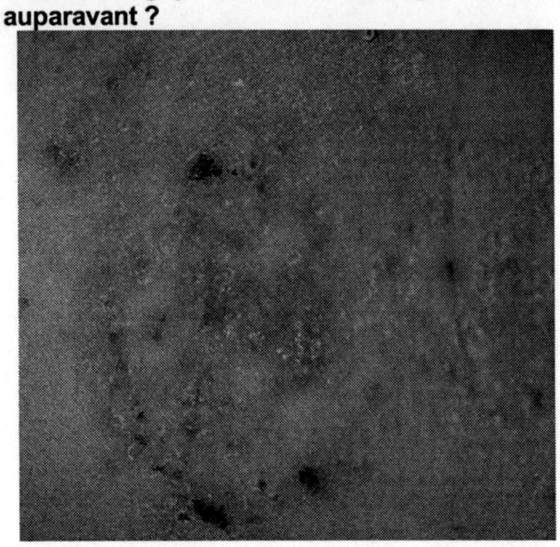 **Texte libre (1 à 3 mots)**
QROC 12	**Citez deux médicaments responsables d'urticaire par un mécanisme non IgE dépendant ?** **Texte libre (1 à 3 mots)**
QROC 13	**Quel risque vital court un enfant atteint de dermatite atopique si sa mère présente une récurrence d'herpès labial ?** **Texte libre (1 à 3 mots)**

QROC 14	**Quel traitement topique d'exception peut être utilisé dans le traitement des dermatites atopiques sévères ?** **Texte libre (1 à 3 mots)**
QROC 15	**Quel dosage biologique demandez-vous en urgence pour aider au diagnostic de choc anaphylactique aux curares (au cours d'une anesthésie générale ?)** **Texte libre (1 à 3 mots)**
QROC 16	**Quel est l'antidote des beta bloquants en cas de résistance au traitement par adrénaline au cours d'un choc anaphylactique ?** **Texte libre (1 à 3 mots)**
QROC 17	**Quels sont les 2 examens utiles au diagnostic positif de thrombopénie induite à l'héparine immunologique ?** **Texte libre (1 à 3 mots)**
QROC 18	**Quelle mesure de santé publique n'oubliez vous pas d'appliquer en cas de thrombopénie induite à l'héparine ?** **Texte libre (1 à 3 mots)**
QROC 19	**Dans quel délai maximal apparaissent les symptômes de réaction anaphylactique après exposition à l'allergène ?** **Texte libre (1 à 3 mots)**
QROC 20	**Sur quel traitement local de fond repose la prise en charge de la dermatite atopique ?** **Texte libre (1 à 3 mots)**

2 Corrigé

QCM		V F	Cotation	Commentaires, conseils et coaching
QCM 1	A -	F	1	Quelques définitions pour bien commencer ce chapitre complexe : • Atopie : Aptitude génétiquement déterminée à produire des IgE spécifiques d'allergènes • Sensibilisation : Positivité des tests cutanés pour un allergène. Un réflexe : sensibilisation ne veut pas dire manifestations cliniques, et cela s'applique pour les patch tests, les prick tests, et les IgE spécifiques ! • Allergène : Antigène induisant une hypersensibilité • Pneumallergène = aéroporté • Trophallergène = alimentaire
	B -	V	2	
	C -	V	2	
	D -	F	1	
	E -	F	1	
	F -	F	1	
	G -	F	1	
	H -	F	1	
	I -	V	2	
QCM 2	A -	V	2	La classification des hypersensibilités de Gelle et Coombs est à bien maitriser et peut faire l'objet de multiples questions plus ou moins tordues : • HS de type 1 = immédiate. Médiée par des IgE fixées sur les basophiles et mastocytes. - Exemple : Asthme • HS de type 2 = cytotoxicité. Médiée par des IgG se fixant sur des cellules cibles - Exemple : Anémie hémolytique auto immune • HS de type 3 = complexes immuns circulants - Exemple : Pneumopathie d'hypersensibilité, purpura rhumatoïde • HS de type 4 = retardée. N'implique pas d'immunoglobulines (donc pas les plasmocytes) mais des Lymphocytes T. Après contact avec l'allergène, les manifestations cliniques sont retardées de 2 ou 3 jours - Exemple : Eczéma de contact
	B -	F	1	
	C -	F	1	
	D -	F	1	
	E -	V	2	
	F -	V	2	
	G -	F	1	
	H -	V	2	
	I -	V	2	
	J -	F	1	
QCM 3	A -	V	2	• Question assez simple. Pour savoir, on peut se demander si les manifestations cliniques sont attendues dans un **délai très court** après exposition à l'allergène. Reposent ainsi sur une réaction d'HS de type 1 : - Rhinite et asthme allergiques. - Urticaire et choc anaphylactique allergiques. • Dermatite atopique et eczéma de contact reposent sur une réaction d'HS retardée. • La pneumopathie d'HS repose sur une réaction d'HS médiée par les complexes immuns.
	B -	V	2	
	C -	V	2	
	D -	F	1	
	E -	F	1	
	F -	F	1	
	G -	V	2	
	H -	F	1	
	I -	F	1	
	J -	F	1	
	K -	F	1	
QCM 4	A -	V	1	• Quelques chiffres à malheureusement retenir sur la prévalence des manifestations allergiques (c'est dans les objectifs de l'item) : - Atopie (>=1 test cutané positif) = 40% - Asthme = 7% des adultes et 15 % des enfants - Rhinite = 30% des adultes - Allergie médicamenteuse = 5% des adultes. • Concernant la mortalité : - Par asthme : 1000 morts par an en France ! - Par choc anaphylactique : moins de 100 morts (causes alimentaires + piqures)
	B -	F	1	
	C -	F	1	
	D -	F	1	
	E -	V	1	
	F -	V	1	
	G -	F	1	

QCM	Item	Réponse	Points	Correction
QCM 5	A -	F	1	Question facile car les réponses sont assez intuitives : • Facteurs de risques génétiques : bien entendu polygénique. • Facteurs de risque environnementaux d'allergie : - Alimentaires : absence d'allaitement maternel, exposition trop précoce ou trop tardive au gluten (recommandé entre **4 et 7 mois**). Diminution de la consommation en oméga 3 et augmentation de celle en oméga 6. - Tabagisme passif : in utero et pendant l'enfance - Pollution atmosphérique : particules fines du diesel - Théorie Hygiéniste : augmentation des maladies auto immunes secondaire à la diminution des contacts avec des antigènes infectieux.
	B -	F	1	
	C -	V	3	
	D -	F	1	
	E -	F	1	
	F -	F	1	
	G -	F	1	
	H -	F	1	
	I -	V	3	
QCM 6	A -	F	2	Question facile. • Clinique de la Rhinite allergique : Moyen mnémotechnique **PAREO** - Prurit - Anosmie - Rhinorrhée claire - Eternuements en salve - Obstruction nasale
	B -	V	2	
	C -	F	2	
	D -	F	2	
	E -	F	2	
QCM 7	A -	F	1	• Question sur les modalités techniques de réalisation des prick test, à bien maitriser : - Intérêt : permet le diagnostic de SENSIBILISATION et pas d'allergie (+++) - Méthode : injection d'allergène purifié en intradermique, lecture à 15 minutes - Interprétation : Papule >3mm par rapport au témoin négatif (qui est nul) - Témoin positif : Injection intra dermique d'histamine ou de codéine - Témoin négatif : injection intradermique d'eau ou de sérum physiologique • Bien maitriser les contre indications à la réalisation des prick tests: - Beta bloquant : rendrait moins efficace l'adrénaline en cas d'anaphylaxie - Anti histaminique : rendrait négatif tous les tests - Comorbidités : Asthme instable, grossesse, maladie cardiovasculaire sévère.
	B -	F	1	
	C -	V	3	
	D -	F	1	
	E -	F	1	
	F -	F	1	
	G -	F	1	
	H -	F	1	
	I -	F	1	
QCM 8	A -	F	1	• L'ambivalence entre diagnostic de sensibilisation et d'allergie a fait l'objet de questions dans un dossier de pédiatrie en 2011 (Allergie aux protéines de lait de vache). • Le diagnostic de certitude d'allergie ne peut se faire qu'en constatant les manifestations cliniques (et pas biologiques) de l'allergie à l'exposition progressive à la solution allergénique en cause. • Les contre indications sont globalement les mêmes que pour les tests cutanés (cf ci dessus) • Examen potentiellement dangereux et non systématique, il se fait sous surveillance particulière (+++) : - En milieu hospitalier - Après pose de voie veineuse périphérique - Chez un patient scopé - Sous surveillance médicale stricte
	B -	F	1	
	C -	F	1	
	D -	F	1	
	E -	V	3	
	F -	F	1	
	G -	F	1	
	H -	F	1	
	I -	F	1	
QCM 9	A -	F	1	L'immunothérapie spécifique est à bien maitriser. Voici un petit résumé de ce qu'il faut savoir : • Principe théorique : réorientation de la réponse lymphocytaire vers un profil Th1 (Th2 = humoral) • Voie d'administration : Sous cutanée stricte (surveillance médical) ou sublinguale (auto administrée) • Contre indications : Allergie non IgE dépendante, Grossesse, Asthme sévère, mastocytose, prise de Beta bloquants, cancers... • Durée : 3 à 5 ans ! L'absence d'efficacité au bout d'un an de traitement doit faire interrompre le traitement.
	B -	F	1	
	C -	F	1	
	D -	F	1	
	E -	V	2	
	F -	F	1	
	G -	V	2	
	H -	V	2	
	I -	F	1	

<table>
<tr><td rowspan="9">QCM 10</td><td>A -</td><td>V</td><td>2</td><td rowspan="9">Les TIH sont un sujet à connaître sur le bout des doigts qui a déjà fait l'objet de questions à l'ECN ! Que pensez-vous de cette minifiche ?

• Types de TIH :
- Type 1 précoce, bénin, fréquent, non immunologique
- Type 2 grave, rare, immunologique, typiquement à J5 J8 du traitement

• Concerne : HNF +++ > HBPM. Exceptionnel avec le Fondaparinux (voire inexistant ?)

• Physiopathologie : Formation d'anticorps anti FP4 et activation plaquettaire intense

• Clinique : Manifestations thrombotiques +++
- Extension de la thrombose initiale le cas échéant
- Nouvelles thromboses sous traitement

• Biologie :
- Vérifier NFP sur tube citraté : confirmer la thrombopénie
- Recherche d'anticorps anti FP4
- Tests fonctionnels d'activation plaquettaire
- TP TCA : toujours rechercher une CIVD (diagnostic différentiel)

• Prévention : Traitements par héparine le + court possible en préférant les HBPM +++</td></tr>
<tr><td>B -</td><td>F</td><td>1</td></tr>
<tr><td>C -</td><td>F</td><td>1</td></tr>
<tr><td>D -</td><td>V</td><td>2</td></tr>
<tr><td>E -</td><td>F</td><td>1</td></tr>
<tr><td>F -</td><td>F</td><td>1</td></tr>
<tr><td>G -</td><td>F</td><td>1</td></tr>
<tr><td>H -</td><td>V</td><td>2</td></tr>
<tr><td>I -</td><td>F</td><td>1</td></tr>
<tr><td rowspan="12">QCM 11</td><td>A -</td><td>F</td><td>1</td><td rowspan="12">Suite de la minifiche :

• Conduite à tenir devant une TIH :
- Hospitalisation en urgence en USI
- Arrêt et contre indication à vie des héparines : Déclarer à la pharmacovigilance
- Recherche systématique d'une TVP : Echographie Doppler des MI
- Surveillance : NFP quotidienne
- Traitement de substitution : à dose curative. 2 possibilités +++
× Danaparoïde Sodique (surveiller anti Xa)
× Lépirudine (Surveiller le TCA)</td></tr>
<tr><td>B -</td><td>F</td><td>1</td></tr>
<tr><td>C -</td><td>F</td><td>1</td></tr>
<tr><td>D -</td><td>F</td><td>1</td></tr>
<tr><td>E -</td><td>F</td><td>1</td></tr>
<tr><td>F -</td><td>V</td><td>3</td></tr>
<tr><td>G -</td><td>V</td><td>3</td></tr>
<tr><td>H -</td><td>F</td><td>1</td></tr>
<tr><td>I -</td><td>F</td><td>1</td></tr>
<tr><td>J -</td><td>F</td><td>1</td></tr>
<tr><td>K -</td><td>F</td><td>1</td></tr>
<tr><td>L -</td><td>F</td><td>1</td></tr>
<tr><td rowspan="9">QCM 12</td><td>A -</td><td>V</td><td>3</td><td rowspan="9">Question qui ne doit pas vous poser de problème. Urgence vitale, le traitement du choc anaphylactique est bien codifié :

• Arrêt du facteur déclenchant (perfusion, retrait d'un dard...)
• Conditionnement : Position de Trendelenburg, VVP, Monitorage non invasif
• Oxygénothérapie à haut débit
• Remplissage vasculaire systématique par cristalloïdes
• Adrénaline 0.5mg par voie IM (ou Titration par voie IV si le patient est scopé)

ATTENTION !
• Corticothérapie et anti histaminiques ne sont pas des traitements d'urgence du fait de leur délai d'action (Piège classique en dossier). Ils n'ont d'intérêt que dans un second temps.

• Les béta bloquants empêchent la réponse à l'adrénaline et sont donc à arrêter en urgence.

• Le glucagon est l'antidote inconstamment efficace des béta bloquants.</td></tr>
<tr><td>B -</td><td>F</td><td>1</td></tr>
<tr><td>C -</td><td>F</td><td>1</td></tr>
<tr><td>D -</td><td>F</td><td>1</td></tr>
<tr><td>E -</td><td>F</td><td>1</td></tr>
<tr><td>F -</td><td>F</td><td>1</td></tr>
<tr><td>G -</td><td>V</td><td>3</td></tr>
<tr><td>H -</td><td>F</td><td>1</td></tr>
<tr><td>I -</td><td>F</td><td>1</td></tr>
<tr><td rowspan="9">QCM 13</td><td>A -</td><td>V</td><td>1</td><td rowspan="9">4 grands types d'atteinte dans le choc anaphylactique :

• Signes cardiovasculaires : ceux du choc (Hypotension, Tachycardie, Marbrures...)
• Signes cutanéomuqueux : Urticaire superficielle et profonde, Œdème de Quincke
• Signes respiratoires : Crise d'asthme jusqu'à l'asthme aigu grave
• Signes digestifs : vomissements, diarrhées qui sont un signe de gravité.</td></tr>
<tr><td>B -</td><td>F</td><td>2</td></tr>
<tr><td>C -</td><td>V</td><td>1</td></tr>
<tr><td>D -</td><td>F</td><td>2</td></tr>
<tr><td>E -</td><td>V</td><td>1</td></tr>
<tr><td>F -</td><td>F</td><td>2</td></tr>
<tr><td>G -</td><td>V</td><td>1</td></tr>
<tr><td>H -</td><td>V</td><td>1</td></tr>
<tr><td>I -</td><td>V</td><td>1</td></tr>
</table>

<table>
<tr><td></td><td>J -</td><td>V</td><td>1</td><td>Concernant le délai depuis l'exposition à l'allergène :
• Maximum une heure +++
• Voie IV : dans les 5 minutes
• Voie alimentaire : dans la demi-heure</td></tr>
<tr><td rowspan="9">QCM 14</td><td>A -</td><td>V</td><td>1</td><td rowspan="9">Tombé récemment deux années successives à l'ECN, l'APLV est un sujet à bien maitriser. En voici un bref résumé :

• Epidémiologie : 2% des enfants (< 2 ans)
• Physiopathologie : Hypersensibilité pouvant être de Type 1 ou 4 ! (Petit piégeounet)
• Interrogatoire : Chronologie symptômes / date d'introduction des PLV
• Clinique : Diarrhée chronique, Signes cutanés de DA
• Paraclinique : Selon mécanisme Prick tests ou RAST (HS 1) et/ou Patchs tests (HS 4)
• Diagnostic de certitude : test de réintroduction (non systématique)
• Traitement :
- Eviction des PLV jusqu'à 18 mois puis réintroduction prudente
- Remplacement par un hydrolysat poussé des PLV par exemple
• Prévention : Indiqué pour le nouveau né avec antécédent d'APLV au premier degré dans la famille.))
- Allaitement maternel si possible +++
- Sinon : Lait hypo allergénique (hydrolysat partiel des PLV)</td></tr>
<tr><td>B -</td><td>V</td><td>1</td></tr>
<tr><td>C -</td><td>V</td><td>1</td></tr>
<tr><td>D -</td><td>V</td><td>1</td></tr>
<tr><td>E -</td><td>V</td><td>1</td></tr>
<tr><td>F -</td><td>F</td><td>2</td></tr>
<tr><td>G -</td><td>V</td><td>1</td></tr>
<tr><td>H -</td><td>F</td><td>2</td></tr>
<tr><td>I -</td><td>F</td><td>2</td></tr>
<tr><td rowspan="10">QCM 15</td><td>A -</td><td>V</td><td>3</td><td rowspan="10">Question simple de sémiologie :
• L'urticaire superficielle se caractérise par des plaques :
- Erythémateuses
- Œdémateuses et bien limitées
- Ayant 3 caractéristiques
× FUGACITE
× MIGRATION
× PRURIT.

• L'urticaire profonde est au contraire une tuméfaction
- Ferme
- Mal limitée
- Non érythémateuses
- Non prurigineuse mais +/- douloureuse</td></tr>
<tr><td>B -</td><td>F</td><td>1</td></tr>
<tr><td>C -</td><td>F</td><td>1</td></tr>
<tr><td>D -</td><td>V</td><td>3</td></tr>
<tr><td>E -</td><td>F</td><td>1</td></tr>
<tr><td>F -</td><td>V</td><td>3</td></tr>
<tr><td>G -</td><td>F</td><td>1</td></tr>
<tr><td>H -</td><td>F</td><td>1</td></tr>
<tr><td>I -</td><td>F</td><td>1</td></tr>
<tr><td>J -</td><td>F</td><td>1</td></tr>
<tr><td rowspan="9">QCM 16</td><td>A -</td><td>V</td><td>3</td><td rowspan="9">Le texte de référence sur l'urticaire de la HAS date de 2003. En cas d'urticaire chronique :
• Traitement d'épreuve par anti H1 de première intention 4 à 8 semaines
• En cas d'échec bilan minimal incluant :
- VS
- CRP
- Electrophorèse des protéines sanguines
- Anticorps anti TPO
- Et c'est tout sauf orientation spécifique (prick tests etc...)</td></tr>
<tr><td>B -</td><td>V</td><td>3</td></tr>
<tr><td>C -</td><td>F</td><td>1</td></tr>
<tr><td>D -</td><td>F</td><td>1</td></tr>
<tr><td>E -</td><td>F</td><td>1</td></tr>
<tr><td>F -</td><td>F</td><td>1</td></tr>
<tr><td>G -</td><td>F</td><td>1</td></tr>
<tr><td>H -</td><td>V</td><td>3</td></tr>
<tr><td>I -</td><td>F</td><td>1</td></tr>
<tr><td rowspan="9">QCM 17</td><td>A -</td><td>V</td><td>1</td><td rowspan="9">• Petit rappel sur les critères de Williams de la dermatite atopique :
- Prurit +++ = critère obligatoire
- Lésions des plis
- Début avant 2 ans
- Lésions des convexités
- Antécédents d'atopie
- Xérose cutanée diffuse

• Respect habituel du siège

• L'item "vésicule" est un peu litigieux : Cliniquement parlant, on ne les voit pas car elles sont trop petites, mais c'est bien une dermatose vésiculeuse comme l'eczéma.</td></tr>
<tr><td>B -</td><td>V</td><td>1</td></tr>
<tr><td>C -</td><td>V</td><td>1</td></tr>
<tr><td>D -</td><td>F</td><td>1</td></tr>
<tr><td>E -</td><td>F</td><td>1</td></tr>
<tr><td>F -</td><td>F</td><td>1</td></tr>
<tr><td>G -</td><td>F</td><td>1</td></tr>
<tr><td>H -</td><td>F</td><td>1</td></tr>
<tr><td>I -</td><td>V</td><td>1</td></tr>
</table>

QCM 18	A -	F	1	Beaucoup de pièges grossiers dans ce QCM. • Voici un tiroir des conseils à donner aux parents : - Douche quotidienne courte avec du savon sans savon (éviter d'aggraver la xérose) - Habillage par textile non irritant : coton - Prévention du tabagisme passif - Activité physique à conseiller - Prévention du CONTAGE HERPETIQUE +++ - Vaccinations normales en dehors d'une poussée - Température fraiche dans la chambre - Pas de régime particulier systématique. • On évite de coucher bébé en décubitus ventral, ça fait tâche sur une copie.
	B -	F	1	
	C -	F	1	
	D -	F	1	
	E -	F	1	
	F -	F	1	
	G -	F	1	
	H -	F	1	
	I -	F	1	
	J -	V	2	
QCM 19	A -	F	1	Question un peu sévère qui tape dans les coins de la conférence de consensus de 2005. Rien cependant qui ne soit pas présent dans le polycopié de référence ! • On parle de dermatite atopique grave en cas d'échec du traitement de 1ère intention bien conduit. On confie alors le patient au spécialiste pour des traitements d'exception. • Les 3 à connaitre : - Traitement local : Le **tacrolimus topique** (médicament d'exception) - Traitements par voie générale : la **ciclosporine** (pour l'adulte) - Certains types de **photothérapies** UVA ou UVB
	B -	F	1	
	C -	V	3	
	D -	F	1	
	E -	V	3	
	F -	F	1	
	G -	F	1	
	H -	F	1	
	I -	F	1	
QCM 20	A -	V	2	Un des principaux diagnostics différentiels de l'eczéma de contact est la dermatite d'irritation. En faveur de cette dernière on retient 7 éléments : • Elle atteint la majorité des sujets en contact avec l'agent suspect • Le délai d'apparition est court • Les lésions sont à bords nets • Les lésions ne dépassent pas (pas de migration) de la zone de contact • La symptomatologie est à type de brûlure (versus prurit) • L'histologie montre une nécrose • Les patchs tests sont négatifs.
	B -	F	2	
	C -	V	2	
	D -	F	2	
	E -	V	2	
	F -	V	2	
	G -	F	2	
			250	**Total QCM**

	Réponses	Cotation	Commentaires, conseils et coaching
QROC 1	• Immunoglobulines E	3	• Fixation des IgE sur les basophiles et mastocytes. • Dégranulation de médiateurs inflammatoires au contact avec l'allergène.
QROC 2	• Interleukines 4, 5 et 13	3	• Ces IL favorisent la production d'IgE, le recrutement de cellules impliquées dans les réactions allergiques (mastocytes, polynucléaires éosinophiles)
QROC 3	• Tests cutanés • Ou Prick tests	3	• La sensibilité des tests cutanés est supérieure à celle des IgE spécifiques type RAST.
QROC 4	• Syndrome de Widal • ou Triade de Widal	3	• Deux contre indications médicamenteuses au cours de l'asthme : - Beta bloquants sous toutes leurs formes dont collyre +++ (Dossier typique du patient traité par collyre béta bloquant pour glaucome qui décompense son asthme). - AINS et aspirine en cas d'intolérance.
QROC 5	• Beta bloquants • Anti Histaminiques	3	• Beta Bloquants : risque de résistance à l'adrénaline en cas de réaction anaphylactique. • Anti histaminiques : risque de faux négatifs !
QROC 6	• Glaucome aigu par fermeture de l'angle	3	• Secondaire à l'effet anti cholinergique des anti histaminiques ! • Ce dernier entraine une mydriase et un accolement circonférentiel du cristallin sur l'iris et donc un GAFA.
QROC 7	• Rétention Aigue D'urine	3	• Autre contre indication commune aux médicaments anti cholinergiques. • Retenir ce petit tiroir des **médicaments ayant un effet anti cholinergique** qui représente une grosse partie de la iatrogénie des dossiers aux ECN : - Neurologie : antiparkinsoniens +++ - Psychiatrie : Tricycliques et neuroleptiques +++ - Gastro : Neuroleptiques cachés anti émétiques - Urologie : anti cholinergiques de l'instabilité vésicale - Allergo : anti histaminiques H1 +++ - Pneumologie : Bronchodilatateurs anti cholinergiques - Soins palliatifs : Scopolamine +++
QROC 8	• Syndrome de vasculite urticarienne.	3	• Question un peu poussée. • Un paragraphe y est pourtant dédié dans vos polys. • Diagnostiqué par biopsie cutanée, seule indication dans le chapitre urticaire. • Il faut rechercher une maladie de système associée (LED++)
QROC 9	• Pemphigoïde bulleuse	3	• Confère item correspondant. • La pemphigoïde débute souvent par des placards urticariens secondairement recouverts de bulles.

QROC 10	• Urticaire superficielle	3	• Plaque rosée, ortiée, à bord net, œdémateuse = urticaire superficielle typique.
QROC 11	• Eczéma de contact	3	• On retrouve sur la même icono les 4 phases d'évolution de l'eczéma de contact : érythémateuse, vésiculeuse, suintante, crouteuse ! • Le contexte est ici bien sur fortement évocateur.
QROC 12	• Codéine (ou autre morphinique) • IEC	3	• Difficile. • Toute urticaire secondaire à la prise de médicaments n'est pas allergique ! • Codéine = urticaire par histaminolibération. C'est pour ça que c'est le témoin positif des prick tests. Dans l'item prurit, la prise de morphiniques est une cause de prurit sine materia ! • IEC = urticaire par libération de bradykinine.
QROC 13	• Syndrome de Kaposi Juliusberg.	3	• Surinfection virale à herpes simplex virus de la dermatite atopique. • A suspecter en cas de contage viral avec apparition de vésicules ombiliquées diffuses dans un contexte fébrile. • Traitement : symptomatique + Aciclovir IV en urgence en milieu hospitalier. • Ne jamais oublier la **prévention du contage herpétique** dans les dossiers de DA.
QROC 14	• Anticalcineurine topique • Ou Tacrolimus topique • Ou protopic.	3	• Deux manières d'utiliser les anticalcineurines au cours des dermatites atopiques sévères : - Par voie cutanée : tacrolimus topique - Par voie générale : ciclosporine per os (chez l'adulte)
QROC 15	• Dosage de la tryptase sérique.	3	• Ce dosage a une valeur médico légale. • Recommandé par la HAS en octobre 2013 "Conduite à tenir après le traitement d'urgence d'une suspicion d'anaphylaxie". A bien lire !! (Résumé de 1 page)
QROC 16	• Glucagon	3	• Peut aussi être tenté en cas d'intoxication aux beta bloquants. • Confère polycopié de réanimation.
QROC 17	• Dosage des anticorps anti FP4 • Tests Fonctionnels d'activation plaquettaire.	3	• On éliminera aussi une fausse thrombopénie à l'EDTA : NFP sur tube citraté. • On recherchera aussi des arguments pour un diagnostic différentiel type CIVD : TP TCA, Fibrinogène, PDF...

QROC 18	• Déclaration obligatoire • A la pharmacovigilance.	3	• La DO concerne les effets indésirables graves ou inattendus. • C'est un oubli classique dans un dossier.
QROC 19	• Une heure.	3	• Délai un peu arbitraire, mais soulignant que les symptômes apparaissent très rapidement après contact antigénique.
QROC 20	• Emollients.	3	• Au cours de la DA, ne pas confondre: - Le traitement de fond : les émollients, quotidiennement. - Le traitement des poussées : les dermocorticoïdes × D'activité forte et moyenne × En une application quotidienne × Selon la règle de la phalangette × Avec décroissance progressive × Avec compte des tubes.
		60	**Total QROC**

FICHE DE SYNTHESE : POINTS CLES UE POUR MIEUX REPONDRE AUX QUESTIONS ISOLEES ET AUX DOSSIERS CLINIQUES PROGRESSIFS	
Titres	**Eléments à cocher lors des QCM Mots clés des QROC**
ZEROS	• Pour la dermatite atopique : oublier la prévention du contage HSV • Pour l'urticaire : faire une biopsie cutanée non motivée • Pour l'asthme : prescription de beta bloquants.
Définition	• Allergie : manifestations CLINIQUES secondaires à l'exposition à un allergène • Atopie : Aptitude génétiquement déterminée d'individus à produire des IgE spécifiques • Sensibilisation : Positivité d'un test cutané (sans préjuger de la symptomatologie clinique +++) • Pneumallergène : allergène inhalé • Trophallergène : allergène ingéré.
Physiopathologie	• Classification des Hypersensibilités selon Gell et Coombs - Type 1 × Hypersensibilité immédiate, phase de sensibilisation puis effectrice × Médiation par les IgE - Type 2 × Hypersensibilité par cytotoxicité × Impliquant IgM et IgG, activation du complément - Type 3 × Hypersensibilité aux complexes immuns circulants × Activation du complément - Type 4 : × Hypersensibilité retardée × Médiation par les lymphocytes T
Facteurs de risques	• Génétiques : polygénique +++ • Environnementaux - Alimentaires × Baisse de l'allaitement maternel +++ × Exposition précoce à des aliments exotiques - Pollution atmosphérique : diesel et particules fines - Tabagisme passif - Théorie hygiéniste
Explorations allergologiques	• Prick tests = HS immédiate • Patchs tests = HS retardée
Immunothérapie spécifique	• Principe : Réorientation de la réponse lymphocytaire vers un profil Th1 • Voie : Sous cutanée stricte ou Sublinguale • Durée : 3 à 5 ans (arrêt si non efficacité à 1 an) • Effets indésirables : - Locaux : sans gravité - Généraux : Crise d'asthme, hypotension, anaphylaxie (= arrêt du traitement) • Contre indications : - Maladies dysimmunitaires type cancer, maladies auto immunes - Traitement Beta Bloquant - Grossesse (pas d'initiation, poursuite possible) - Asthme sévère - Mastocytose

UE questions isolées Item 185

Déficit Immunitaire

1 Enoncé

QCM 1 **Lesquels de ces acteurs du système immunitaire appartiennent au système immunitaire inné ?**

A - Complexe d'attaque membranaire
B - Lymphocytes T CD4
C - Lymphocytes NK
D - Polynucléaire neutrophile
E - Lymphocyte T CD 8
F - Macrophage
G - Plasmocytes
H - Lymphocytes B
I - Récepteur de C3

QCM 2 **Quel est le rôle principal des cellules dendritiques ? (1 réponse)**

A - Sécrétion d'anticorps spécifiques
B - Présentation antigénique
C - Opsonisation d'agent pathogène
D - Défense aspécifique anti virale
E - Destruction de cellules infectées
F - Destruction de cellules tumorales
G - Participation au complexe d'attaque membranaire
H - Destruction d'agent pathogène par phagocytose
I - Phagocytose

QCM 3 **Lesquelles de ces propositions constituent un signe d'appel de déficit immunitaire héréditaire (DIH) de l'enfant ?**

A - 4 otites en une année à l'âge de 2 ans
B - 3 sinusites en une année à l'âge de 2 ans
C - 1 pneumopathie à pneumocoque à l'âge de 8 ans
D - Candidose buccale récidivante
E - Cassure staturo pondérale
F - Varicelle à 5 ans
G - Impétigo récidivant
H - Poly adénopathies
I - 1 épisode de diarrhée aqueuse en décembre
J - 5 otites en une année à l'âge de 6 ans

QCM 4 **Quels sont les 3 examens que vous demandez en première intention pour explorer un DIH chez l'enfant ? (3 réponses)**

A - Numération Formule Sanguine
B - Dosage Pondéral des immunoglobulines
C - Sérologies post vaccinales
D - Sérologie VIH
E - Immunophénotypage lymphocytaire
F - Dosage des sous classes d'IgG
G - Etude du chimiotactisme
H - Etude du complément C3C4 et CH50
I - Dosage des IgE
J - NBT test
K - Test in vitro de prolifération lymphocytaire
L - Myélogramme

QCM 5	Concernant les explorations paracliniques d'un déficit immunitaire, quelles sont les réponses correctes ?

A - La négativité des sérologies post vaccinales oriente vers un déficit en polynucléaires neutrophiles
B - La présence d'ombres de Gumprecht au frottis sanguin est en faveur d'un Myélome Multiple
C - Une neutropénie à la NFS oriente vers le diagnostic de déficit immunitaire combiné sévère (DICS)
D - Une absence de lymphocytes B au phénotypage lymphocytaire diagnostique une agammaglobulinémie
E - Une granulomatose septique chronique se traduit à l'hémogramme par une neutropénie
F - Une absence de lymphocytes B au phénotypage lymphocytaire diagnostique un DICS
G - En cas de déficit du complément, le bilan de première intention est normal chez l'enfant
H - En cas d'asplénie, le bilan de première intention est normal chez l'enfant
I - Une augmentation des IgE est en faveur du diagnostic de syndrome hyper IgE

QCM 6	Concernant l'épidémiologie du Déficit Immunitaire Commun Variable (DICV), quelles sont les réponses justes ?

A - Il s'agit du déficit immunitaire symptomatique de l'adulte le plus fréquent
B - Sa prévalence est de 1/200 adultes en Europe
C - C'est une maladie génétique de transmission généralement récessive liée à l'X
D - La plupart des cas sont sporadiques sans hérédité mendélienne
E - Le Sex ratio est de 3 hommes pour 1 femme
F - Le diagnostic est posé la plupart des cas dans la première année de vie
G - C'est un déficit de l'immunité innée (naturelle)

QCM 7	Quelles manifestations cliniques sont typiquement compatibles avec le diagnostic de DICV ?

A - Pneumopathies répétées à pneumocoque
B - Splénomégalie
C - Otites moyennes aigues répétées
D - Anémie hémolytique auto immune
E - Toxoplasmose cérébrale
F - Candidoses diffuses
G - Lymphomes non Hodgkiniens
H - Dilatations de bronches.
I - Polyadénopathies.

QCM 8	Lesquels de ces examens sont utiles au diagnostic positif de DICV ?

A - Hémogramme
B - Frottis sanguin
C - Electrophorèse des protéines sériques
D - Dosage Pondéral des Immunoglobulines
E - Phénotypage lymphocytaire
F - NBT test
G - Etude du chimiotactisme
H - Etude du complément
I - Sérologie VIH
J - Ponction Biopsie Hépatique.

QCM 9	Concernant le traitement du DICV, quelles sont les réponses justes ?

A - On peut proposer un traitement curatif par allogreffe de moelle osseuse
B - On peut proposer un traitement curatif par autogreffe de moelle osseuse
C - On peut proposer la substitution en immunoglobulines polyvalentes par voie IV
D - On peut proposer la substitution en immunoglobulines polyvalentes par voie sous cutanée
E - On peut proposer la substitution en immunoglobulines polyvalentes par voie intra musculaire
F - L'objectif de taux résiduel d'IgG à atteindre est de 30g/L environ
G - L'objectif de taux résiduel d'IgG à atteindre est de 10g/L environ
H - La kinésithérapie respiratoire est utile à la prévention des complications pulmonaires
I - Il est toujours recommandé d'instituer une antibioprophylaxie au long cours par pénicilline V orale
J - Les immunosuppresseurs sont contre indiqués même en cas de complication auto immune du DICV

QCM 10	Parmi les germes suivants, lesquels sont responsables d'infections potentiellement sévères chez le patient splénectomisé ? (4 Réponses)

A - L. monocytogenes
B - M. bovis
C - S. pneumoniae
D - H. influenzae
E - C. burnetii
F - C. néoformans
G - N. meningitidis
H - C. albicans
I - Salmonella enterica
J - HSV1
K - Nocardia

QCM 11	Quelle antibioprophylaxie per os proposez-vous pendant 2 ans chez un adulte venant de subir une splénectomie ? (1 réponse)

A - Pénicilline G
B - Pénicilline V
C - Oxacilline
D - Amoxicilline
E - Doripénème
F - Cotrimoxazole
G - Amphotéricine B
H - Piperacilline
I - Imipenème
J - Josamycine

QCM 12	Lesquelles des propositions suivantes sont des étiologies de neutropénies profondes ?

A - Radiothérapie externe
B - Chimiothérapies anti cancéreuses
C - Syndrome myélodysplasique
D - Granulomatoses septiques chroniques
E - Déficit immunitaire combiné sévère
F - Déficit immunitaire commun variable
G - Agammaglobulinémie
H - Corticothérapie générale en bolus
I - Neutropénies congénitales
J - Infection VIH

QCM 13	Quel déficit immunitaire évoque des infections récidivantes à méningocoque ? (1 réponse)

A - Infection VIH
B - Neutropénie congénitale sévère
C - Agammaglobulinémie
D - Déficit immunitaire combiné sévère
E - Déficit immunitaire commun variable
F - Infection VIH
G - Chimiothérapie par Melphalan
H - Déficit en complément
I - Syndrome de Wiskott Aldrich

QCM 14	Quelles sont dans la liste suivante les 2 étiologies typiques et fréquentes d'agranulocytose aigue par mécanisme immuno allergique ? (2 réponses)

A - Néomercazole
B - Cyclophosphamide
C - Levothyrox
D - Trimébutine
E - Clozapine
F - Acide ascorbique
G - Prevenar 13
H - Granocyte
I - Methotrexate

QCM 15	Concernant les agranulocytoses aigues médicamenteuses, quelles sont les propositions exactes ?

A - Leur mortalité est de 5% environ
B - Elles sont prévisibles et dose dépendantes.
C - A l'hémogramme, on retrouve souvent une bi cytopénie voire une pan cytopénie
D - La réalisation d'un myélogramme est nécessaire
E - On dépiste efficacement une porte d'entrée urinaire en recherchant une leucocyturie à la BU
F - La recherche d'anticorps anti granulocytes est un acte de biologie de routine
G - Le traitement anti infectieux initial doit couvrir les bactéries bacille gram -
H - Le traitement anti infectieux initial doit couvrir Aspergillus
I - Le traitement anti infectieux initial doit couvrir la pneumocystose
J - Le traitement anti infectieux initial doit couvrir les bactéries cocci gram +

QCM 16	Un de vos patients se plaint de douleurs buccales à type de cuisson, avec gout métallique. Il se plaint également depuis peu d'odynopagie et de douleurs rétro sternales. A l'examen endo buccal, vous retrouvez un aspect érythémateux diffus recouvert par endroits d'un enduit blanchâtre qui se détache facilement lorsque raclé avec un abaisse langue. Il a un suivi médical très irrégulier, mais il a pour antécédents une tuberculose et une toxoplasmose cérébrale. Quelles sont les propositions justes ?

A - Vous suspectez cliniquement une candidose muqueuse
B - Vous suspectez cliniquement une infection à CMV
C - Vous suspectez cliniquement une leucoplasie chevelue à l'EBV
D - Vous suspectez cliniquement une Gingivostomatite herpétique
E - L'odynopagie est en faveur d'une extension bronchique du processus infectieux
F - L'odynophagie est en faveur d'une extension œsophagienne du processus infectieux
G - L'odynopagie est en faveur d'une atteinte médiastinale infectieuse
H - Le traitement à administrer est une corticothérapie générale
I - Le traitement à administrer est l'Aciclovir IV
J - Le traitement à administrer est le fluconazole
K - Le patient présente probablement un déficit de la phagocytose
L - Le patient présente probablement un déficit de l'immunité cellulaire.

QCM 17	Lequel de ces déficits immunitaires est le plus souvent asymptomatique ?

A - Déficit Immunitaire commun variable
B - Déficit en IgA
C - Agammaglobulinémie
D - Granulomatose septique chronique
E - Leucémie Aigue.

QCM 18	Concernant l'infection VIH, quelles sont les propositions vraies ?

A - La variabilité génomique la plus répandue est le VIH-1
B - La pénétration du virus se fait par la protéine virale CD4 reconnaissant le récepteur gp120 de la cellule
C - La rétro transcription du virus se fait par la transcriptase inverse virale
D - Un rapport vaginal réceptif est contaminant dans 60% des cas
E - L'intégrase virale permet la libération de nouveaux virions en dehors de la cellule infectée
F - Les polynucléaires neutrophiles sont les principaux réservoirs viraux dans l'organisme
G - Les cellules de Langherans peuvent être infectées par le VIH
H - Le SIDA est défini par un nombre de CD4 inférieur à 200/mm³
I - Le SIDA est défini par un nombre de CD4 inférieur à 500/mm³

QCM 19	Votre patient séropositif au suivi irrégulier, avec un taux de CD4 avoisinant les 60/mm³, présente depuis quelques jours un syndrome confusionnel aigu. Vous remarquez également un comportement d'imitation et une tendance à la perte des convenances sociales. Il existe une faiblesse de l'hémicorps droit. Il est apyrétique et ne se plaint pas de céphalée. Il n'existe pas de syndrome méningé. L'examen oculomoteur est normal. Vous réalisez une imagerie cérébrale. 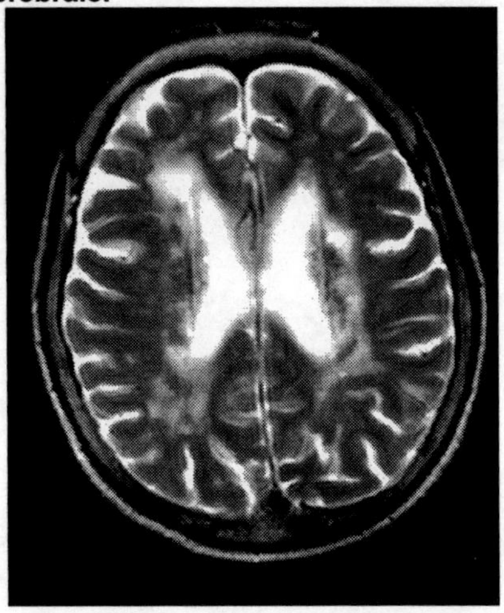 Cochez les propositions justes.

A - Il s'agit d'un scanner cérébral
B - Il s'agit d'une IRM cérébrale séquence T1 + Gadolinium
C - Il s'agit d'une IRM cérébrale séquence T2
D - Il s'agit d'une IRM cérébrale séquence FLAIR
E - L'iconographie révèle de multiples lésions de la substance grise avec effet de masse
F - L'iconographie révèle des hyper signaux de la substance blanche sans œdème péri lésionnel
G - Un diagnostic à évoquer est la toxoplasmose cérébrale
H - Un diagnostic à évoquer est la leuco encéphalopathie multifocale progressive
I - Un diagnostic à évoquer est la cryptococcose neuro méningée
J - Un diagnostic à évoquer est la tuberculose neuro méningée.

QCM 20	Quelles sont les propositions vraies concernant la prévention des infections opportunistes chez le patient VIH ?

A - La prévention de la toxoplasmose est systématique quand les CD4 sont <500/mm³
B - La prévention des mycobactéries invasives est systématique quand les CD4 sont <200/mm³
C - La prévention des infections invasives à pneumocoque est systématique quand les CD4 sont <200/mm³
D - La prévention de la toxoplasmose se fait par Cotrimoxazole per os en 1ère intention
E - Vous vaccinez par BCG tout patient VIH non préalablement vacciné.
F - La vaccination anti tétanique est contre indiquée chez les patients VIH+
G - La vaccination antigrippale est recommandée pour tous les patients
H - La vaccination antipneumococcique est recommandée chez tous les patients
I - La trithérapie anti rétrovirale est recommandée pour tous les patients quel que soit le seuil de CD4.

QROC 1	Quel taux sanguin de polynucléaires neutrophiles définit une agranulocytose ? Texte libre (1 à 3 mots)
QROC 2	Quel facteur prédisposant faut il rechercher chez un patient aux antécédents de traumatisme crânien présentant une méningite à pneumocoque ? Texte libre (1 à 3 mots)
QROC 3	Quel type de déficit immunitaire évoquez-vous si vous retrouvez des corps de Jolly au frottis sanguin de votre patient ? Texte libre (1 à 3 mots)
QROC 4	Donnez une cause de fausse positivité des sérologies post vaccinales chez un enfant de 5 mois ? Texte libre (1 à 3 mots)
QROC 5	Quel diagnostic doit faire évoquer la présence d'ombres de Gumprecht au frottis sanguin chez un patient présentant par ailleurs une hypogammaglobulinémie ? Texte libre (1 à 3 mots)
QROC 6	Quelle complication pulmonaire non infectieuse est très fréquente au cours du déficit immun commun variable ? Texte libre (1 à 3 mots)
QROC 7	Quel diagnostic évoquez-vous en cas de dyspnée d'effort soudaine et d'ictère (couleurs des selles normales, urines foncées) chez un patient présentant un DICV ancien connu ? Texte libre (1 à 3 mots)
QROC 8	Donnez deux effets indésirables de la substitution en Ig polyvalentes par voie IV ? Texte libre (1 à 3 mots)
QROC 9	Quel diagnostic évoquez-vous chez cet enfant présentant un déficit de l'immunité cellulaire, des troubles de la marche et les signes cutanés suivants ? 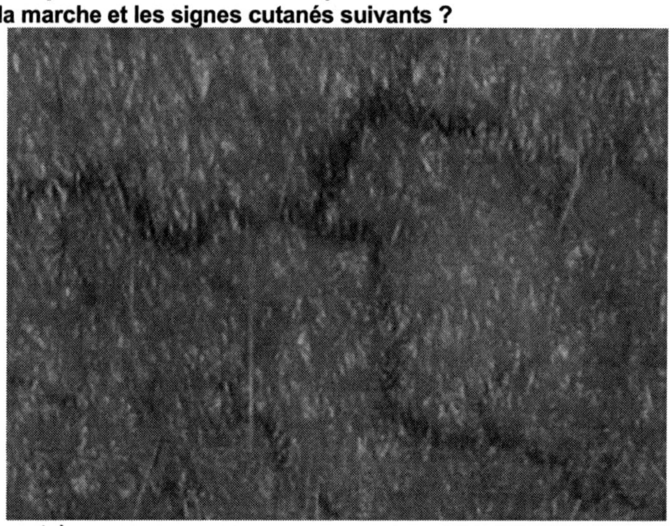 Texte libre (1 à 3 mots)
QROC 10	Quel syndrome vous évoquent l'association d'un eczéma, d'une thrombopénie et d'une susceptibilité aux infections ? Texte libre (1 à 3 mots)
QROC 11	Quels sont les 3 vaccins particulièrement recommandés chez le patient splénectomisé ? Texte libre (1 à 3 mots)
QROC 12	Chez le nouveau né, quel événement physiologique, s'il est retardé après le 1er mois de vie, est évocateur de déficit immunitaire ? Texte libre (1 à 3 mots)
QROC 13	Quel germe doit être évoqué en cas de persistance de la fièvre sous antibiothérapie adaptée après agranulocytose prolongée ? Texte libre (1 à 3 mots)
QROC 14	Donnez une alternative au traitement de 1ère intention pour la prophylaxie de la pneumocystose chez le sujet VIH. Texte libre (1 à 3 mots)
QROC 15	Quel est le plus fréquent des déficits immunitaires ? Texte libre (1 à 3 mots)
QROC 16	Quelle antibiothérapie démarrez-vous en urgence chez le splénectomisé fébrile suivant par ailleurs correctement son antibioprophylaxie ? Texte libre (1 à 3 mots)
QROC 17	Citez deux cellules de l'immunité innée dont le rôle est la phagocytose ? Texte libre (1 à 3 mots)

QROC 18	**Expliquez en 1 mot la prédisposition des drépanocytaires aux infections sévères aux germes encapsulés ?** **Texte libre (1 à 3 mots)**
QROC 19	**Quel diagnostic posez-vous chez ce patient atteint de DICV présentant une douleur thoracique droite et une toux avec expectoration purulente dans un contexte hyperthermique ?** 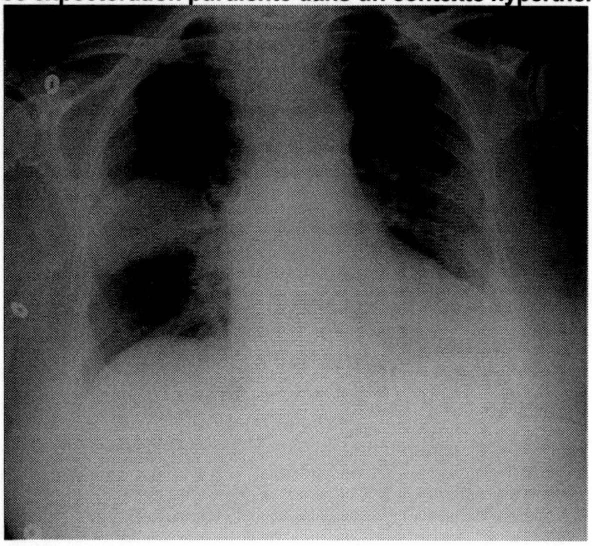 **Texte libre (1 à 3 mots)**
QROC 20	**Quel aspect pathologique reconnaissez-vous sur cette électrophorèse des protéines sériques ?** 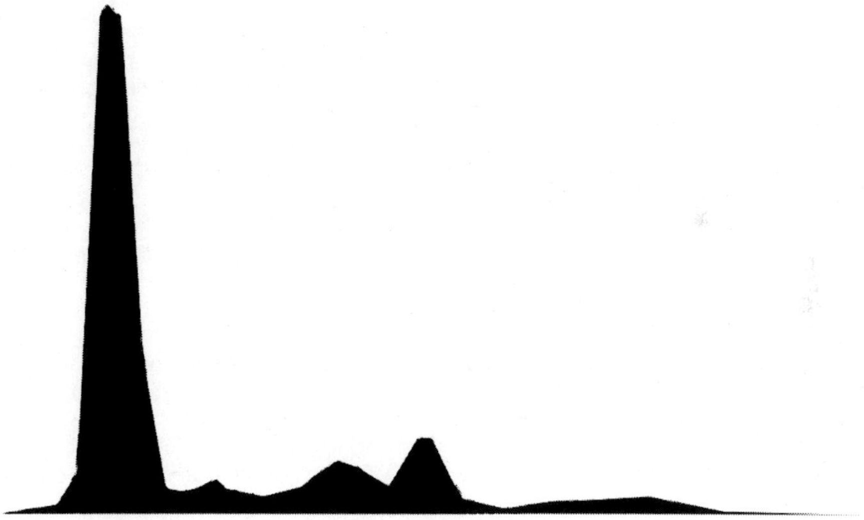 **Texte libre (1 à 3 mots)**

2 Corrigé

		V F	Cotation	Commentaires, conseils et coaching
QCM 1	A -	V	1	Question facile pour commencer. • On sépare classiquement : - Système immunitaire inné = réponse immédiate et aspécifique × Complément × Neutrophiles et macrophages × Lymphocytes NK (NATURAL killer) - Système immunitaire adaptatif = réponse secondaire et spécifique × Lymphocytes T : CD4 et CD8 × Lymphocytes B /Plasmocytes
	B -	F	1	
	C -	V	1	
	D -	V	1	
	E -	F	1	
	F -	V	1	
	G -	F	1	
	H -	F	1	
	I -	V	1	
QCM 2	A -	F	1	• Il faut connaître globalement les rôles principaux des différents acteurs (cellulaires ou non) du système immunitaire si on veut comprendre les manifestations cliniques des différents déficits immunitaires : - Complément : Opsonisation, Lyse bactérienne par le complexe d'attaque mb. - Anticorps spécifiques : Opsonisation, fixation du complément - Neutrophiles : phagocytose - Macrophages : Phagocytose, présentation antigénique - Cellules dendritiques : présentation d'antigène +++ - Lymphocytes NK : Destruction de cellules infectées - Lymphocytes B : Différenciation en plasmocytes, sécrétion d'immunoglobulines - Lymphocytes T CD8 : Lyse des cellules infectées, production cytokinique.
	B -	V	3	
	C -	F	1	
	D -	F	1	
	E -	F	1	
	F -	F	1	
	G -	F	1	
	H -	F	1	
	I -	F	1	
QCM 3	A -	F	1	Premier QCM sur les déficits immunitaires de l'enfant. Cet item est souvent redouté mais finalement peu de choses sont tombables. • Premier point à maîtriser : les signes d'appel de déficits immunitaires héréditaires (DIH) spécifiques à l'enfant +++ - Anamnèse : Antécédents familiaux de DIH, ou de présentation clinique identique - Infections récurrentes : × Dès 8 otites par an avant 4 ans, dès 4 otites par an après 4 ans × Dès 2 sinusites ou 2 pneumopathies par an à tout âge. - Infections inhabituelles : × Un seul épisode d'infection invasive × Un seul épisode d'infection opportuniste, diarrhée ou candidose chronique. × Infections chroniques à pyogènes - Autres : Retard staturo pondéral, adénopathies ou splénomégalie
	B -	V	2	
	C -	F	1	
	D -	V	2	
	E -	V	2	
	F -	F	1	
	G -	V	2	
	H -	V	2	
	I -	F	1	
	J -	V	2	
QCM 4	A -	V	2	• Deuxième connaissance importante à avoir : l'exploration de première intention des DIH de l'enfant ! 3 examens à demander initialement : - Hémogramme : × Recherche une neutropénie × Recherche une lymphopénie × Recherche une anomalie des autres lignées non leucocytaires. × +/- frottis sanguin : recherche de corps de Jolly (asplénie) - Dosage pondéral des Immunoglobulines : normal entre 6 et 15g/L environ chez l'adulte, très variable en fonction de l'âge chez l'enfant. × Recherche d'un déficit de l'immunité humorale+++ - Sérologies post vaccinales : vérification de la capacité de production d'anticorps spécifiques.
	B -	V	2	
	C -	V	2	
	D -	F	1	
	E -	F	1	
	F -	F	1	
	G -	F	1	
	H -	F	1	
	I -	F	1	
	J -	F	1	
	K -	F	1	
	L -	F	1	

<table>
<tr><td rowspan="9">QCM 5</td><td>A -</td><td>F</td><td>1</td><td rowspan="9">Question plus complexe nécessitant de comprendre l'objectif de chacun des examens paracliniques demandés.

• Ombres de Gumprecht au frottis sanguin = évoque une leucémie lymphoïde chronique
• Sérologies post vaccinales négatives : Déficit humoral surtout
• Pas de LB à l'immunophénotypage : Agammaglobulinémie
• Pas de LT à l'immunophénotypage : Déficit immunitaire Combiné Sévère

Par ailleurs :
• NFS normale dans la granulomatose septique chronique. C'est la phagocytose qui est déficiente.
• Le bilan de 1ère intention est habituellement normal en cas d'anomalie du complément ou d'asplénie.</td></tr>
<tr><td>B -</td><td>F</td><td>1</td></tr>
<tr><td>C -</td><td>F</td><td>1</td></tr>
<tr><td>D -</td><td>V</td><td>2</td></tr>
<tr><td>E -</td><td>F</td><td>1</td></tr>
<tr><td>F -</td><td>F</td><td>1</td></tr>
<tr><td>G -</td><td>V</td><td>2</td></tr>
<tr><td>H -</td><td>V</td><td>2</td></tr>
<tr><td>I -</td><td>V</td><td>2</td></tr>
<tr><td rowspan="7">QCM 6</td><td>A -</td><td>V</td><td>2</td><td rowspan="7">Depuis la mise à jour du programme le DICV est clairement mentionné dans les objectifs de l'item déficit immunitaire. C'est l'occasion de faire un topo un peu complet en 4 questions.

• Epidémiologie du DICV :
- Déficit immunitaire symptomatique de l'adulte le plus fréquent
- Prévalence de 1/ 25 000 en Europe
- Sex ratio égale à 1
- 80 % de formes sporadiques
- 20 % de formes familiales d'hérédité AR ou AD.
- Diagnostic souvent retardé entre 20 et 30 ans</td></tr>
<tr><td>B -</td><td>F</td><td>1</td></tr>
<tr><td>C -</td><td>F</td><td>1</td></tr>
<tr><td>D -</td><td>V</td><td>2</td></tr>
<tr><td>E -</td><td>F</td><td>1</td></tr>
<tr><td>F -</td><td>F</td><td>1</td></tr>
<tr><td>G -</td><td>F</td><td>1</td></tr>
<tr><td rowspan="9">QCM 7</td><td>A -</td><td>V</td><td>1</td><td rowspan="9">• Cette question permet de souligner le fait que le système immunitaire n'est pas impliqué que dans la défense contre les infections exogènes, mais également dans la lutte anti tumorale et la tolérance du soi.

• Cela explique les 3 grands types de manifestations cliniques du DICV :

- Infections à répétition : ORL pulmonaires (compliquées de Dilatations de bronches+++) et digestives surtout, à germes encapsulés.

- Comorbidités auto immunes +++ : Anémie hémolytique auto immune, purpura thrombopénique immunologique...

- Complications tumorales +++ : Lymphoproliférations bénignes et malignes.

• On peut donc imaginer des dossiers très transversaux :
- DICV compliqué d'hémoptysie sur bronchectasie
- DICV compliqué de lymphome
- DICV et gestion de cytopénies auto immunes.

• Les infections à candida et la toxoplasmose orientent plus vers un déficit immunitaire cellulaire.</td></tr>
<tr><td>B -</td><td>V</td><td>1</td></tr>
<tr><td>C -</td><td>V</td><td>1</td></tr>
<tr><td>D -</td><td>V</td><td>1</td></tr>
<tr><td>E -</td><td>F</td><td>3</td></tr>
<tr><td>F -</td><td>F</td><td>3</td></tr>
<tr><td>G -</td><td>V</td><td>1</td></tr>
<tr><td>H -</td><td>V</td><td>1</td></tr>
<tr><td>I -</td><td>V</td><td>1</td></tr>
<tr><td rowspan="10">QCM 8</td><td>A -</td><td>F</td><td>1</td><td rowspan="10">• Les examens utiles au diagnostic positif du DICV sont :
- L'électrophorèse des protéines sériques : retrouvant une hypogammaglobulinémie.
- Le dosage pondéral des Immunoglobulines :
× Recherche un déficit en IgG
× Parfois associé à un déficit en IgA ou IgM.
- Sérologies post vaccinales : perturbées
- L'immunophénotypage lymphocytaire B et T : différencie les formes de DICV.

• Les examens utiles à l'étude du retentissement du DICV sont :
- Echographie abdominale : Adénopathies, hépato splénomégalie
- Scanner thoracique +/- abdominal : dilatations de bronches +++.</td></tr>
<tr><td>B -</td><td>F</td><td>1</td></tr>
<tr><td>C -</td><td>V</td><td>2</td></tr>
<tr><td>D -</td><td>V</td><td>2</td></tr>
<tr><td>E -</td><td>V</td><td>2</td></tr>
<tr><td>F -</td><td>F</td><td>1</td></tr>
<tr><td>G -</td><td>F</td><td>1</td></tr>
<tr><td>H -</td><td>F</td><td>1</td></tr>
<tr><td>I -</td><td>F</td><td>1</td></tr>
<tr><td>J -</td><td>F</td><td>1</td></tr>
</table>

QCM	Item	Réponse	Points	Commentaire
QCM 9	A -	F	1	Quelques notions simples sur le traitement du DICV. • Absence de tout traitement curatif à l'heure actuelle • **Substitution en immunoglobulines** A VIE : - Voies d'administration : IV et SC +++ - Objectif : Taux résiduel d'IgG physiologique (6-12g/L) - Complications : Anaphylaxie et Céphalées (voie IV surtout) • Antibiothérapie précoce de toute infection bactérienne. • Pas d'antibioprophylaxie systématique (discuté au cas par cas) • Prévention des bronchectasies : Kiné respiratoire +++
	B -	F	1	
	C -	V	2	
	D -	V	2	
	E -	F	1	
	F -	F	1	
	G -	V	2	
	H -	V	2	
	I -	F	1	
	J -	F	1	
QCM 10	A -	F	1	• La splénectomie expose à des infections potentiellement sévères, surtout aux **germes encapsulés** (Rôle immunitaire particulier de la rate contre les germes encapsulés). • 4 bactéries à retenir : - Pneumocoque +++ : redouter le pneumocoque de sensibilité diminuée à la pénicilline (PSDP). - Méningocoque - Haemophilus - Salmonelles (y penser chez le patient drépanocytaire +++) • La splénectomie n'entraine pas de risque particulier pour les autres propositions, principalement des bactéries intra cellulaires (plus herpes et candida)
	B -	F	1	
	C -	V	2	
	D -	V	2	
	E -	F	1	
	F -	F	1	
	G -	V	2	
	H -	F	1	
	I -	V	2	
	J -	F	1	
	K -	F	1	
QCM 11	A -	F	1	• Question facile. • Seule subtilité peut être contre intuitive - La pénicilline G se donne par voie IV - La pénicilline V est orale. • Voici un tiroir prise en charge du splénectomisé pour ne rien oublier : 4 mesures - **Vaccinations** à prévoir : Pneumocoque, Haemophilus, Méningocoque - **Antibioprophylaxie** par pénicilline orale × 2 ans chez l'adulte × Jusqu'à l'adolescence chez l'enfant - **Education** du patient +++ : Consulter en urgence si fièvre (C3G en urgence) - **Port de carte** de splénectomisé
	B -	V	3	
	C -	F	1	
	D -	F	1	
	E -	F	1	
	F -	F	1	
	G -	F	1	
	H -	F	1	
	I -	F	1	
	J -	F	1	
QCM 12	A -	V	2	• On retient comme principales étiologies de neutropénies profondes (<500 PNN/mm³) - Agranulocytose toxique post chimiothérapie - Agranulocytose immuno allergique médicamenteuse (Clozapine, ATS...) - Hémopathies malignes dont myélodysplasies - Radiothérapie externe - Neutropénies congénitales • A l'inverse ne sont pas des causes de neutropénie : - Les granulomatoses septiques où le compte cellulaire est normal - L'infection VIH entraine bien sur une lymphopénie. - La corticothérapie générale qui entraine une **démargination** des neutrophiles et plutôt une polynucléose (piège classique).
	B -	V	2	
	C -	V	2	
	D -	F	1	
	E -	F	1	
	F -	F	1	
	G -	F	1	
	H -	F	1	
	I -	V	2	
	J -	F	1	
QCM 13	A -	F	1	• Il s'agit d'une question classique en fin de dossier de méningite bactérienne. • La prédisposition à rechercher est différente en fonction du germe en cause : - Méningocoque : Etude du **complément** surtout si infections répétées ++++ - Pneumocoque : Recherche d'antécédents de trauma crânien, imagerie de la base du crâne à la recherche de **brèche ostéo méningée** +++ (Cf ECN 2014).
	B -	F	1	
	C -	F	1	
	D -	F	1	
	E -	F	1	
	F -	F	1	
	G -	F	1	
	H -	V	3	
	I -	F	1	

QCM 14	A -	V	3	• Question sans doute un peu litigieuse, toute prise médicamenteuse pouvant potentiellement donner une agranulocytose par mécanisme immuno allergique. • Cependant on élimine les deux chimiothérapies qui donneront plutôt des cytopénies par mécanisme toxique direct (Myélotoxicité). • On élimine aussi les facteurs de croissances hématopoïétiques qui auront l'effet inverse, et le Levothyrox qui n'est qu'une hormone naturelle. L'acide ascorbique c'est de la vitamine C. • Il nous reste les deux causes typiques d'agranulocytose immuno allergique pour l'ECN : - **Anti thyroïdiens de synthèse** +++++ : Néomercazole, PTU - **Neuroleptiques** : Principalement la clozapine ++++ (souvent évoquée en fin de dossier en cas de psychose résistante aux autres neuroleptiques). Mais attention une fièvre après prise de neuroleptiques doit aussi faire évoquer le diagnostic de syndrome malin des neuroleptiques (ECN 2014). • Autres causes un peu moins probables pour l'ECN : - Anti convulsifiants : carbamazepine - Anti inflammatoires non stéroïdiens en général - Antibiotiques : Beta lactamines et Sulfamides (Bactrim) - Sulfamides hypoglycémiants.
	B -	F	1	
	C -	F	1	
	D -	F	1	
	E -	V	3	
	F -	F	1	
	G -	F	1	
	H -	F	1	
QCM 15	A -	V	2	Question de généralités sur les agranulocytoses aigues immuno allergiques. • On les différencie des agranulocytoses toxiques par les points suivants : - Formation d'anticorps anti PNN (versus toxicité hématologique directe) - Sensibilisation antérieure nécessaire (ou traitement prolongé > 6 jours) - Caractère dose indépendant et imprévisible - Brutalité de l'agranulocytose • Hémogramme : Aucune atteinte des autres lignées contrairement au mécanisme toxique • Myélogramme : Indiqué, il élimine une leucémie aigue (absence de blastes) • Recherche d'anticorps anti granulocytes : pas en routine • Le traitement antibiotique précoce doit couvrir : - Cocci Gram + - Bacille Gram - dont Pseudomonas +++. • On ne couvre l'aspergillose qu'en cas de résistance de la fièvre à l'antibiothérapie. • **ATTENTION** : Agranulocytose = pas de pus, pas de leucocyturie significative !!
	B -	F	1	
	C -	F	1	
	D -	V	2	
	E -	F	1	
	F -	F	1	
	G -	V	2	
	H -	F	1	
	I -	F	1	
	J -	V	1	
QCM 16	A -	V	3	• L'iconographie avec ses dépôts blanchâtres et la description de la symptomatologie sont compatibles avec une candidose buccale. • L'odynophagie et les douleurs rétro sternales sont la description typique d'une extension œsophagienne de la candidose. • Un réflexe absolu à l'ECN : candidose œsophagienne = **SEROLOGIE VIH** +++. • Le traitement de référence est le fluconazole. • Les antécédents du patient évoquent ici un déficit de l'immunité cellulaire, en particulier une infection VIH dans ce contexte.
	B -	F	1	
	C -	F	1	
	D -	F	1	
	E -	F	1	
	F -	V	3	
	G -	F	1	
	H -	F	1	
	I -	F	1	
	J -	V	2	
	K -	F	1	
	L -	V	2	
QCM 17	A -	F	2	• Question facile pour souffler. • Seuls quelques mots sont à savoir sur le déficit en IgA : - C'est le plus fréquent des DI primitifs : Prévalence élevée 1/500 environ - Asymptomatique dans 80% des cas.
	B -	V	3	
	C -	F	2	
	D -	F	2	
	E -	F	2	

QCM 18	A -	V	2	Cause majeure de déficit immunitaire acquis, l'infection VIH est à parfaitement connaître d'autant que de nouvelles recommandations sont parues récemment. • Quelques notions simples à avoir sur le cycle de réplication du virus. - Pénétration du virus dans la cellule : reconnaissance gp 120 virale et récepteur CD4 - Rétrotranscription par la transcriptase inverse (ARN en ADN) - Intégration au génome par l'intégrase virale - Production de nouveaux virons : transcription, traduction, clivage par la protéase virale et libération dans le secteur extra cellulaire. • Un rapport vaginal réceptif est contaminant dans une minorité de cas (<1%) • Le stade SIDA est défini par des événements cliniques (ex infection opportuniste), pas par un seuil de CD4 particulier même si les deux sont liés.
	B -	F	1	
	C -	V	2	
	D -	F	1	
	E -	F	1	
	F -	F	1	
	G -	V	2	
	H -	F	1	
	I -	F	1	
QCM 19	A -	F	1	• Première étape devant toute IRM : retrouver la séquence. - Ici LCR en blanc = Séquence T2 ! • Les profs de neuro sont friands de LEMP, pouvant tomber dans 2 contextes à l'ECN : - Infection VIH stade SIDA +++ - Effet secondaire grave du traitement par natalizumab (Sclérose en plaque) +++ • Voici donc un petit résumé : - Contexte : Taux de CD4 effondré <100/mm^3 - Clinique : Déficit Sensitivomoteur, troubles cognitifs sans fièvre ni HTIC - Imagerie : Hypersignaux T2 de la substance blanche sans effet de masse - Ponction lombaire : PCR sur LCR (Virus JC) - Biopsie cérébrale stéréotaxique en cas de doute. - Traitement : Aucun spécifique, restauration immunitaire. - Pronostic : sombre, séquelles et décès +++
	B -	F	1	
	C -	V	3	
	D -	F	1	
	E -	F	1	
	F -	V	3	
	G -	F	1	
	H -	V	2	
	I -	F	1	
	J -	F	1	
QCM 20	A -	F	1	Question à bien maitriser. 3 moyens de prévention des infections chez le patient VIH+. • Chimioprophylaxie : - Bactrim per os en prévention de la toxoplasmose et pneumocystose si CD4<200 - Azithromycine per os en prévention des mycobactérioses atypiques si CD4<50 • Vaccinations : - Contre indication du BCG - Autres vivants contre indiqués si CD4<200 - Pour tous les patients : DTP, Grippe, Pneumocoque, VHB • Trithérapie ARV : Nouveauté, recommandé chez tous les patients quel que soit le taux de CD4 !
	B -	F	1	
	C -	F	1	
	D -	V	2	
	E -	F	1	
	F -	F	1	
	G -	V	2	
	H -	V	2	
	I -	V	2	
			260	**Total QCM**

	Réponses	Cotation	Commentaires, conseils et coaching
QROC 1	• 500/mm³	3	• Le terme agranulocytose est trompeur, il ne signifie pas forcément l'absence totale de PNN. • C'est le seuil en deçà duquel le risque infectieux augmente massivement.
QROC 2	• Brèche ostéo méningée. • (BOM)	3	• Ce n'est certes pas un déficit immunitaire au sens propre du terme. • C'est cependant un grand classique des dossiers de méningites... tombé à l'ECN 2014 ! • La prise en charge d'une BOM se résume ainsi : - Fermeture chirurgicale à discuter - Vaccinations pneumocoque, Haemophilus - PAS d'antibioprophylaxie.
QROC 3	• Asplénie • Ou Splénectomie	3	• Ce sont des inclusions dans les hématies qui correspondent à des débris chromosomiques qui ne sont plus éliminés par la rate.
QROC 4	• Anticorps maternels	3	• Persistance des anticorps maternels durant les 6 premiers mois de vie. • L'interprétation des sérologies post vaccinales doit donc être prudente.
QROC 5	• Leucémie Lymphoïde Chronique.	3	• Les ombres de Gumprecht correspondent à des lymphocytes fragiles et "éclatés" lors de la réalisation du frottis sanguin. • La leucémie lymphoïde chronique entraine un déficit immunitaire acquis par hypogammaglobulinémie : dossier tombé à l'ECN 2004.
QROC 6	• Bronchectasies • Ou dilatation de Bronche.	3	• Le DICV s'accompagne de complications pulmonaires à type de bronchectasies dans plus de la moitié des cas ! • Cette complication est souvent méconnue. Elle fait pourtant l'objet d'un chapitre entier intégré dans l'item toux chronique du polycopié de pneumologie. • Voici un petit résumé bronchectasie pour la route : - Définition : Elargissement pathologique du diamètre bronchique. - Etiologies : × Infectieuses : coqueluche, infections virales... × Mucoviscidose +++ × Poumon radique, maladie de système, DICV. - Clinique : × Toux chronique avec bronchorrhée × Infections répétées, greffe aspergillaire × Hémoptysies +++ × Hippocratisme digital parfois - Scanner : Bronche de diamètre > au vaisseau l'accompagnant (aspect bague à chaton). - Traitement : × Kiné respiratoire de drainage × Vaccinations grippe et pneumocoque × Macrolides au long cours (effet anti inflammatoire) × Parfois chirurgie.

QROC 7	• Anémie hémolytique auto immune.	3	• Complication auto immune classique du DICV. • Diagnostiqué par test de Coombs DIRECT. • Traitement : - Corticothérapie générale - Supplémentation en acide folique +++
QROC 8	• Céphalées • Anaphylaxie/Allergie	3	• La voie sous cutanée est souvent mieux tolérée.
QROC 9	• Syndrome Ataxie Télangiectasie.	3	• A savoir évoquer sans plus... • Il consiste en l'association : - De télangiectasies oculocutanées - D'ataxie débutant dans l'enfance - D'une prédisposition tumorale - D'un déficit immunitaire cellulaire et ou humoral
QROC 10	• Syndrome de Wiskott Aldrich	3	• Idem, à savoir citer seulement à mon avis. • Triade caractéristique : - Eczéma - Thrombopénie avec micro plaquettes - Déficit immunitaire. • Pourquoi pas en dernière question d'un dossier de dermatologie.
QROC 11	• Anti pneumoccocique • Haemophilus • Méningite C	3	• Question facile. • Recommandations de la SFAR.
QROC 12	• Chute retardée du cordon ombilical	3	• Chute normale du cordon : 5 à 10 jours approximativement. • Chute retardée : >3 semaines de vie. • Elle peut évoquer un déficit immunitaire rare : le déficit d'adhésion leucocytaire type 1 (ne pas retenir...).
QROC 13	• Aspergillose • Candidose accepté. • Infection fongique systémique accepté.	3	• La persistance de la fièvre sous antibiothérapie oriente vers une infection fongique, d'autant que la neutropénie est prolongée >7 jours. • Le traitement anti fongique à ajouter en 1ere intention est **l'amphotéricine B** pour cibler l'aspergillose.
QROC 14	• Atovaquone • OU aérosol de Pentamidine	3	• Connaître une alternative au Cotrimoxazole est important, les réactions cutanées imposant l'arrêt de cet antibiotique étant fréquentes. • Dans un dossier un peu compliqué, si le patient fait un DRESS syndrome sous Cotrimoxazole, ne pas oublier le traitement de relai de sa pneumocystose pulmonaire... (C'est du vécu).
QROC 15	• Déficit en IgA	3	• Le plus fréquent des DI asymptomatiques : Déficit en IgA • Le plus fréquent des DI symptomatiques : DICV

QROC 16	• C3G intra veineuse • Ou Cefotaxime IV • Ou Ceftriaxone IV	3	• Une fièvre malgré prévention par Pénicilline V évoque un sepsis à **PSDP** +++ : pneumocoque de sensibilité diminuée à la pénicilline. • Fièvre du splénectomisé = C3G intra veineuse dans tous les cas en urgence. (Recommandations SFAR 2010)
QROC 17	• Polynucléaire Neutrophile • Macrophage	3	• Question simplounette pour se détendre.
QROC 18	• Asplénie (fonctionnelle)	3	• La rate est détruite par la répétition d'infarctus spléniques au cours de la drépanocytose (multiples épisodes vaso occlusifs). • Le risque infectieux est identique à celui conséquence d'une splénectomie chirurgicale.
QROC 19	• Pneumopathie Franche Lobaire Aigue (Droite)	3	• Iconographie typique ! • Syndrome alvéolaire, avec bronchogramme aérique, systématisé à un lobe pulmonaire. • Assez évocateur de pneumonie à pneumocoque.
QROC 20	• Hypogammaglobulinémie.	3	• Quand on vous met cette iconographie dans un dossier d'infectiologie, on veut en général vous orienter vers un DICV.
		60	**Total QROC**

FICHE DE SYNTHESE : POINTS CLES UE POUR MIEUX REPONDRE AUX QUESTIONS ISOLEES ET AUX DOSSIERS CLINIQUES PROGRESSIFS	
Titres	**Eléments à cocher lors des QCM Mots clés des QROC**
ZEROS	• Ne pas connaître les signes d'alerte de DI • Ne pas connaitre les modalités de prise en charge du patient splénectomisé. • Contre indication des vaccins vivants en cas d'immunodépression.
Définition	• Déficits immunitaires : ensemble des atteintes du système immunitaire entraînant des infections particulièrement sévères, fréquentes ou inhabituelles (germes opportunistes), mais également des manifestations : - Tumorales bénignes ou malignes - Auto immunes
Etiologies	• Déficits immunitaires primitifs - Du système immun naturel : Neutropénies congénitales, granulomatoses septiques - Du système immun adaptatif : DICS, DICV, Agammaglobulinémie • Déficits immunitaires secondaires - Infectieux : VIH +++ - Hémopathies : Leucémie lymphoïde chronique, Myélome Multiple, Leucémie Aigue - Iatrogènes : Chimiothérapie, immunosuppresseurs - Fuite d'anticorps : syndrome néphrotique et diarrhées chroniques exsudatives.
Interrogatoire	• Antécédents familiaux : arbre généalogique +++ • Antécédents personnels : Infectieux, Tumoraux, Auto immuns, Allergiques • Mode de vie : Vaccinations, Facteurs de risque de VIH • Signes fonctionnels : Type d'infection orientant vers un déficit particulier.
Examen clinique	• Chez l'enfant : croissance staturo pondérale, développement psychomoteur • Examen cutané : Molluscum, Candidose, Télangiectasies... • Examen lymphoïde : hépatosplénomégalie, adénopathies périphériques • Examen neurologique : Ataxie • Recherche de foyers infectieux ORL : otite, sinusite, dentaire...
Bilan Paraclinique	Examens à envisager selon orientation clinique : • Hémogramme + Frottis sanguin : Cytopénies, corps de Jolly... • Dosage pondéral des immunoglobulines • Etude du complément C3C4CH50 • Immunophénotypage lymphocytaire • Sérologies post vaccinales • Sérologie VIH avec accord...
Eléments de prise en charge	Selon l'étiologie retrouvée au DI on envisage les mesures suivantes • Education du patient : Mesures d'hygiène, conduite à tenir si fièvre, port de carte • Chimioprophylaxie : Oracilline et asplénie, Cotrimoxazole chez les transplantés... • Vaccinations : Grippe, pneumocoque, méningocoque, Haemophilus (CI des vivants !). • Substitution en immunoglobulines IV (toutes les 4 semaines) ou SC (hebdomadaire) • Allogreffe de cellules souches hématopoïétiques : parfois indiquée à visée curative • Prévention des complications : Kinésithérapie respiratoire du DICV +++ • Surveillance des complications : infectieuses, tumorales, auto immunes
Bilan : infections selon le type de DI	• Neutropénie : Cocci G+, Bacilles G-, HSV, Infections fongiques tardives • Hypogammaglobulinémie et asplénie : - Bactéries : Pneumocoque, Salmonelle, Haemophilus - Virus : entérovirus - Parasites : giardiose • Complément : Infections invasives à méningocoque

UE questions isolées — Item 186

Fièvre Prolongée

1 Enoncé

QCM 1	Concernant la fièvre prolongée :

A - On parle de fièvre prolongée à partir de 3 mois de fièvre
B - On parle de fièvre prolongée à partir de 5 jours de fièvre
C - Une fièvre prolongée reste sans diagnostic étiologique après bilan dans 90% des cas.
D - La fièvre est définie par une température centrale >=38°C sauf le soir ou le seuil est de 37.7°C.
E - On parle de fièvre prolongée récidivante lorsque les accès fébriles sont espacés d'intervalles libres.
F - Les valeurs obtenues par voie buccale sous estiment la température corporelle centrale
G - Les valeurs obtenues par voie axillaire sous estiment la température corporelle centrale
H - La mesure de la température tympanique donne une estimation plus précise de la température centrale

QCM 2	Laquelle de ces maladies infectieuses ne s'accompagne pas de fièvre prolongée (récurrente ou non) ? (Une seule réponse) :

A - Fièvre Q
B - Brucellose
C - Tuberculose
D - Leishmaniose viscérale
E - Rickettsiose
F - Mononucléose infectieuse
G - Candidose systémique
H - Infection VIH
I - Abcès profonds
J - Coqueluche
K - Paludisme

QCM 3	Parmi ces maladies infectieuses, quelles sont les 2 causes de fièvres prolongées récurrentes (ou récidivantes) ? (2 réponses)

A - Paludisme
B - Coqueluche
C - Mononucléose infectieuse
D - Sinusite aspergillaire
E - Tuberculose
F - Borréliose
G - Infection VIH
H - Primo infection à CMV
I - Maladie de Lyme

QCM 4	Laquelle de ces pathologies non infectieuses ne s'accompagne classiquement pas de fièvre prolongée ?

A - Lymphome de Hodgkin
B - Myélome Multiple
C - Maladie de Behcet
D - Lymphome non Hodgkinien
E - Lupus Erythémateux disséminé
F - Hyperthyroïdie
G - Cancer rénal
H - Maladie de Horton
I - Fièvre récurrente héréditaire

QCM 5	**Laquelle ou lesquelles de ces causes de fièvre prolongées évoquez vous devant une splénomégalie ?**

A - Endocardite infectieuse
B - Paludisme
C - Tuberculose pulmonaire
D - Maladie de Whipple
E - Amoebose viscérale
F - Pneumopathie à Mycoplasme
G - Brucellose
H - Coqueluche
I - Rickettsiose
J - Pyélonéphrite chronique

QCM 6	**Concernant la tuberculose, cochez les réponses justes :**

A - La transmission est interhumaine par voie aérienne
B - Il s'agit de la 3è cause de mortalité infectieuse au niveau mondial
C - Elle est exclusivement due à l'infection par Mycobacterium tuberculosis
D - La biopsie des organes atteints montre un granulome épithélioide avec nécrose caséeuse
E - Une primo infection tuberculeuse évolue vers une tuberculose maladie dans 90% des cas
F - On parle d'infection tuberculeuse latente quand le malade est asymptomatique mais la radio anormale
G - On parle d'infection tuberculeuse latente quand le malade est asymptomatique mais la culture positive
H - Son incidence est maximale en Europe de l'Ouest

QCM 7	**Quelles sont les indications reconnues par la HAS du test in vitro de production de l'interféron gamma ?**

A - Professionnels de santé avant embauche
B - Diagnostic de tuberculose pulmonaire commune
C - Diagnostic de tuberculose chez l'enfant de moins de 5 ans
D - Enquête avant traitement anti TNFα
E - Enquête autour d'un cas de tuberculose chez l'adulte
F - Diagnostic de tuberculose chez l'enfant de moins de 15 ans
G - Suspicion de tuberculose extra pulmonaire
H - Diagnostic de mycobactériose atypique

QCM 8	**Parmi ces effets secondaires, 2 ne sont pas imputables à l'isoniazide ? Lesquels ? (2 réponses)**

A - Hépatite médicamenteuse
B - Allergie / Hypersensibilité
C - Hyper uricémie
D - Neuropathie périphérique
E - Psychose induite
F - Algoneurodystrophie
G - Tératogénécité
H - Lupus induit médicamenteux

QCM 9	**Concernant la radiographie de ce patient présentant une fièvre prolongée et une IDR phlycténulaire, cochez les réponses justes :**

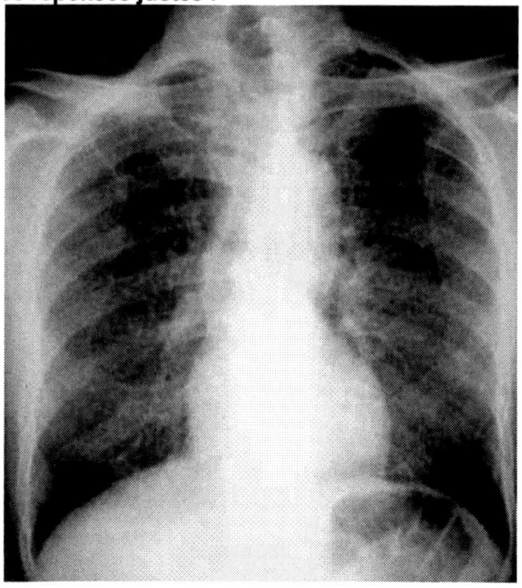

A - Elle est en faveur d'une miliaire tuberculeuse
B - Elle est en faveur d'une pleurésie tuberculeuse
C - Elle est en faveur d'une tuberculose pulmonaire commune
D - Cette présentation est conséquence de la dissémination de BAAR par voie hématogène
E - Cette présentation est conséquence de la dissémination de BAAR par voie lymphatique
F - Cette présentation est conséquence de la dissémination de BAAR par voie bronchogène
G - Cette présentation de la maladie est évocatrice de multi résistance des BAAR
H - Cette forme de la maladie justifie une corticothérapie initiale

QCM 10	**Concernant la névrite optique rétro bulbaire iatrogène aux anti tuberculeux :**

A - Elle est classiquement imputable à l'ethambutol
B - Elle est classiquement imputable à l'isoniazide
C - Elle n'est classiquement imputable à aucune des 2 thérapeutiques précédentes
D - Si elle est unilatérale, à l'éclairement de l'œil sain, le réflexe photomoteur (RPM) direct est diminué
E - Si elle est unilatérale, à l'éclairement de l'œil atteint, le réflexe photomoteur (RPM) indirect est normal
F - Si elle est unilatérale, à l'éclairement de l'œil sain, le réflexe photomoteur (RPM) indirect est normal
G - Le fond d'œil met en évidence un œdème maculaire dans 90% des cas
H - Le fond d'œil met en évidence un œdème papillaire dans 90% des cas
I - La NORB entraine une altération de la vision des couleurs
J - A l'examen à la lampe à fente, l'œil est rouge et douloureux

QCM 11	**Lesquelles de ces cardiopathies sont concernées par la prophylaxie de l'endocardite infectieuse ?**

A - Cardiopathies cyanogènes avant opération
B - Antécédent de Péricardite
C - Bicuspidie aortique non opérée
D - Insuffisance aortique après remplacement valvulaire mécanique
E - Communication interventriculaire
F - Cardiopathies cyanogènes opérées
G - Cardiomyopathie hypertrophique obstructive
H - Prolapsus valvulaire mitral
I - Communication inter atriale
J - Rétrécissement aortique après remplacement valvulaire biologique

QCM 12	**Parmi les critères suivants, lesquels sont des critères majeurs de diagnostic de l'endocardite infectieuse selon Dukes ?**

A - Fièvre >38°
B - Présence de faux panaris d'Osler
C - Aggravation d'un souffle de régurgitation à l'échographie
D - Toxicomanie intra veineuse
E - Abcès septal échographique
F - Fièvre >39.5°
G - Antécédent de cardiopathie du groupe A
H - Une hémoculture positive à SARM.
I - Végétation intracardiaque à l'échographie

QCM 13	**Quelle(s) molécule(s) prescrivez-vous pour traiter une EI post opératoire précoce sur remplacement valvulaire aortique mécanique chez un patient allergique grave à l'amoxicilline (Antécédent de choc anaphylactique) ?**

A - Ceftriaxone IV
B - Cotrimoxazole IV
C - Cefotaxime IV
D - Métronidazole IV
E - Ciprofloxacine IV
F - Doxycycline IV
G - Imipénème IV
H - Pristinamycine IV
I - Vancomycine IV
J - Gentamycine IV
K - Rifampicine IV

QCM 14	**Généralités sur les EI, quelles sont la ou les réponses vraies ?**

A - Les bactéries du groupe HACEK sont la principale cause d'EI bactérienne sur valve native
B - Une endocardite infectieuse à Bacille Gram - doit faire rechercher une porte d'entrée dentaire
C - L'EI subaigüe s'accompagne typiquement d'hépatomégalie
D - Les tâches de Roth se recherchent en transillumination sur les ongles d'un patient suspect d'EI
E - L'endocardite d'Osler est une forme suraigüe de l'EI mortelle en 48h
F - Un souffle râpeux systolique au 2è Espace inter costal droit évoque une EI mitrale
G - Un souffle râpeux systolique au 2è Espace inter costal droit évoque une EI aortique
H - Une endocardite à streptocoques ingroupables doit faire réaliser un panoramique dentaire
I - La mortalité globale de l'EI est supérieure à 70%

QCM 15	Concernant la maladie de Whipple, cochez les réponses justes :
A -	Il s'agit d'une maladie parasitaire
B -	La transmission de l'agent en cause est probablement aérienne directe
C -	Elle se manifeste par des arthralgies avec séropositivité pour le Facteur Rhumatoïde
D -	Elle se manifeste par une diarrhée motrice
E -	C'est un agent pathogène obligatoire affectant 4% de la population
F -	Elle se manifeste par une diarrhée chronique avec malabsorption
G -	Elle se complique d'endocardite infectieuse diagnostiquée par hémocultures
H -	Elle se manifeste par une diarrhée osmotique
I -	Elle se traite par antiparasitaire en cure courte type albendazole PO

QCM 16	Concernant le diagnostic de maladie de Whipple, cochez les réponses justes :
A -	Il peut être orienté par la sérologie spécifique à la maladie de Whipple
B -	Il peut être orienté par l'hémoculture positive à l'agent en cause
C -	Il peut être orienté par la Polymerase Chain Reaction sur biopsies digestives
D -	Il peut être orienté par la positivité des IgM anti transglutaminases
E -	Il peut être orienté par la positivité des IgG anti transglutaminases
F -	Des biopsies du tractus digestif peuvent montrer des macrophages à inclusion PAS positives
G -	Des biopsies du tractus digestif peuvent montrer une atrophie villositaire partielle
H -	Des biopsies du tractus digestif peuvent mettre en évidence un granulome épithélioide gigantocellulaire
I -	Des biopsies du tractus digestif mettent en évidence de la nécrose caséeuse comme pour la tuberculose

QCM 17	Quelles sont les propositions vraies concernant la fièvre Q ?
A -	L'agent responsable de la fièvre Q est Bartonella quintana
B -	L'agent responsable de la fièvre Q est Bartonella henselae
C -	La fièvre Q est une maladie constamment mortelle
D -	Un inoculum important est cependant nécessaire à la contamination humaine
E -	L'agent responsable de la fièvre Q est une menace bioterroriste potentielle
F -	La fièvre Q est une arbovirose
G -	En France, la Fièvre Q prédomine dans l'extrême sud du pays
H -	Le mode de présentation principal en phase d'état est une hépato splénomégalie fébrile.
I -	Le réservoir de la fièvre Q est aviaire

QCM 18	Parmi ces antibiothérapies, laquelle est le traitement de choix de la fièvre Q aigue ? (1 réponse)
A -	Ceftriaxone
B -	Doxycycline
C -	Métronidazole
D -	Oxacilline
E -	Vancomycine
F -	Erythromycine
G -	Spiramycine
H -	Amoxicilline
I -	Doripénème

QCM 19	Concernant l'amoebose cochez les réponses justes :
A -	La phase d'invasion est caractérisée par une toux nommée syndrome de Löffler
B -	L'agent responsable est Entamoebia vermicularis
C -	C'est une maladie du péril fécal
D -	Elle est classiquement responsable d'hépatomégalie fébrile dans sa forme viscérale
E -	Au stade d'amoebose colique, la sérologie est fortement positive
F -	La rectoscopie met en évidence des granulomes épithélioides et giganto cellulaires
G -	Le tiliquinol est un amoebicide de contact
H -	Le métronidazole est un amoebicide tissulaire
I -	Le drainage d'un abcès amibien est systématique du fait du risque anaphylactique
J -	Au stade d'amoebose hépatique, l'examen parasitologique des selles permet souvent le diagnostic
K -	La maladie se prévient par vaccination avant voyage en zone d'endémie

QCM 20	Laquelle de ces chimio prophylaxies du paludisme n'est pas adaptée ? (1 réponse)
A -	Atovaquone proguanil dans un pays du groupe 3 pour l'enfant
B -	Chloroquine proguanil pour un pays du groupe 2 chez l'adulte
C -	Chloroquine pour un pays du groupe 1 chez l'adulte
D -	Doxycycline pour un pays du groupe 3 chez la femme enceinte
E -	Atovaquone Proguanil chez un pays du groupe 2 de la femme enceinte

QROC 1	Quel est le premier examen à demander en cas de fièvre au retour d'un pays tropical ? Texte libre (1 à 3 mots)
QROC 2	Citez 2 causes parasitaires de fièvre prolongée n'entrainant pas d'hyperéosinophilie ? Texte libre (1 à 3 mots)
QROC 3	Citez 3 causes virales de fièvre prolongée entraînant un syndrome mononucléosique ? Texte libre (1 à 3 mots)
QROC 4	Quelle co infection recherchez-vous systématiquement en cas de fièvre prolongée révélant une tuberculose maladie ? Texte libre (1 à 3 mots)
QROC 5	Quel effet secondaire clinique permet de vérifier simplement l'observance au traitement antituberculeux ? Texte libre (1 à 3 mots)
QROC 6	Quelle mesure de santé publique n'oubliez vous pas d'appliquer pour les infections tuberculeuses latentes de l'enfant de moins de 15 ans ? Texte libre (1 à 3 mots)
QROC 7	Quelle mesure associez-vous au traitement par isoniazide, particulièrement chez la femme enceinte ? Texte libre (1 à 3 mots)
QROC 8	Quel examen devez-vous réaliser en cas d'endocardite infectieuse à hémocultures positives pour S. gallolyticus ? Texte libre (1 à 3 mots)
QROC 9	Quelle antibioprophylaxie prévoyez vous en cas de soins dentaires pour les patients ayant une cardiopathie du groupe A ? Quelle est l'alternative en cas d'allergie ? Texte libre (1 à 3 mots)
QROC 10	Votre patient hospitalisé pour une endocardite infectieuse aortique à S. aureus se plaint très brutalement d'une douleur en fosse lombaire droite. Sa température centrale est d'ailleurs remontée à 38.5° alors qu'il était auparavant redevenu apyrétique sous traitement. A l'examen clinique vous notez un pic tensionnel à 180/110, une douleur à la percussion lombaire et une hématurie macroscopique. La bandelette urinaire est positive pour le sang (+++) mais nitrites et leucocytes sont négatifs. Quel est votre diagnostic ? Texte libre (1 à 3 mots)
QROC 11	Quels sont les 3 grands types d'indications chirurgicales au cours de l'endocardite infectieuse ? Texte libre (3 mots)
QROC 12	Quel diagnostic évoquez-vous devant un patient présentant une endocardite infectieuse aortique, un livedo des membres inférieurs, un syndrome de Raynaud, des paresthésies des extrémités, et une BU positive à 3 croix pour les protéines et le sang ? Texte libre (1 à 3 mots)
QROC 13	Quels sont les deux examens indispensables au diagnostic d'endocardite infectieuse ? Texte libre (2 mots)
QROC 14	Citez un antibiotique efficace sur l'agent de la maladie de Whipple. Texte libre (1 à 3 mots)
QROC 15	Quel agent est responsable de la maladie de Whipple ? Texte libre (1 à 3 mots)
QROC 16	Quelle caractéristique particulière prend la fièvre du paludisme à P. falciparum ? Texte libre (1 à 3 mots)
QROC 17	Quel est le délai d'incubation maximal du paludisme à P. falciparum ? Texte libre (1 à 3 mots)
QROC 18	Comment qualifie-t-on la fièvre associée à la brucellose ? Texte libre (1 à 3 mots)
QROC 19	Quelle antibiothérapie proposez vous pour traiter la fièvre Q d'une femme enceinte de 22 SA ? Texte libre (1 à 3 mots)
QROC 20	Quel est le réservoir de la fièvre Q ? Texte libre (1 à 3 mots)

2 Corrigé

		V F	Cotation	Commentaires, conseils et coaching
QCM 1	A -	F	1	• Quelques généralités simples sur la fièvre : - Avant 5 jours on parle de fièvre aigue - Après 3 semaines on parle de fièvre prolongée - En cas d'intervalles libres sans fièvre la fièvre est récurrente (récidivante) - Il faut ajouter 0.4° aux chiffres obtenus par voie buccale ou axillaire - La voie tympanique permet d'obtenir la température centrale (si conduit propre...) - Le soir la fièvre est définie par une t° >38.3° (légère augmentation physiologique de la température centrale)
	B -	F	1	
	C -	F	1	
	D -	F	1	
	E -	V	1	
	F -	V	1	
	G -	V	1	
	H -	V	1	
QCM 2	A -	F	1	• La coqueluche est une maladie surtout toxinique. A 3 semaines d'évolution, l'antibiothérapie n'est même plus indiquée, la bactérie causale étant éliminée. • La toux prolongée ne s'accompagne PAS de fièvre ou alors il faut remettre en cause le diagnostic. • Seule la brève phase catarrhale peut s'accompagner d'une fébricule. • Toutes les autres propositions peuvent être responsables de fièvre prolongée
	B -	F	1	
	C -	F	1	
	D -	F	1	
	E -	F	1	
	F -	F	1	
	G -	F	1	
	H -	F	1	
	I -	F	1	
	J -	V	3	
	K -	F	1	
QCM 3	A -	V	3	• Question plus difficile, selon le référentiel d'infectiologie, une fièvre récidivante évoque : - Une infection "canalaire" : Pyélonéphrite chronique, infection digestive chronique... - Un abcès profond - Un sepsis sur matériel étranger - Le paludisme : **fièvre tierce** de P. falciparum ! - La brucellose : responsable de **"fièvre ondulante sudoroalgique"**.
	B -	F	1	
	C -	F	1	
	D -	F	1	
	E -	F	1	
	F -	V	3	
	G -	F	1	
	H -	F	1	
	I -	F	1	
QCM 4	A -	F	1	• Classiquement, le myélome multiple ne s'accompagne pas : - Ni de syndrome tumoral : pas d'adénopathie, pas d'hépato splénomégalie. - Ni de fièvre prolongée. • Contrairement aux autres hémopathies type lymphome et leucémie aigue. • Seules les formes très évoluées seront fébriles (insuffisance médullaire et donc risque infectieux)
	B -	V	3	
	C -	F	1	
	D -	F	1	
	E -	F	1	
	F -	F	1	
	G -	F	1	
	H -	F	1	
	I -	F	1	
QCM 5	A -	V	2	• L'item "Fièvre prolongée" est surtout un chapitre d'orientation diagnostique ! • L'association fièvre prolongée + splénomégalie évoque des étiologies : - Bactériennes : Osler +++, Tuberculose disséminée, brucellose, rickettsioses - Virales : EBV, VIH, CMV - Parasitaires : Paludisme et Leishmaniose viscérale
	B -	V	2	
	C -	F	1	
	D -	F	1	
	E -	F	1	
	F -	F	1	
	G -	V	2	
	H -	F	1	
	I -	V	2	
	J -	F	1	
QCM 6	A -	V	2	• Deux causes majeures de fièvre prolongée à retenir pour l'ECN : - Tuberculose +++ - Endocardite infectieuse +++
	B -	V	2	
	C -	F	1	
	D -	V	2	
	E -	F	1	
	F -	F	1	
	G -	F	1	

	H -	F	1	• Généralités sur l'épidémiologie de la tuberculose : - Transmission interhumaine aérienne - Infection à un germe du complexe tuberculosis (M. bovis, tuberculosis, africanum) - Guérison apparente après la primo infection dans 90% des cas • Concernant la tuberculose latente : par définition - Patient asymptomatique - Imagerie et prélèvements éliminant une tuberculose maladie - On la diagnostique par virage de l'IDR ou Quantiféron selon indications !
QCM 7	A -	V	2	• Si le Quantiféron est en pratique utilisé à tort et à travers, il n'est validé et recommandé par la HAS que dans 4 situations : - Aide au diagnostic des formes extra pulmonaires de tuberculose - Avant embauche d'un personnel de santé - Avant un traitement anti TNF alpha - Enquête autour d'un cas d'un adulte (>15 ans) • D'autres indications apparaissent en permanence, mais ce sont ces 4 la qui sont reprises dans vos polys de pneumo et d'infectiologie.
	B -	F	1	
	C -	F	1	
	D -	V	2	
	E -	V	2	
	F -	F	1	
	G -	V	2	
	H -	F	1	
QCM 8	A -	F	1	Deux objectifs pour cette question : • Evoquer le traitement de la tuberculose de la femme enceinte, pour souligner : - Que la prescription de rifampicine s'accompagne de **vitamine K** : risque hémorragique au dernier trimestre (induction enzymatique !) - Que la prescription d'isoniazide s'accompagne de **vitamine B6** (neuropathies périphériques) - Que le pyrazinamide n'est plus considéré comme contre indiqué durant la grossesse. • Souligner les confusions fréquentes du profil de tolérance des différents anti tuberculeux - Rifampicine : Hépatite, Coloration des liquides bio en rouge, Hypersensibilité, induction enzymatique. - Pyrazinamide : Hépatites, hyperuricémie (à respecter si asymptomatique !) - Ethambutol : NORB +++ - Isoniazide : Algodystrophie, Lupus induit, Psychoses (BDA), Hépatite, neuropathies périphériques.
	B -	F	1	
	C -	V	3	
	D -	F	1	
	E -	F	1	
	F -	F	1	
	G -	V	3	
	H -	F	1	
QCM 9	A -	V	3	• A la radiographie : - Infiltrat micronodulaire diffus bilatéral = miliaire - Pas d'opacité déclive, pas de ligne de Damoiseau = pas de pleurésie • Petit rappel sur la miliaire tuberculeuse : - Conséquence d'une diffusion **hématogène** des BAAR - Clinique : AEG, fièvre prolongée, sueurs, dyspnée fréquente - Biologiquement : cytopénies (dissémination médullaire). • Indications de la corticothérapie : atteinte du SNC, péricardite tuberculeuse • Indications d'un traitement prolongé : tuberculose neuroméningée (9 mois)
	B -	F	1	
	C -	F	1	
	D -	V	3	
	E -	F	1	
	F -	F	1	
	G -	F	1	
	H -	F	1	
QCM 10	A -	V	3	• C'est bien l'éthambutol qui est responsable de NORB médicamenteuse. • Elle est classiquement bilatérale. • En cas de NORB unilatérale : cette question pose souvent problème, retenir : - A l'éclairement de l'œil atteint : × Le réflexe photomoteur direct (RPM) est diminué × Le réflexe photomoteur indirect est diminué
	B -	F	1	
	C -	F	1	
	D -	F	1	
	E -	F	1	
	F -	V	3	
	G -	F	1	
	H -	F	1	
	I -	V	3	

QCM				Correction
	J -	F	1	- A l'éclairement de l'œil sain : × Le RPM direct est normal × Le RPM indirect est normal • Autres éléments du diagnostic de NORB : - Acuité visuelle : diminuée - Fond d'œil : normal ou rare œdème papillaire (10%) - Champs visuel : scotome central - Visions des couleurs : dyschromatopsie. - Potentiels évoqués visuels : perturbés.
QCM 11	A -	V	3	• Seules les **cardiopathies du groupe A** relèvent désormais de la prophylaxie de l'EI : - Cardiopathies cyanogènes non opérées - Dérivations chirurgicales - Remplacements valvulaires : mécanique ou biologique - Antécédent d'endocardite infectieuse • Indication : Soins dentaires avec effraction muqueuse. • Modalités : - Amoxicilline per os 1h avant le geste (2g) - Clindamycine per os si allergie
	B -	F	1	
	C -	F	1	
	D -	V	3	
	E -	F	1	
	F -	F	1	
	G -	F	1	
	H -	F	1	
	I -	F	1	
	J -	V	3	
QCM 12	A -	F	1	• Les critères de Dukes de l'EI sont développés dans tous les polys et se séparent en critères majeurs : - Germe typiquement responsable d'EI sur 2 hémocultures - Hémocultures positives à 12 heures d'intervalle - 3 /3 hémocultures positives - Echographie : Souffle NOUVEAU, ou abcès ou végétation. • Et en critères mineurs : - Cardiopathie à risque, toxicomanie - Fièvre >38° - Emboles vasculaires - Phénomènes immunologiques (Faux panaris, Plaques de Janeway) - Hémocultures positives sans respecter les critères majeurs
	B -	F	1	
	C -	F	1	
	D -	F	1	
	E -	V	2	
	F -	F	1	
	G -	F	1	
	H -	F	1	
	I -	V	2	
QCM 13	A -	F	1	• Une endocardite précoce (<12 mois) post remplacement valvulaire doit absolument être efficace sur le SARM (Staphylococcus aureus résistant à la méticilline). • L'information sur l'allergie aux beta lactamines est ici superflue puisqu'aucune ne pourra être utilisée contre un SARM potentiel. • L'association passe partout contre le SARM est : - Glycopeptide IV : Vancomycine - Aminoside IV : Gentamycine • L'ajout de rifampicine est intéressant à double titre : - Activité sur le SARM - Activité anti biofilm : amas bactérien adhérent à la valve difficilement éliminé
	B -	F	1	
	C -	F	1	
	D -	F	1	
	E -	F	1	
	F -	F	1	
	G -	F	1	
	H -	F	1	
	I -	V	2	
	J -	V	2	
	K -	V	2	
QCM 14	A -	F	1	• Deuxième cause classique de fièvre prolongée développée dans ce chapitre : - 1ère cause bactérienne sur valve native = streptocoques - EI à BGN : porte d'entrée urinaire ou digestive +++ - Endocardite subaigüe = Maladie d'Osler avec fréquente splénomégalie - Un souffle râpeux systolique du 2è EIC droit évoque un rétrécissement aortique. La destruction des valves dans l'EI entraîne des souffles de régurgitation, pas de rétrécissement. - Mortalité de l'EI = 40%
	B -	F	1	
	C -	F	1	
	D -	F	1	
	E -	F	1	
	F -	F	1	
	G -	F	1	
	H -	V	3	
	I -	F	1	

<table>
<tr><td rowspan="9">QCM 15</td><td>A -</td><td>F</td><td>1</td><td rowspan="9">• La maladie de Whipple n'est pas clairement au programme de l'ECN, elle est cependant abordée dans le référentiel d'hépato gastro entérologie et peut entrer dans le cadre de l'item fièvre prolongée.

• Voici un petit résumé :
- Agent en cause : la BACTERIE Tropheryma whippleii
- Transmission orofécale ou oro orale
- Portage asymptomatique : 4% de la population
- Prédisposition génétique probable
- Cliniquement :
× Signes généraux : Fièvre, AEG, adénopathies
× Polyarthrite séronégative
× Diarrhée chronique avec malabsorption
× Complications neurologiques, myocardiques, oculaires</td></tr>
<tr><td>B -</td><td>F</td><td>1</td></tr>
<tr><td>C -</td><td>F</td><td>1</td></tr>
<tr><td>D -</td><td>F</td><td>1</td></tr>
<tr><td>E -</td><td>F</td><td>1</td></tr>
<tr><td>F -</td><td>V</td><td>3</td></tr>
<tr><td>G -</td><td>F</td><td>1</td></tr>
<tr><td>H -</td><td>F</td><td>1</td></tr>
<tr><td>I -</td><td>F</td><td>1</td></tr>
<tr><td rowspan="9">QCM 16</td><td>A -</td><td>F</td><td>1</td><td rowspan="9">• Suite de notre minifiche Maladie de Whipple :
- Diagnostique :
× Pas de sérologie ni de pousse en hémoculture
× PCR sur liquides biologiques ou biopsies digestives
× Histologie duodénale : Granulome sans nécrose caséeuse, atrophie villositaire partielle, macrophages à inclusions PAS positives

- Traitement : mal codifié et prolongé, il repose sur :
× Les cyclines
× Et ou le sulfaméthoxazole</td></tr>
<tr><td>B -</td><td>F</td><td>1</td></tr>
<tr><td>C -</td><td>V</td><td>3</td></tr>
<tr><td>D -</td><td>F</td><td>1</td></tr>
<tr><td>E -</td><td>F</td><td>1</td></tr>
<tr><td>F -</td><td>V</td><td>3</td></tr>
<tr><td>G -</td><td>V</td><td>3</td></tr>
<tr><td>H -</td><td>V</td><td>3</td></tr>
<tr><td>I -</td><td>F</td><td>1</td></tr>
<tr><td rowspan="9">QCM 17</td><td>A -</td><td>F</td><td>1</td><td rowspan="9">• La fièvre Q est maintenant officiellement à votre programme à travers l'item zoonose.
- Agent en cause : Coxiella burnetii
- Il s'agit d'une anthropozoonose (Réservoir : bovins)
- C'est un agent bioterroriste potentiel (cf item correspondant)
- Elle est ubiquitaire en France et dans le monde
- Une seule bactérie inhalée peut déclencher la maladie
- Les formes sévères sont rares</td></tr>
<tr><td>B -</td><td>F</td><td>1</td></tr>
<tr><td>C -</td><td>F</td><td>1</td></tr>
<tr><td>D -</td><td>F</td><td>1</td></tr>
<tr><td>E -</td><td>V</td><td>3</td></tr>
<tr><td>F -</td><td>F</td><td>1</td></tr>
<tr><td>G -</td><td>F</td><td>1</td></tr>
<tr><td>H -</td><td>V</td><td>3</td></tr>
<tr><td>I -</td><td>F</td><td>1</td></tr>
<tr><td rowspan="9">QCM 18</td><td>A -</td><td>F</td><td>1</td><td rowspan="9">• Coxiella burnetii est une bactérie intra cellulaire.
• Le traitement de référence est logiquement la doxycycline.</td></tr>
<tr><td>B -</td><td>V</td><td>3</td></tr>
<tr><td>C -</td><td>F</td><td>1</td></tr>
<tr><td>D -</td><td>F</td><td>1</td></tr>
<tr><td>E -</td><td>F</td><td>1</td></tr>
<tr><td>F -</td><td>F</td><td>1</td></tr>
<tr><td>G -</td><td>F</td><td>1</td></tr>
<tr><td>H -</td><td>F</td><td>1</td></tr>
<tr><td>I -</td><td>F</td><td>1</td></tr>
<tr><td rowspan="11">QCM 19</td><td>A -</td><td>F</td><td>1</td><td rowspan="11">• 3 causes de fièvre prolongée parasitaire à retenir pour l'ECN :
- Paludisme
- Amoebose
- Leishmaniose viscérale (cf objectifs de l'item zoonose)

• Quelques points clés à retenir :
- Agent : Entoemobia histolytica, maladie du péril fécal.
- Prévention : lutte contre le péril fécal. Pas de vaccin disponible.
- Diagnostic d'amoebose colique : Parasitologie des selles, Rectoscopie (abcès en bouton de chemise, ulcérations en coup d'ongle). La sérologie est souvent négative.
- Diagnostic d'amoebose hépatique : Sérologie fortement positive, Echographie hépatique. La parasitologie des selles est souvent négative.
- Le traitement associe :
× Un amoebicide tissulaire : le métronidazole
× Un amoebicide de contact : tiliquinol (hydroxyquinoléine)
× Ponction de l'abcès hépatique seulement si volumineux avec risque de rupture, douloureux à titre antalgique, ou persistant malgré traitement à la recherche d'un diagnostic différentiel.</td></tr>
<tr><td>B -</td><td>F</td><td>1</td></tr>
<tr><td>C -</td><td>V</td><td>1</td></tr>
<tr><td>D -</td><td>V</td><td>1</td></tr>
<tr><td>E -</td><td>F</td><td>1</td></tr>
<tr><td>F -</td><td>F</td><td>1</td></tr>
<tr><td>G -</td><td>V</td><td>1</td></tr>
<tr><td>H -</td><td>V</td><td>1</td></tr>
<tr><td>I -</td><td>F</td><td>1</td></tr>
<tr><td>J -</td><td>F</td><td>1</td></tr>
<tr><td>K -</td><td>F</td><td>2</td></tr>
</table>

QCM 20	A -	F	1	• Question facile : la doxycycline est contre indiquée chez la femme enceinte. • Le risque : Coloration des dents de laits. • On rappelle que la prévention du paludisme repose sur 3 principes : - **Information** et Education du voyageur : consulter en urgence si fièvre - **Prophylaxie anti vectorielle** : vêtements amples, moustiquaires, répulsifs - **Chimioprophylaxie** : selon le groupe de chimiorésistance de la destination × Groupe 1 : Chloroquine × Groupe 2 : Atovaquone proguanil ou chloroquine proguanil × Groupe 3 : Atovaquone proguanil ou Doxycycline ou Méfloquine • Ne pas oublier les contres indications, piège classique en dossier : - Doxycycline et grossesse - Méfloquine et convulsions / troubles psychiatriques +++.
	B -	F	1	
	C -	F	1	
	D -	V	3	
	E -	F	1	
			245	**Total QCM**

	Réponses	Cotation	Commentaires, conseils et coaching
QROC 1	• Frottis sanguin + Goutte épaisse	3	• C'est un réflexe à avoir dans les 3 mois suivant le retour d'un pays endémique. - Le résultat doit être disponible en 2heures maximum - 3 informations en sont attendues × Diagnostic positif de paludisme × Diagnostic d'espèce : falciparum ou autre × Parasitémie : >4% est un signe de palu grave !
QROC 2	• Paludisme • Amoebose	3	• Question fréquente sur les résultats attendus à la NFS ! • Ce sont les helminthiases qui donnent souvent une hyperéosinophilie (cf parasitoses digestives).
QROC 3	• Mononucléose infectieuse • Primo infection CMV • Infection VIH	3	• 4 étiologies principales au syndrome mononucléosique, cela doit être un réflexe : - **EBV** : MNI test en première intention. - **CMV** - **Toxoplasmose** - **VIH** • Un syndrome mononucléosique n'est pas forcément post infectieux... Pensez aux toxidermies (DRESS +++++).
QROC 4	• Infection VIH.	3	• C'est un zéro classique en dossier, la recherche de la co infection VIH est importante pour 2 raisons : - Fréquence et gravité de la co infection. - Interactions médicamenteuses dans les traitements. • Pensez à l'accord oral du patient, obligatoire.
QROC 5	• Coloration des liquides biologiques en rouge	3	• Penser à bien prévenir les patients • Cet effet indésirable est imputable à la rifampicine • Autres moyens de vérifier l'observance : - Compte des boites, - Hyper uricémie liée au pyrazinamide, - Dosage des anti tuberculeux.

QROC 6	• Déclaration obligatoire (ARS)	3	• Connaitre la liste des maladies à déclaration obligatoire • Disponible sur le site de l'Invs. • Ce ne sont pas forcément des maladies infectieuses : par exemple le mésothéliome est à DO. • Ne pas faire de DO par excès en particulier syphilis et gonorrhées ne sont plus des maladies à DO.
QROC 7	• Supplémentation en vitamine B6.	3	• Vise à prévenir les neuropathies induites par l'isoniazide. • Ne pas confondre avec la supplémentation en folates. • En théorie non systématique mais recommandée : - Aux femmes enceintes - En cas d'éthylisme - En cas de dénutrition.
QROC 8	• Coloscopie totale	3	• Nouveau petit nom de Streptococcus bovis ! • Tout dossier d'endocardite qui se respecte se transversalise vers un cancer colorectal...
QROC 9	• Amoxicilline 2g per os • Clindamycine si allergie	3	• Il y a eu récemment des recommandations pour limiter l'antibioprophylaxie aux cardiopathies les plus à risques, et seulement pour les soins dentaires avec effraction muqueuse/manipulation de la région apicale.
QROC 10	• Infarctus rénal droit.	3	• Complication que l'on retrouve dans beaucoup de dossiers d'endocardite infectieuse. • Au programme +++ par le biais de l'item néphropathies vasculaires. • Voici un mini résumé de l'infarctus rénal : - Etiologies : × Dissection aortique étendue × Fibrillation atriale × Thrombophilie/SAPL × Endocardite infectieuse... - Clinique : Identique à une colique néphrétique +++ × Douleur abdominale +/- fébrile × Poussée d'HTA × Hématurie - Diagnostic : × Scanner IV : **Défaut de rehaussement** du parenchyme de **forme triangulaire** × Angio TDM ou artériographie : visualise le thrombus • Possibilité également d'infarctus splénique par exemple.
QROC 11	• Infectieuses • Emboliques • Hémodynamiques	3	• Indications **infectieuses** : antibiothérapie ne contrôlant pas le sepsis. • Indication **embolique** : en prévention secondaire après embolie, voire en prévention primaire (Végétation mitrale volumineuse et mobile) • Indications **hémodynamiques** : insuffisance cardiaque résistante au traitement médical.

QROC 12	• Cryoglobulinémie	3	• Endocardite infectieuse + signes cliniques de vascularite = Cryoglobulinémie. • Voici un petit résumé sur la cryo (cf aussi item vascularites) : - Physiopath : Immunoglobuline périphérique précipitant au froid responsable de vascularite. - Etiologies : Idiopathique, EI, Infection VHC, Hémopathies - Atteinte cutanée : Livedo, Raynaud, Purpura vasculaire - Atteinte neuro : Polyneuropathie distale - Atteinte articulaire : arthralgies au froid - Atteinte rénale : glomérulopathie - Diagnostique : recherche de Cryoglobulinémie - Traitement : Eviction du froid + Etiologique.
QROC 13	• Hémocultures • Echocardiographie	3	• Echocardiographie : - transthoracique - et transoesophagienne +++ • Hémocultures : tiroir à retenir dans l'EI - 3 paires aéro anaérobies - Sur 3 ponctions veineuses distinctes - A 1/2h ou 1h d'intervalle - Prévenir le labo (Culture prolongée)
QROC 14	• Doxycycline • (Bactrim accepté)	3	• Peu de probabilité qu'on vous le demande. • Votre référentiel d'hépato cite les deux molécules.
QROC 15	• Tropheryma whippleii	3	• Essayez de retenir les agents en cause dans les différentes maladies infectieuses. On les demande souvent en dossier.
QROC 16	• Fièvre Tierce	3	• Caractérisé par une fièvre à J1 et J3 avec un intervalle libre à J2. • La fièvre est quarte pour P. malariae.
QROC 17	• 2 mois • 3 mois accepté.	3	• Incubation minimale : 7 jours • Incubation maximale : 2 mois. • Les délais d'incubation approximatifs sont à connaitre. • On peut vous demander si une infection est probable en fonction du délai depuis le retour d'un pays tropical ! • Par exemple : - Incubation courte <7 jours : Arbovirose, Turista - Incubation 7 à 14 jours : Palu, Typhoïde - Incubation >14 jours : Palu, hépatites virales, amoebose.
QROC 18	• Fièvre ondulante • ou Fièvre sudoroalgique	3	• La brucellose est une cause de fièvre prolongée intermittente. - Croissance initiale jusqu'à un pic a 39° - Intervalle libre sans fièvre - Réapparition de la fièvre. - Répétition en 3 à 4 "ondulations" de 10 jours - Association à un syndrome pseudo grippal.

QROC 19	• Bactrim (Cotrimoxazole)	3	• Antibiothérapie à utiliser avec précaution chez la femme enceinte (Action anti folates) surtout au premier trimestre. • On peut aussi l'utiliser comme alternative aux macrolides pour la listériose de la femme enceinte.
QROC 20	• Animaux domestiques • Bovins accepté.	3	• La contamination se fait à partir de déjections animales mais principalement par voir inhalée. • Un inoculum d'une seule bactérie est suffisant pour causer la maladie.
		60	**Total QROC**

FICHE DE SYNTHESE : POINTS CLES UE POUR MIEUX REPONDRE AUX QUESTIONS ISOLEES ET AUX DOSSIERS CLINIQUES PROGRESSIFS	
Titres	**Eléments à cocher lors des QCM Mots clés des QROC**
ZEROS	• Frottis sanguin et goutte épaisse dans les 3 mois du retour de pays tropical.
Définition	• Fièvre = température centrale >38.0°C (38.3°C le soir) • Fièvre prolongée = durée supérieure à 3 semaines • Fièvre récurrente = présence d'intervalles libres
Interrogatoire	• Antécédents : infectieux, néoplasiques • Contage infectieux : sexuel, tuberculeux, exposition aux liquides biologiques • Mode de vie : Profession, Voyages, animaux, vaccinations • Traitements en cours • Analyse de la fièvre : date de début, évolution, tolérance • Signes fonctionnels d'orientation.
Clinique	• Recherche d'un foyer infectieux : - Souffle cardiaque - Touchers pelviens - Foyer pulmonaire, urinaire (BU)... • Recherche de signes de maladies de système : arthromyalgies, livedo, purpura... • Recherche de syndrome tumoral : adénopathies, HSMG, signes B... • Recherche de maladie thromboembolique : examen des mollets...
Examens complémentaires	• ORIENTES par la clinique... • Pas de bilan exhaustif systématique et aveugle : - Biologie : NF, CRP, Créat, bilan hépatique, EPPS, hémocultures, Sérologies... - Imagerie : Scanner TAP injecté, Echocardiographie...
Traitement	• Etiologique : Antibiothérapie, Penser chirurgie devant tout sepsis sur matériel ou devant toute collection. • "D'épreuve" : Sur avis spécialisé et multidisciplinaire, après bilan exhaustif négatif, il peut reposer selon le contexte sur : - Antibiothérapie large spectre - Antituberculeux - Corticothérapie...
Etiologies :	On retient 3 grands cadres étiologiques : • Fièvre infectieuse : - Bactérienne : Osler, Tuberculose, Brucellose, Fièvre Q, Maladie de Whipple, abcès profonds... - Virale : EBV, VIH et CMV - Parasitaires : Paludisme, Amoebose, Toxoplasmose, Leishmanioses - Fongiques : Candidoses systémiques... • Fièvre néoplasique : Hémopathies, cancers solides. • Fièvre sur maladie inflammatoire : Connectivites, Vascularites • + Autres étiologies à garder en tête - Maladie thrombo embolique veineuse ++++ - Causes médicamenteuses ++++ - Hématomes profonds.

UE questions isolées Item 188

Pathologie Auto Immune

1 Enoncé

QCM 1 **Généralités concernant l'auto immunité, cochez les réponses justes :**

A - L'auto-immunité est un phénomène obligatoirement pathologique
B - L'extrême richesse du répertoire immunitaire explique la présence par le système immunitaire d'antigènes du soi.
C - Il existe trois types de tolérances permettant au système d'éviter les clones auto réactifs
D - On parle de tolérance périphérique lorsque les clones auto réactifs déjà existants sont détruits ou inactivés
E - On parle de tolérance centrale lorsque les lymphocytes T sont éduqués au niveau splénique.
F - On parle de tolérance centrale lorsque les lymphocytes B sont éduqués au niveau splénique.
G - L'auto immunité est la conséquence de la rupture de ces mécanismes de tolérance
H - On estime que le répertoire immunitaire est formé de 10 puissance 5 récepteurs environ.
I - L'apoptose est l'inactivation de clones auto réactifs par absence de co signaux d'activation.

QCM 2 **Concernant le mécanisme d'action pathogène des auto anticorps au cours des maladies auto immunes, quelles sont les réponses justes ?**

A - Les anticorps anti Récepteur de l'acétylcholine de la Myasthénie réalisent un bloc pré synaptique
B - Les auto anticorps de la maladie d'Hashimoto ciblent le Récepteur de la TSH
C - Les auto anticorps de la maladie de Basedow ciblent la thyroperoxydase
D - Les auto anticorps de la thyroïdite de Quervain ciblent la thyroperoxydase
E - Les auto anticorps de la maladie d'Addison ciblent l'enzyme 21 Hydroxylase
F - Les auto anticorps de la maladie de Goodpasture ciblent la membrane basale glomérulaire
G - Les auto anticorps de la poly radiculonévrite de Guillain Barré ciblent les neurotransmetteurs synaptiques
H - La glomérulonéphrite lupique est conséquence de dépôts glomérulaires de complexes immuns.

QCM 3 **Lesquelles de ces maladies auto immunes sont classées dans les maladies auto immunes spécifiques d'organe ?**

A - Diabète de type 1
B - Sclérodermie systémique
C - Polychondrite atrophiante
D - Anémie hémolytique auto immune
E - Dermatose bulleuse auto immune
F - Myasthénie auto immune
G - Maladie de Basedow
H - Maladie d'Addison
I - Polyarthrite Rhumatoïde
J - Lupus Erythémateux disséminé.

QCM 4 **Lesquelles de ces pathologies sont classées dans le groupe des connectivites et non celui des vascularites ?**

A - Lupus Erythémateux Disséminé
B - Syndrome de Gougerot Sjögren
C - Sclérodermie systémique
D - Polymyosite
E - Dermatopolymyosite
F - Maladie de Horton
G - Périartérite noueuse
H - Maladie de Wegener
I - Maladie de Behcet
J - Syndrome de Churg et Strauss

QCM 5	**Concernant les auto anticorps, cochez les réponses justes.**

A - Des anticorps anti endomysium positifs évoquent la maladie de Biermer
B - Des anticorps anti transglutaminase positifs évoquent la maladie de Biermer
C - Des anticorps anti cellule pariétale gastrique positifs évoquent la maladie Cœliaque
D - Des anticorps anti GAD positifs évoquent la maladie d'Addison
E - Des anticorps anti endomysium positifs évoquent un diabète de type 1 auto immun
F - Des anticorps anti récepteur de l'acétylcholine positifs évoquent un syndrome de Lambert Eaton
G - Des anticorps anti ADN natifs positifs évoquent un Lupus Erythémateux disséminé
H - Des anticorps anti centromère positifs évoquent un Lupus Erythémateux disséminé
I - Des anticorps anti Scl70 positifs évoquent une sclérodermie systémique

QCM 6	**Concernant les anémies rencontrées au cours des différentes maladies auto immunes, quelles sont les réponses vraies ?**

A - Au cours d'une Polyarthrite Rhumatoïde avec CRP régulièrement élevée, l'anémie sera normochrome normocytaire régénérative.
B - Au cours d'une Polyarthrite Rhumatoïde avec CRP régulièrement élevée, l'anémie sera hypochrome microcytaire arégénérative.
C - Au cours d'une anémie hémolytique auto immune, l'anémie sera hypochrome microcytaire arégénérative.
D - Au cours d'une anémie hémolytique auto immune, l'anémie sera hypochrome microcytaire régénérative.
E - Au cours d'une anémie hémolytique auto immune, l'anémie sera normochrome normocytaire régénérative.
F - Au cours d'un Lupus compliqué d'insuffisance rénale chronique, l'anémie sera normochrome normocytaire régénérative.
G - Au cours d'un Lupus compliqué d'insuffisance rénale chronique, l'anémie sera normochrome normocytaire arégénérative.
H - Au cours d'un Lupus compliqué d'insuffisance rénale chronique, l'anémie sera normochrome microcytaire régénérative.
I - Au cours de la maladie de Biermer, l'anémie sera macrocytaire régénérative
J - Au cours de la maladie de Biermer, l'anémie sera microcytaire régénérative
K - Au cours de la maladie de Biermer, l'anémie sera macrocytaire arégénérative

QCM 7	**Lesquelles de ces manifestations appartiennent à la Polyendocrinopathie auto immune de type 2 ?**

A - Maladie d'Addison
B - Hypoparathyroïdie
C - Diabète de Type 1 auto immun
D - Hyperparathyroïdie
E - Dysthyroïdie auto immune
F - Candidose chronique diffuse
G - Vitiligo
H - Adénome hypophysaire
I - Phéochromocytome
J - Tumeur endocrine pancréatique

QCM 8	**Concernant les thérapeutiques des maladies auto immunes, quelles sont les propositions vraies ?**

A - Le Cyclophosphamide est un agent alkylant
B - Le Cyclophosphamide est un anti calcineurine
C - Le Rituximab est un anticorps anti CD20
D - Le Rituximab est un anticorps anti récepteur de l'Interleukine 2
E - Le mycophénolate mofétil est un inhibiteur de la synthèse des bases puriques
F - Le mycophénolate mofétil interfère avec le métabolisme des folates
G - Le Methotrexate est un antimétabolite anti folique
H - Le Methotrexate est un alcaloïde de la pervenche
I - Le Cyclophosphamide est employé dans les formes graves de Lupus
J - Le Methotrexate est indiqué en 1ère intention dans le traitement de fond de la Polyarthrite Rhumatoïde

QCM 9	**Concernant ces généralités sur le syndrome de Gougerot Sjögren (SGS), quelles sont les réponses vraies ?**

A - Il s'agit d'une maladie AI spécifique d'organe
B - Il s'agit d'une connectivite
C - Il s'agit d'une vascularite systémique
D - Il concerne principalement les femmes
E - Il concerne principalement les mineurs ou adultes jeunes
F - Il est dit primitif si isolé
G - Il peut être secondaire, c'est à dire associé à une autre maladie auto immune
H - C'est une maladie généralisée des glandes endocrines

QCM 10	**Lesquelles des manifestations cliniques suivantes sont la conséquence du syndrome sec du syndrome de Gougerot Sjögren (SGS) ?**

A - Xérophtalmie
B - Kératite ponctuée superficielle
C - Xérose cutanée
D - Toux sèche chronique
E - Sécheresse vaginale
F - Constipation
G - Hypotension du liquide céphalo rachidien
H - Xérostomie
I - Uvéite antérieure aigue
J - Syndrome de Raynaud

QCM 11	**Concernant les explorations paracliniques du SGS primitif, quelles sont les réponses justes ?**

A - La biopsie des glandes salivaires accessoires montre un granulome épithélioide à cellules géantes
B - La biopsie des glandes salivaires accessoires montre une infiltration lympoplasmocytaire
C - La biopsie des glandes salivaires accessoires a une coloration positive au Rouge Congo
D - La CRP est attendue très élevée
E - La VS est attendue accélérée
F - Le facteur Rhumatoïde est souvent positif
G - Les anticorps anti SSA et SSB sont souvent positifs
H - Les anticorps anti ADN natifs sont souvent positifs
I - Le break up time permet de diagnostiquer qualitativement la xérostomie
J - Le Test de Schirmer évalue la sécheresse cutanée
K - Le diagnostic est systématiquement confirmé par ponction biopsie rénale

QCM 12	**Quelle complication néoplasique est particulièrement fréquente au cours du SGS et peut mettre en jeu le pronostic vital du patient ?**

A - Lymphome
B - Leucémie Aigue Lymphoblastique
C - Cancer Broncho pulmonaire
D - Cancer colo rectal
E - Carcinome Adénoïde Kystique des parotides
F - Rétinoblastome

QCM 13	**Concernant la sclérodermie, quelles sont les propositions justes ?**

A - Elle touche principalement les femmes
B - Elle n'est pas transmise selon une hérédité mendélienne
C - Elle est caractérisée par un amincissement pathologique du tissu cutané
D - On distingue deux formes : Sclérodermie localisée et sclérodermie systémique
E - La maladie se déclare généralement durant l'enfance
F - La physiopathologie de la maladie implique une dégradation accrue diffuse du collagène
G - Elle peut être associée à l'exposition à la Silice
H - La sclérodermie est contagieuse par contage sexuel

QCM 14	**Lequel de ces éléments ne fait pas partie de la sclérodermie systémique limitée ? (1 réponse)**

A - Atteinte prédominante des mains
B - Calcinose sous cutanée
C - Sclérodactylie
D - Reflux Gastro œsophagien
E - Uvéite antérieure aigue
F - Syndrome de Raynaud
G - Télangiectasies

QCM 15	**Concernant les explorations paracliniques de la sclérodermie, quelles sont les réponses justes ?**

A - L'échocardiographie permet de dépister une cardiomyopathie sclérodermique
B - L'échocardiographie permet de dépister une hypertension pulmonaire compliquant un syndrome CREST
C - Les anticorps anti Scl 70 sont spécifiques de la sclérodermie systémique diffuse
D - Les anticorps anti centromères sont associés au syndrome CREST
E - La capillaroscopie péri unguéale recherche des capillaires atrophiques évocateurs de sclérodermie
F - Les épreuves fonctionnelles respiratoires recherchent un syndrome restrictif avec chute du DLCO

QCM 16	**Chez une patiente présentant un phénomène de Raynaud, quelles sont les réponses justes ?**

A - L'atteinte des pouces est évocatrice de syndrome de Raynaud primitif
B - L'atteinte des pouces est évocatrice de syndrome de Raynaud secondaire
C - Le traitement de cette complication cutanée peut reposer sur les béta bloquants
D - Le traitement de cette complication cutanée peut reposer sur l'éviction du froid
E - Le traitement de cette complication cutanée peut reposer sur l'ergot de seigle
F - Le traitement de cette complication cutanée peut reposer sur les inhibiteurs calciques
G - Le traitement de cette complication cutanée peut reposer sur les analogues de prostacycline

QCM 17	**Vous suspectez chez un de vos patients le diagnostic de dermatomyosite, quels éléments seront cliniquement compatibles avec un syndrome myogène ?**

A - Déficit moteur proximal
B - Déficit moteur symétrique
C - Réflexes vifs diffusés polycinétiques
D - Aréflexie ostéo tendineuse diffuse
E - Steppage à la marche
F - Marche dandinante
G - Reflexe cutané plantaire en extension
H - Spasticité en flexion aux membres supérieurs
I - Hypotonie

QCM 18	**Concernant la dermatomyosite, cochez les réponses justes :**

A - Les papules de Gottron sont des tuméfactions violacées des paupières
B - Le signe de la manucure correspond à une chute anormale des phanères au cours de la maladie
C - Il s'agit d'une maladie génétique
D - L'électroneuromyogramme révèle un tracé myogène
E - Le bilan immunologique est dans la plupart des cas négatifs
F - Elle se caractérise biologiquement par une élévation des CPK
G - Le bilan à la recherche d'une cause secondaire est inutile car souvent négatif
H - La biopsie musculaire est souvent contributive
I - Elle peut se compliquer de pneumopathie interstitielle diffuse

QCM 19	**Concernant les hépatites auto immunes, quelles sont les réponses justes ?**

A - Elle concerne les femmes jeunes principalement
B - Un terrain auto immun personnel et familial est souvent noté
C - Elle peut se révéler sous forme d'une hépatite aigue ou chronique
D - Elle se caractérise biologiquement par une hypergammaglobulinémie
E - Le bilan auto immun est classiquement positif pour les anticorps anti muscle lisse
F - La ponction biopsie hépatique permet le diagnostic
G - Le traitement repose entre autres sur la corticothérapie
H - Le traitement repose entre autres sur l'Azathioprine
I - Elle se complique de cirrhose comme les autres hépatopathies.

QCM 20	**Quel auto anticorps est spécifique de la maladie de Goodpasture ? (1 réponse juste)**

A - c-ANCA anti protéinase 3
B - p-ANCA anti myéloperoxydase
C - Anticorps anti membrane basale glomérulaire
D - Anticorps anti ADN natif
E - Anticorps anti mitochondries
F - Anticorps anti muscle lisse
G - Anticorps anti LKM1
H - Anticorps anti sidérophage
I - Facteur rhumatoïde

QROC 1	Quel organe est responsable de l'éducation des lymphocytes T ? Texte libre (1 à 3 mots)
QROC 2	Comment appelle t'on le phénomène d'inactivation périphérique des lymphocytes auto agressifs ? Texte libre (1 à 3 mots)
QROC 3	Comment appelle t'on le syndrome caractérisé par l'association de plusieurs maladies auto immunes (spécifiques d'organes ou non) ? Texte libre (1 à 3 mots)
QROC 4	Quels sont les 4 auto anticorps du diabète de type 1 auto immun ? Texte libre (1 à 3 mots)
QROC 5	Quels sont les deux auto anticorps à rechercher au cours de la maladie de Biermer ? Texte libre (1 à 3 mots)
QROC 6	Quel syndrome vous évoque l'association d'une rétraction corticale auto immune et d'une hypothyroïdie auto immune ? Texte libre (1 à 3 mots)
QROC 7	Quelle manifestation auto immune majeure (présente dans 80 à 100% des cas) est commune aux polyendocrinopathies de type 1 et 2 ? Texte libre (1 à 3 mots)
QROC 8	Comment définit-on une maladie auto immune sévère ? Texte libre (1 à 3 mots)
QROC 9	Quel est votre diagnostic dermatologique ? 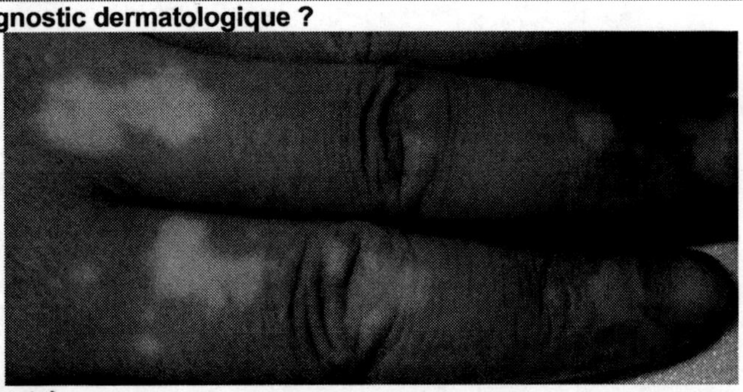 Texte libre (1 à 3 mots)
QROC 10	Citez 3 causes auto immunes de syndrome pneumorénaux ? Texte libre (1 à 3 mots)
QROC 11	Quelle complication engage le pronostic fonctionnel au cours du syndrome de Gougerot Sjögren et doit faire l'objet d'une surveillance rapprochée ? Texte libre (1 à 3 mots)
QROC 12	Citez un immunosuppresseur de type anti calcineurine souvent employé dans le traitement des maladies auto immunes ? Texte libre (1 à 3 mots)
QROC 13	Comment appelle t'on l'association d'une micro angiopathie thrombotique et d'une HTA maligne au cours d'une sclérodermie systémique ? Texte libre (1 à 3 mots)
QROC 14	Quelle complication viscérale grave est redoutée au cours du CREST syndrome (Sclérose systémique localisée) ? Texte libre (1 à 3 mots)
QROC 15	Quel recul temporel minimum faut-il avoir avant de conclure qu'un syndrome de Raynaud est probablement idiopathique ? Texte libre (1 à 3 mots)
QROC 16	Citez une classe médicamenteuse classiquement contre indiquée chez les patients victimes d'un syndrome de Raynaud sévère ? Texte libre (1 à 3 mots)
QROC 17	Donnez deux éléments que vous recherchez à l'examen clinique des mains d'une de vos patientes suspectes de dermatomyosite ? Texte libre (1 à 3 mots)
QROC 18	Quelle cause secondaire de dermatomyosite faut-il absolument rechercher au diagnostic ? Texte libre (1 à 3 mots)
QROC 19	Citez un auto anticorps positif au cours de la dermatomyosite. Texte libre (1 à 3 mots)
QROC 20	Citez l'auto anticorps parfois positif au cours de la maladie de Crohn ? Texte libre (1 à 3 mots)

2 Corrigé

		V F	Cotation	Commentaires, conseils et coaching
QCM 1	A -	F	1	Question de physiopathologie sur l'auto immunité en générale. • L'auto immunité est un phénomène constant et naturel. Elle peut être physiologique par exemple pour éliminer des clones auto réactifs qui eux même seraient responsables d'auto immunité pathologique. • L'extrême richesse du répertoire immunitaire (10 puissance 15 récepteurs) explique la possibilité par ces récepteurs de reconnaitre le soi. • 3 Mécanismes permettent de limiter ce risque : - La **tolérance centrale** : × Education des Lymphocytes T par le THYMUS × Education des Lymphocytes B par la MOELLE OSSEUSE - La **tolérance périphérique** : par 2 moyens × Destruction des clones auto réactifs : c'est l'apoptose × Inactivation de ces clones : c'est l'anergie (pas de co signal d'activation) - **Mécanismes complémentaires** : Modulation du système immunitaire par des cytokines, des anticorps anti auto anticorps...
	B -	V	2	
	C -	V	2	
	D -	V	2	
	E -	F	1	
	F -	F	1	
	G -	V	2	
	H -	F	1	
	I -	F	1	
QCM 2	A -	F	1	Les auto anticorps peuvent être responsables de maladies auto immunes selon plusieurs mécanismes lésionnels : • Dépôts de Complexes immuns tissulaires • Interférence avec les récepteurs cellulaires • Activation du complément et cytotoxicité Comprendre le mécanisme d'action des auto anticorps, c'est la plupart du temps comprendre la physiopathologie de la maladie auto immune correspondante. Si on reprend les propositions : • Myasthénie auto immune : Bloc POST synaptique (le R à l'acétylcholine est sur le 2è neurone de la synapse). • Maladie de Hashimoto : Anticorps anti thyroperoxydase surtout • Maladie de Basedow : Anticorps activant le Récepteur de la TSH • Addison : anticorps bloquant l'enzyme 21 Hydroxylase et donc la production de cortisol. • Maladie de Goodpasture : Anticorps anti MBG (Membrane basale glomérulaire) • Syndrome de Guillain Barré : les auto anticorps ciblent les gangliosides. La thyroïdite de Quervain est d'origine virale, pas auto immune.
	B -	F	1	
	C -	F	1	
	D -	F	1	
	E -	V	2	
	F -	V	2	
	G -	F	1	
	H -	V	2	
QCM 3	A -	V	1	2 QCMs pour tenter d'éclaircir la classification des maladies auto immunes qui peut sembler un peu nébuleuse. On peut classifier les maladies auto immunes en : • Maladies AI **spécifiques d'organes** : - Pancréas : DT1 - Thyroïde : Basedow, Hashimoto - Cytopénies auto immunes - Plaque motrice : Myasthénie - Foie : Hépatites auto immunes - Peau : dermatoses bulleuses auto immunes • Maladies AI **systémiques** : - Vascularites - Connectivites : cf infra - Polyarthrite Rhumatoïde - Granulomatoses auto immunes
	B -	F	1	
	C -	F	1	
	D -	V	1	
	E -	V	1	
	F -	V	1	
	G -	V	1	
	H -	V	1	
	I -	F	1	
	J -	F	1	

QCM 4	A -	V	1	On individualise donc deux grands groupes principaux de Maladies AI systémiques : • Les connectivites (ne plus dire collagénose) avec pour l'ECN principalement : - Lupus - Gougerot - Sclérodermie - Polymyosite/Dermatopolymyosite • Les vascularites : elles mêmes classées selon le calibre de vaisseaux qu'elles atteignent (cf chapitre correspondant).
	B -	V	1	
	C -	V	1	
	D -	V	1	
	E -	V	1	
	F -	F	1	
	G -	F	1	
	H -	F	1	
	I -	F	1	
	J -	F	1	
QCM 5	A -	F	1	Il est facile de s'embrouiller dans les multiples auto anticorps plus ou moins spécifiques des différentes maladies AI au programme de l'ECN. • En particulier, ces auto anticorps sont souvent mélangés : - Maladie cœliaque : Anticorps anti endomysium, gliadine, transglutaminase - Maladie de Biermer : Anticorps anti facteur intrinsèque et cellule pariétale gastrique - DT1 auto immun : Anticorps anti insuline, îlots, GAD et IA2. - Sclérodermie systémique = Anti Scl70 et Sclérodermie limitée = anti centromère
	B -	F	1	
	C -	F	1	
	D -	F	1	
	E -	F	1	
	F -	F	1	
	G -	V	3	
	H -	F	1	
	I -	V	3	
QCM 6	A -	F	1	• Les anémies au cours des maladies auto immunes peuvent avoir des mécanismes et présentations multiples ! - Anémies hémolytiques auto immunes : Normocytaire et régénérative - Anémie inflammatoire de la PR : Microcytaire hypochrome arégénérative - Anémie sur insuffisance rénale chronique du LED : Normocytaire arégénérative - Anémie de la maladie de Biermer : Macrocytaire arégénérative (carence en B12). - Erythroblastopénie auto immune au cours d'une leucémie lymphoïde chronique (ECN 2004).
	B -	V	2	
	C -	F	1	
	D -	F	1	
	E -	V	2	
	F -	F	1	
	G -	V	2	
	H -	F	1	
	I -	F	1	
	J -	F	1	
	K -	V	2	
QCM 7	A -	V	2	QCM porté sur la partie endocrinologique des maladies AI. Il existe une confusion très fréquente entre polyendocrinopathies auto immunes (PEAI) et Néoplasies Endocriniennes Multiples (NEM). Ce genre de questions étant déjà tombé plusieurs fois à l'ECN, faisons donc un petit point : • **PEAI 1** = Syndrome APECED, Maladie autosomique récessive débutant dans l'enfance associant principalement : - Candidose cutanéo muqueuse >80% +++ - HYPOparathyroidie >80% +++ - Insuffisance surrénale auto immune >80% +++ - Autres manifestations : Alopécie, Biermer, DT1... • **PEAI 2** = Polyendocrinopathie de l'adulte associant principalement : - Insuffisance surrénale auto immune >80% - Dysthyroïdie auto immune >80% - DT1 auto immun 50% - Autres manifestations : Hypogonadisme, Vitiligo... • **NEM 1** : Les "3P" - Génétique : Mutation du gène de la Ménine - Clinique : Hyperparathyroïdie, Tumeur endocrine du pancréas, tumeur pituitaire • **NEM 2A** - Génétique : Mutation du gène RET - Clinique : Hyperparathyroïdie, Cancer médullaire de thyroïde, Phéochromocytome • **NEM 2B** - Génétique : Mutation du gène RET - Clinique : Cancer médullaire de thyroïde, Phéochromocytome, aspect marfanoïde
	B -	F	1	
	C -	V	2	
	D -	F	1	
	E -	V	2	
	F -	F	1	
	G -	V	2	
	H -	F	1	
	I -	F	1	
	J -	F	1	

QCM 8

A -	V	2
B -	F	2
C -	V	2
D -	F	2
E -	V	2
F -	F	2
G -	V	2
H -	F	2
I -	V	2
J -	V	2

Question un peu sévère, mais les immunosuppresseurs sont très développés dans le polycopié de médecine interne, et celui de néphrologie (Item transplantation). Des connaissances de base sur le mécanisme d'action, indications principales et profil de tolérance sont donc nécessaires. Voici quelques grandes molécules à bien connaître car très souvent rencontrées en dossiers :

- **Azathioprine** :
  - Mécanisme : Analogue de bases puriques (anti prolifératif lymphocytaire)
  - Indications : Traitement de fond du lupus grave par exemple, greffés.
  - Tolérance : Myélotoxique, Hépatotoxique.

- **Cyclophosphamide** :
  - Mécanisme : Agent Alkylant
  - Indications : Traitement du lupus grave, de certaines Vascularites (Wegener)...
  - Tolérance : Myélotoxique, Cystite hémorragique +++, Toxicité gonadique +++, infections.

- **Methotrexate** :
  - Mécanisme : Anti folates
  - Indications : Polyarthrite Rhumatoïde +++
  - Tolérance : Cytopénies, Mucites, Fibrose pulmonaire, insuffisance rénale, hépatique

- **Rituximab** :
  - Mécanisme : Anticorps anti CD20 des Lymphocytes B
  - Tolérance : bonne (fièvre, frissons). Rarement cytopénies, pneumopathies interstitielles diffuses.

QCM 9

A -	F	1
B -	V	2
C -	F	1
D -	V	2
E -	F	1
F -	V	2
G -	V	2
H -	F	1

Le SGS n'est pas individualisé dans un item, mais peut être intégré dans l'item maladie auto immune ou un item traitant d'une autre connectivite (SGS secondaire).
Il est de plus abordé dans vos polycopiés d'ophtalmologie, d'ORL/maxillo-facial et de médecine interne, donc pas d'impasse ! Je vous propose un topo global en 4 QCM.

- Généralités sur le SGS
  - Définition : Connectivite des glandes EXOCRINES
  - Epidémiologie : Maladie Fréquente +++ (3-5% de la population >60 ans)
  - Terrain : Femme de 60 ans, contexte auto immun
  - Etiologies :
    - × Primitive = isolée
    - × Secondaires = Associée à d'autres MAI (PR, Sclérodermie, LED...)

QCM 10

A -	V	2
B -	V	2
C -	V	2
D -	V	2
E -	V	2
F -	F	1
G -	F	1
H -	V	2
I -	F	1
J -	F	1

- Les manifestations cliniques du SGS primitif se séparent en :
  - **Syndrome sec** +++
    - × Buccale : Xérostomie
    - × Oculaire : Xérophtalmie, avec risque de kératite ponctuée superficielle
    - × Cutanée : Xérose cutanée
    - × Génitale : sécheresse cutanée
    - × Bronchique : Toux chronique

  - **Manifestations systémiques** : la difficulté est de savoir s'il s'agit d'un SGS primitif avec signes systémiques ou d'un SGS secondaire associé à un véritable Lupus par exemple.
    - × Signes généraux
    - × Arthralgies non destructrices
    - × Syndrome de Raynaud
    - × Pneumopathie interstitielle diffuse
    - × Neuropathies périphériques...

QCM 11

A -	F	1
B -	V	2
C -	F	1
D -	F	1
E -	V	2
F -	V	2
G -	V	2

- Les explorations du SGS permettent :
  - De confirmer le syndrome sec :
    - × Xérostomie : Sialogramme pathologique
    - × Xérophtalmie : Test de Schimer (bandelette placée sous la paupière inférieure) et Break up time (Temps de rupture du film lacrymal à l'instillation de fluorescéine)

<table>
<tr><td rowspan="4"></td><td>H -</td><td>F</td><td>1</td><td rowspan="4">- De confirmer histologiquement la maladie : Infiltrat lymphoplasmocytaire à la BGSA
- De rechercher des désordres immunologiques compatibles :
× Facteur Rhumatoïde, Anticorps anti SSA et SSB
× Hypergammaglobulinémie monoclonale (VS accélérée, CRP normale ou faiblement augmentée).</td></tr>
<tr><td>I -</td><td>F</td><td>1</td></tr>
<tr><td>J -</td><td>F</td><td>1</td></tr>
<tr><td>K -</td><td>F</td><td>1</td></tr>
<tr><td rowspan="6">QCM 12</td><td>A -</td><td>V</td><td>3</td><td rowspan="6">On termine notre minifiche Gougerot Sjögren :
• Complications :
- Baisse de la qualité de vie
- Une complication à redouter : le LYMPHOME +++ (Risque relatif >30). Cela pourrait constituer un beau sujet transversal.
- Complications oculaires.

• Traitement :
- Symptomatique : larmes artificielles, salive artificielle etc...
- De fond : Antipaludéens de synthèse si atteinte articulaire, corticoïdes ou immunosuppresseurs dans les formes sévères.</td></tr>
<tr><td>B -</td><td>F</td><td>2</td></tr>
<tr><td>C -</td><td>F</td><td>2</td></tr>
<tr><td>D -</td><td>F</td><td>2</td></tr>
<tr><td>E -</td><td>F</td><td>2</td></tr>
<tr><td>F -</td><td>F</td><td>2</td></tr>
<tr><td rowspan="8">QCM 13</td><td>A -</td><td>V</td><td>1</td><td rowspan="8">Ne vous agacez pas si vous ne saviez pas tout, ces exercices sont l'occasion de voir des points tombables et vastement méconnus par les étudiants ! C'est ici que des points se gagnent à l'ECN.

Autre maladie auto immune à la frontière du programme, la sclérodermie. Elle est abordée dans les polycopiés de dermato (Item Raynaud), pneumologie (Manifestation respiratoire des connectivites) et médecine interne. Le collège de médecine interne a rédigé des cas de sclérodermie systémique. Un petit résumé semble donc de mise !

• Généralités sur la sclérodermie
- Définition : Maladie auto immune caractérisée par une synthèse anarchique de collagène cutanée et viscérale, de cause inconnue.
- Epidémiologie :
× Début vers 40 à 60 ans
× 4 Femmes touchées pour 1 homme.
× Susceptibilité polygénique probable
× Association à certaines expositions : Silice +++, Hydrocarbures.</td></tr>
<tr><td>B -</td><td>V</td><td>1</td></tr>
<tr><td>C -</td><td>F</td><td>1</td></tr>
<tr><td>D -</td><td>V</td><td>1</td></tr>
<tr><td>E -</td><td>F</td><td>1</td></tr>
<tr><td>F -</td><td>F</td><td>1</td></tr>
<tr><td>G -</td><td>V</td><td>1</td></tr>
<tr><td>H -</td><td>F</td><td>1</td></tr>
<tr><td rowspan="7">QCM 14</td><td>A -</td><td>F</td><td>1</td><td rowspan="7">On distingue deux formes de sclérodermie. La terminologie est ambigüe et souvent difficile à retenir, voici donc un résumé :

• La sclérodermie localisée = atteinte cutanée seule.

• La sclérodermie systémique +++ incluant :
- La sclérose systémique cutanée diffuse : forme la plus sévère avec en plus de l'atteinte cutanée des atteintes viscérales sévères :
× Atteinte pulmonaire : Pneumopathie interstitielle diffuse +++
× Atteinte Cardiaque : Cardiomyopathie sclérodermique +++
× Atteinte rénale : Crise rénale sclérodermique (Association d'une HTA maligne et d'une Micro Angiopathie thrombotique)

- La sclérose systémique cutanée limitée ou CREST syndrome, de meilleur pronostic associant +++:
× Calcinose sous cutanée
× Raynaud
× Atteinte œsophagienne
× Sclérodactylie
× Télangiectasies
× Complication viscérale : surtout pulmonaire (Hypertension pulmonaire 10%)</td></tr>
<tr><td>B -</td><td>F</td><td>1</td></tr>
<tr><td>C -</td><td>F</td><td>1</td></tr>
<tr><td>D -</td><td>F</td><td>1</td></tr>
<tr><td>E -</td><td>V</td><td>3</td></tr>
<tr><td>F -</td><td>F</td><td>1</td></tr>
<tr><td>G -</td><td>F</td><td>1</td></tr>
</table>

QCM 15

A -	V	2
B -	V	2
C -	V	2
D -	V	2
E -	F	3
F -	V	2

- Les explorations paracliniques de la sclérodermie permettent :
  - D'affirmer le diagnostic positif :
    - × Capillaroscopie : méga capillaires
    - × Anticorps anti Scl70 : associés à la sclérose systémique diffuse
    - × Anticorps anti centromères : associés à la sclérose systémique limitée (CREST)
    - × Biopsie cutanée non systématique
    - × Radiographie des mains : calcinose
  - La recherche régulière de complications selon la forme de sclérodermie :
    - × Pulmonaires : EFR (Syndrome restrictif et chute du DLCO), ETT (Hypertension pulmonaire), scanner (PID)...
    - × Cardiaques : ETT annuelle, ECG
    - × Rénales : Créatininémie, BU
    - × Digestive : fibroscopie œsogastrique

QCM 16

A -	F	2
B -	V	2
C -	F	2
D -	V	2
E -	F	2
F -	V	2
G -	V	2

Si on vous pose un dossier de sclérodermie, il commencera souvent par une discussion sur le caractère primitif (idiopathique) ou secondaire d'un phénomène de Raynaud.

- Concernant le syndrome de Raynaud, le **non respect des pouces** permet de faire suspecter le caractère secondaire de cet acrosyndrome +++.

- Voici un tiroir concernant le traitement du Raynaud, souvent demandé en conf :
  - Règles hygiéno diététiques : arrêt du tabac, protection contre le froid
  - Médicaments à éviter +++ : tout vaso constricteur (Béta bloquant, Dérivés Ergotés)
  - Prise en charge médicamenteuse :
    - × Inhibiteurs calciques +++
    - × Analogues de prostacycline en cas de forme sévère avec nécrose digitale.

QCM 17

A -	V	2
B -	V	2
C -	F	1
D -	F	1
E -	F	1
F -	V	2
G -	F	1
H -	F	1
I -	V	2

- Petite question de sémiologie neurologique appliquée à la médecine interne. De nombreuses questions de ce type ont été posées aux ECN 2013 (Syndrome cérébelleux) et 2014 (Syndrome de Brown Sequard, Syndrome extra pyramidal).

- On rappelle donc que le syndrome myogène se distingue d'un des 3 autres grands syndromes moteurs (Pyramidal, neurogène, myasthénique) par les caractéristiques suivantes :
  - Déficit : proximal et symétrique
  - ROT : normaux
  - Réflexe cutané plantaire : normal ou en flexion (Babinski négatif)
  - Tonus : Hypotonie (et non spasticité)
  - Amyotrophie ou Hypertrophie selon l'étiologie
  - Marche : dandinante reflétant le déficit musculaire.

QCM 18

A -	F	1
B -	F	1
C -	F	1
D -	V	2
E -	F	1
F -	V	2
G -	F	1
H -	V	2

La dermatomyosite est abordée dans le chapitre myopathie du poly de neuro, lui même à la limite du programme. Je préfère vous en parler ici, car plusieurs dossiers faits par des collèges des enseignants abordent le sujet. Pas de panique, le topo suivant est probablement suffisant.

<table>
<tr><td></td><td>I -</td><td>V</td><td>2</td><td>• Résumé de la dermatomyosite :
- Physiopathologie : Inflammation auto immune musculaire de mécanisme humoral
- Terrain : féminin
- Clinique :
× Manifestations musculaires : le syndrome myogène +/- Myalgies
× Manifestations cutanées : Œdème lilacé des paupières, Papules de Gottron sur les faces d'extension des doigts, Erythème douloureux péri unguéal (signe de la manucure).
- Complications :
× Cancer 25 % (Dermatomyosite paranéoplasique+++)
× Cardiopathie
× Pneumopathie interstitielle diffuse
- Diagnostic :
× Biologie : enzymes musculaires élevées (CPK)
× EMG : tracé myogène
× Biopsie musculaire : myosite inflammatoire
× Bilan immunologique : anticorps anti nucléaires, anti JO1, anti Mi2...
× Recherche de complications : Radio et scanner thoracique, EFR, ECG, ETT.
× Recherche de cancer ++++ : imagerie, endoscopies, marqueurs tumoraux...

• Un réflexe à l'ECN : Suspicion de dermatomyosite = TRAQUER LE CANCER.</td></tr>
<tr><td rowspan="9">QCM 19</td><td>A -</td><td>V</td><td>2</td><td rowspan="9">Pas de panique, c'est normal si vous ne savez pas répondre à ce QCM, c'est du détail peu tombable. Toutes ces informations sont cependant présentes dans le poly d'hépato...

• Voici un mini résumé hépatite auto immune :
- Terrain : femme jeune, contexte auto immun
- Clinique : insuffisance hépatique soudaine, ou cirrhose chronique
- Biologie : Elévation des IgG, Hypergammaglobulinémie
- Bilan auto immun : Positivité des ACAN, anti muscle lisse, et anti LKM 1
- Biopsie hépatique : diagnostic positif et de gravité
- Complications : Cirrhose et carcinome hépato cellulaire, Comorbidités auto immunes
- Traitement : Corticothérapie, IS (Azathioprine)</td></tr>
<tr><td>B -</td><td>V</td><td>2</td></tr>
<tr><td>C -</td><td>V</td><td>2</td></tr>
<tr><td>D -</td><td>V</td><td>2</td></tr>
<tr><td>E -</td><td>V</td><td>2</td></tr>
<tr><td>F -</td><td>V</td><td>2</td></tr>
<tr><td>G -</td><td>V</td><td>2</td></tr>
<tr><td>H -</td><td>V</td><td>2</td></tr>
<tr><td>I -</td><td>V</td><td>2</td></tr>
<tr><td rowspan="9">QCM 20</td><td>A -</td><td>F</td><td>1</td><td rowspan="9">La maladie de Goodpasture est importante à connaître et intégrée dans l'item néphropathies glomérulaires.

• C'est un syndrome pneumorénal qui associe :
- Une atteinte pulmonaire : hémorragie alvéolaire (sidérophages au LBA)
- Une atteinte rénale : GN rapidement progressive de type 1
- La positivité des anticorps anti MBG.</td></tr>
<tr><td>B -</td><td>F</td><td>1</td></tr>
<tr><td>C -</td><td>V</td><td>2</td></tr>
<tr><td>D -</td><td>F</td><td>1</td></tr>
<tr><td>E -</td><td>F</td><td>1</td></tr>
<tr><td>F -</td><td>F</td><td>1</td></tr>
<tr><td>G -</td><td>F</td><td>1</td></tr>
<tr><td>H -</td><td>F</td><td>1</td></tr>
<tr><td>I -</td><td>F</td><td>1</td></tr>
<tr><td></td><td></td><td></td><td>260</td><td>Total QCM</td></tr>
</table>

	Réponses	Cotation	Commentaires, conseils et coaching
QROC 1	• Thymus	3	Petit rappel de deuxième année : • Education des LT = Thymus • Education des LB = Moelle osseuse
QROC 2	• Anergie	3	Ne pas confondre deux mécanismes participant à la tolérance périphérique : • Anergie = inactivation des clones auto réactifs • Apoptose = destruction par délétion clonale.
QROC 3	• Syndrome de chevauchement.	3	• Un terrain immunologique, génétique ou des facteurs environnementaux communs pourraient expliquer ces associations de maladies auto immunes. • On rappelle que le **syndrome de Sharp** (connectivite mixte) est l'association de signes de différentes connectivites chez le même patient.
QROC 4	• Anticorps anti insuline • Anticorps anti îlots • Anticorps anti GAD • Anticorps anti IA2	3	• Les 4 auto anticorps du DT1 auto immun. • GAD = Glutamate Acide Décarboxylase
QROC 5	• Anticorps anti facteur intrinsèque. • Anticorps anti cellules pariétales gastriques.	3	• Les autres éléments du diagnostic de maladie de Biermer sont : - Dosages vitaminiques : B12 effondrée et B9 normale - Gastrinémie augmentée par absence de rétrocontrôle - Frottis sanguin : PNN hypersegmentés - Tubage gastrique : achlorhydrie - Biopsies fundiques : aspect de gastrite atrophique. - Myélogramme : × Moelle riche × Mégaloblastose × Aspect d'asynchronisme de maturation.
QROC 6	• Syndrome de Schmidt.	3	• Question classique en dossier d'endocrinologie. • Dans un dossier de thyroïdite lymphocytaire, redouter l'insuffisance surrénale et inversement.
QROC 7	• Insuffisance surrénale	3	• C'est la seule manifestation commune des PEAI 1 et 2 qui est présente dans la quasi totalité des cas (>80%) • On ne peut donc pas l'utiliser pour discriminer les deux polyendocrinopathies.
QROC 8	• Atteinte d'organe noble.	3	• Dans toute maladie auto immune, la recherche d'atteinte d'organe noble (rein, cœur, poumon, système nerveux...) est indispensable au diagnostic et au cours du suivi : - Atteinte rénale et Lupus - Atteinte pulmonaire, cardiaque et sclérodermie... - Etc...

QROC 9	• Vitiligo	3	Question facile. • En dossier, le vitiligo n'est souvent qu'un prétexte pour vous orienter vers l'étiologie auto immune d'une endocrinopathie : - Vitiligo + Hypothyroïdie = Hashimoto - Vitiligo + Diabète = Diabète auto immun - Vitiligo + Insuffisance surrénale = Rétraction corticale - Etc...
QROC 10	• Maladie de Goodpasture • Granulomatose avec polyangéite (Wegener) • Polyangéite microscopique • (Lupus...)	3	• Comme causes non auto immunes de syndrome pneumorénaux on a par exemple : - OAP de surcharge sur insuffisance rénale - Pneumopathie infectieuse compliquée d'IRA
QROC 11	• Atteinte oculaire • Ou kératite sèche aigue.	3	• La kératite est secondaire à la baisse des sécrétions lacrymales au cours du SGS. Elle est souvent ponctuée superficielle (Cf poly d'ophtalmo). • Pour le SGS retenir : - Un risque **fonctionnel** : la kératite - Un risque **vital** : Le lymphome
QROC 12	• Ciclosporine • Tacrolimus accepté si topique.	3	• Les anti calcineurine sont à connaître du fait de leur omniprésence dans le traitement des maladies auto immunes (dont psoriasis, dermatite atopique grave...) et également via l'item Transplantations ! • Deux molécules majeures : - Ciclosporine - Tacrolimus.
QROC 13	• Crise Rénale Sclérodermique	3	La crise rénale sclérodermique est l'occasion de parler de deux notions utiles pour l'ECN, mais souvent mal maitrisées (les deux étant déjà tombées dans de grands concours blancs). • L'**hypertension artérielle maligne** est définie par : - Une HTA diastolique sévère >130 mmHg - Un retentissement viscéral associé : × Rétinopathie hypertensive stade II ou III Kirkendall × Encéphalopathie hypertensive, OAP, IR... • Une **micro angiopathie thrombotique** (MAT) a une définition biologique : c'est l'association - D'une anémie hémolytique mécanique (Schizocytes au frottis sanguin, Coombs direct négatif) - D'une thrombopénie de consommation (périphérique) • Les syndromes de MAT se rencontrent entre autre au cours : - d'infections digestives à E Coli (C'est le syndrome hémolytique et urémique) - de déficit en facteur ADAMST13 (c'est le purpura thrombocytopénique thrombotique), - dans certaines maladies de système (Lupus, sclérodermie) - Autres situations : cancers, pré éclampsie, causes médicamenteuses (anti calcineurines)...

QROC 14	• Hypertension Pulmonaire • PID accepté.	3	• La sclérose systémique localisée se complique principalement d'atteinte pulmonaire à type d'hypertension pulmonaire (nouvel item du programme +++) ou de PID. • Pour rappel, l'hypertension pulmonaire est dépistée par Echocardiographie transthoracique et diagnostiquée par cathétérisme droit.
QROC 15	• Deux ans.	3	• On rappelle encore une fois les critères de Raynaud idiopathique : - Terrain : Femme jeune avec des antécédents familiaux de Raynaud - Recul >2 ans - Paraclinique normale - Topographie bilatérale et **RESPECT du pouce** - Déclenché par le froid - Examen clinique normal : pas de nécrose, pouls perçus
QROC 16	• Beta Bloquants • Ou Ergot de seigle • Ou Vasoconstricteurs	3	• Ne pas confondre médicaments contre indiqués par le Raynaud (Vasoconstricteurs dont béta bloquants) et ceux utilisés pour le traiter (Anti calciques), alors que ce sont dans les deux cas des molécules anti hypertensives.
QROC 17	• Papules de Gottron • Signe de la manucure	3	• Papules de Gottron : Petites lésions en relief, indurées, bien limitées, violacées. • Signe de la manucure : Erythème autour de l'ongle, très douloureux à la pression.
QROC 18	• Cause paranéoplasique • Ou cause néoplasique	3	• On se répète un peu, mais c'est sans doute l'information la plus importante à retenir sur la dermatomyosite.
QROC 19	• Anticorps anti synthétase • Ou anticorps anti JO1 • Ou anticorps anti Mi2.	3	• Anti JO1 : celui à retenir, cité dans le référentiel de neurologie. • Les ACAN peuvent aussi être positifs mais non spécifiques.
QROC 20	• ASCA • Anticorps anti Saccharomyces cerevisiae	3	Un des arguments pour différencier maladie de Crohn et Rectocolite Hémorragique : • Crohn : ASCA positifs et pANCA négatifs • RCH : ASCA négatifs et pANCA positifs
		60	**Total QROC**

FICHE DE SYNTHESE : POINTS CLES UE POUR MIEUX REPONDRE AUX QUESTIONS ISOLEES ET AUX DOSSIERS CLINIQUES PROGRESSIFS	
Titres	**Eléments à cocher lors des QCM Mots clés des QROC**
ZEROS	• Ne pas rechercher le cancer dans la dermatomyosite • Ne pas rechercher une atteinte d'organes nobles dans les connectivites • Ne pas dépister l'hypertension pulmonaire dans la sclérose systémique limitée.
Définitions et physiopathologie.	• Auto immunité = Rupture de mécanismes de tolérance du soi. On classe les maladies auto immunes en : - MAI spécifique d'organe - MAI systémiques : incluant connectivites et vascularites - Mais ne pas oublier le concept de syndrome de chevauchement. • Maladie auto immune sévère = atteinte d'organes nobles : - Cœur - Rein - Système digestif - Poumons - Système nerveux • Trois mécanismes assurant la tolérance du soi : - Tolérance périphérique : Anergie ou Apoptose des clones auto réactifs - Tolérance centrale : Education thymique (LT) ou dans la moelle osseuse (LB) des lymphocytes - Mécanismes complémentaires : Interleukines anti inflammatoires etc... • Mécanismes lésionnels des auto anticorps : - Dépôts de complexes immuns circulants dans les organes cibles (Lupus) - Interférence avec les structures cellulaires (Dysthyroïdie) - Interférence avec le fonctionnement membranaire (SAPL) - Activation du complément (Cytotoxicité)
Facteurs étiologiques.	Comme les hypersensibilités, l'origine des maladies auto immunes est poly factorielle : • Facteurs génétiques : allèles particuliers du système HLA, du complément... • Facteurs environnementaux : Infectieux viraux, médicamenteux, toxiques... • Facteurs hormonaux, endocriniens : œstrogènes...
Principes thérapeutiques.	En dossier et selon la MAI, se demander l'opportunité de : • Mesures sociales : Demande d'ALD, Soutien psychologique. • Information et éducation du patient : Eviction des FDR, port de carte... • Traitement symptomatique : AINS, antalgiques, vasodilatateurs, colchicine... • Traitement de fond Immunosuppresseur ou immunomodulateur éventuel... • Traitement substitutif dans les endocrinopathies auto immunes

UE questions isolées Item 189

Vascularites

1 Enoncé

QCM 1	Quelles sont les vascularites des vaisseaux de petit calibre ?

A - Granulomatose de Wegener (Granulomatose avec polyangéite)
B - Périartérite noueuse
C - Artérite à cellules géantes
D - Artérite de Takayashu
E - Purpura Rhumatoïde
F - Polyangéite microscopique
G - Lupus érythémateux disséminé
H - Polyarthrite Rhumatoïde

QCM 2	Quelles sont les vascularites des vaisseaux de gros et/ou de moyen calibre ?

A - Artérite à cellules géantes
B - Périartérite noueuse
C - Artérite de Takayashu
D - Purpura Rhumatoïde
E - Cryoglobulinémie
F - Vascularite cutanée leucocytoclasique
G - Syndrome de Goodpasture
H - Toutes les réponses sont fausses

QCM 3	La ou lesquelles de ces vascularites se caractérisent par un bilan auto immun généralement négatif ?

A - Péri artérite noueuse
B - Maladie de Takayashu
C - Polyangéite microscopique
D - Maladie de Behcet
E - Granulomatose de Wegener (Granulomatose avec polyangéite)
F - Purpura Rhumatoïde
G - Granulomatose avec éosinophilie et polyangéite (Churg et Strauss)
H - Toutes les réponses sont justes

QCM 4	Quelle pathologie se caractérise par la présence d'anticorps anti protéinase 3 ? (1 réponse)

A - Sclérodermie systémique
B - Purpura Rhumatoïde
C - Granulomatose de Wegener (Granulomatose avec polyangéite)
D - Maladie de Behcet
E - Polyarthrite Rhumatoïde
F - Polyangéite microscopique
G - Syndrome de Gougerot Sjögren
H - Maladie de Goodpasture

QCM 5	Généralités concernant la périartérite noueuse (PAN), cochez les réponses justes :

A - Il s'agit d'une vascularite des vaisseaux de petit calibre
B - Il s'agit d'une vascularite des vaisseaux de moyens calibres
C - Elle concerne quasiment exclusivement les hommes
D - L'âge de début est généralement très précoce : premières années de vie
E - Elle est dans la plupart des cas sporadique
F - Elle est dans la plupart des cas d'origine génétique avec transmission autosomique dominante
G - Sa prévalence est en augmentation constante

QCM 6	**Quelle est la principale pathologie associée à la péri artérite noueuse (PAN) ? (1 réponse)**
A -	Infection VHA
B -	Infection VHB
C -	Infection VHC
D -	Syphilis
E -	Sclérodermie
F -	Maladie de Lyme
G -	Infection CMV
H -	Infection EBV

QCM 7	**La ou lesquelles de ces manifestations cliniques est ou sont compatibles avec le diagnostic de périartérite noueuse ?**
A -	Amaigrissement
B -	Glomérulonéphrite rapidement progressive (GNRP)
C -	Polyradiculonévrite aigue
D -	Infarctus rénal
E -	Mononeuropathie multiple (multinévrite)
F -	Hémorragie intra alvéolaire
G -	Orchite
H -	Toutes ces manifestations sont possibles au cours de la PAN

QCM 8	**Concernant les explorations paracliniques de la péri artérite noueuse (PAN) cochez les réponses justes :**
A -	Il n'existe habituellement pas de syndrome inflammatoire biologique
B -	L'hémogramme peut mettre en évidence une hyperleucocytose avec hyperéosinophilie
C -	Le diagnostic est habituellement confirmé par ponction biopsie rénale
D -	Le diagnostic est habituellement confirmé par biopsie cutanée ou neuromusculaire
E -	L'angiographie est habituellement normale puisque la PAN est une vascularite des petits vaisseaux
F -	Les ANCA sont habituellement positifs
G -	Les ACAN sont habituellement négatifs
H -	Une ou plusieurs sérologies virales doivent être demandées

QCM 9	**Concernant la physiopathologie du purpura rhumatoïde chez l'enfant, cochez les réponses justes :**
A -	Il s'agit d'une vascularite immuno allergique de type I médiée par les IgE
B -	Il s'agit d'une vascularite immuno allergique de type II médiée par les IgG
C -	Il s'agit d'une vascularite immuno allergique de type III avec dépôts de complexes immuns
D -	Il s'agit d'une vascularite immuno allergique de type IV
E -	Il s'agit d'une connectivite caractérisée par la positivité du facteur rhumatoïde
F -	C'est une vascularite des vaisseaux de petits calibres
G -	La lésion élémentaire du purpura rhumatoïde est la synovite inflammatoire
H -	Cette maladie touche principalement les enthèses

QCM 10	**Concernant l'épidémiologie du purpura rhumatoïde, cochez les réponses justes :**
A -	Elle concerne plus fréquemment le sexe masculin
B -	Elle est plus fréquente chez l'adulte que chez l'enfant
C -	Son incidence est maximale à l'âge de 6 mois
D -	Elle est plus fréquente en période estivale
E -	Son pronostic est essentiellement lié à l'étendue cutanée du purpura
F -	Chez l'enfant, l'apparition d'une hypertension artérielle est un élément de mauvais pronostic
G -	La maladie se complique d'insuffisance rénale terminale dans 90% des cas
H -	La maladie se complique d'hémorragies alvéolaires dans 90% des cas

QCM 11	**Cochez les 3 éléments de la triade clinique caractérisant le purpura rhumatoïde de l'enfant : (3 réponses)**
A -	Livedo
B -	Nodules sous cutané
C -	Hémorragie alvéolaire
D -	Infarctus rénal
E -	Arthralgies
F -	Purpura infiltré
G -	Toux chronique
H -	Xérophtalmie
I -	Hémorragies cutanéomuqueuses
J -	Douleurs abdominales
K -	Thrombopénie
L -	Myalgies

QCM 12	**Chez un enfant suspect de purpura rhumatoïde cliniquement non compliqué, quels sont les examens à demander systématiquement ? (2 réponses)**

A - Numération Formule Plaquettaire
B - Myélogramme
C - Sérothèque
D - Sérologie VIH avec accord parental
E - Myélogramme en cas de corticothérapie
F - Ponction Biopsie Rénale
G - Bilan d'hémostase
H - Anticorps anti nucléaire
I - Bandelette urinaire
J - Scanner abdmino pelvien
K - Biopsie cutanée des lésions

QCM 13	**Quel(s) traitements(s) mettez-vous en place chez un enfant après confirmation du diagnostic de purpura rhumatoïde sans complication ?**

A - Repos au lit strict
B - Immunoglobulines Polyclonales IV en 1 ou 2 cures
C - Décoagulation préventive
D - Décoagulation efficace (curative)
E - Immunosuppresseurs type Cyclophosphamide
F - Corticothérapie générale 1mg/kg jour
G - Anticorps anti CD 20 : Rituximab IV
H - Splénectomie en cas de résistance au traitement
I - Aucune des réponses précédentes

QCM 14	**Concernant la maladie de Kawasaki, cochez les réponses justes :**

A - C'est une vascularite secondaire à une scarlatine streptococcique
B - C'est une vascularite secondaire à une scarlatine staphylococcique
C - C'est une vascularite multisystémique de cause inconnue
D - Elle concerne principalement l'enfant avant 6 ans
E - Elle est plus fréquente dans les populations occidentales
F - Elle est plus fréquente dans la population japonaise
G - Le pronostic de la maladie est relié à ses complications rénales

QCM 15	**Cochez les propositions correspondant à des critères majeurs du syndrome de Kawasaki ?**

A - Fièvre de plus de 3 jours répondant bien à l'antibiothérapie large spectre
B - Fièvre de plus de 5 jours répondant bien au paracétamol
C - Fièvre de plus de 5 jours ne répondant pas aux antibiotiques ni antipyrétiques
D - Langue framboisée
E - Adénopathie inguinale centimétrique
F - Eruption cutanée polymorphe du tronc et des membres
G - Conjonctivite bilatérale et indolore
H - Protéinurie glomérulaire
I - Protéinurie tubulaire
J - Leucocyturie aseptique
K - Syndrome inflammatoire biologique.

QCM 16	**Quel traitement mettez-vous en place les premières 24h chez un enfant atteint de syndrome de Kawasaki ?**

A - Hospitalisation systématique
B - Corticothérapie générale
C - Décoagulation curative en prévention des thromboses
D - Aspirine à dose anti inflammatoire
E - Aspirine à dose anti agrégante plaquettaire
F - Fibrinolyse intra veineuse en prévention des anévrysmes coronariens
G - Intervention coronaire percutanée
H - Immunoglobulines polyclonales IV
I - Immunoglobulines monoclonales anti pyogène IV

QCM 17	**Concernant la maladie de Behcet, cochez les réponses justes :**

A - C'est une vascularite de l'adulte jeune
B - C'est une connectivite de l'adulte âgé
C - Elle est plus fréquente chez le sujet méditerranéen
D - Elle se caractérise cliniquement par une aphtose monopolaire récidivante
E - Elle se caractérise cliniquement par une atteinte cutanée à type d'érythème polymorphe
F - Elle se caractérise cliniquement par des lésions cutanées de pseudo folliculite
G - Elle se caractérise cliniquement par une atteinte oculaire à type d'uvéite antérieure ou postérieure
H - Elle se caractérise par une aphtose bipolaire récidivante
I - Toutes ces réponses sont justes

QCM 18	**Parmi les propositions suivantes, quel est le seul examen à demander faisant partie des critères de diagnostic de maladie de Behçet ? (1 réponse)**

A - Intradermoréaction à la tuberculine
B - Test pathergique
C - Anticorps anti nucléaires
D - Anticorps anti cytoplasme des polynucléaires neutrophiles
E - HLA B27
F - HLA B51
G - Biopsie de lésion buccale
H - Artériographie rénale
I - Angio TDM du corps entier

QCM 19	**Concernant la Cryoglobulinémie, quelles sont les réponses justes ?**

A - Cette vascularite se caractérise par la présence d'anticorps précipitant au chaud
B - Cette vascularite se caractérise par la présence d'anticorps se dissolvant au froid
C - Elle atteint principalement les vaisseaux de petits calibres
D - Elle complique typiquement une infection par le VHB
E - Elle complique typiquement une endocardite infectieuse subaigüe
F - On en distingue 3 types : Monoclonal, mixte avec composant monoclonal, mixte polyclonal

QCM 20	**Quelle vascularite se caractérise par un asthme sévère et cortico dépendant ?**

A - Cryoglobulinémie
B - Granulomatose avec polyangéite
C - Granulomatose éosinophile avec polyangéite
D - Purpura rhumatoïde
E - Polyangéite microscopique

QROC 1	Quel geste diagnostic est classiquement contre indiqué chez un patient atteint de péri artérite noueuse ? Texte libre (1 à 3 mots)
QROC 2	Quel est le résultat habituel du bilan immunologique d'un patient atteint de PAN ? Texte libre (1 à 3 mots)
QROC 3	Donnez deux manifestations extra hépatiques (immunologiques) de l'infection par VHB ? Texte libre (1 à 3 mots)
QROC 4	Le taux sérique de quel type d'immunoglobuline est typiquement augmenté au cours du purpura rhumatoïde ? Texte libre (1 à 3 mots)
QROC 5	Quel diagnostic évoquez-vous chez un enfant qui dans les suites d'un purpura rhumatoïde présente des douleurs abdominales aigues par paroxysmes douloureux séparés de périodes d'accalmie, des accès de pâleurs, des vomissements bilieux et quelques rectorragies au toucher rectal ? Texte libre (1 à 3 mots)
QROC 6	L'aspect échographique suivant confirme t'il votre diagnostic de la question 5 ? Quel est cet aspect ? 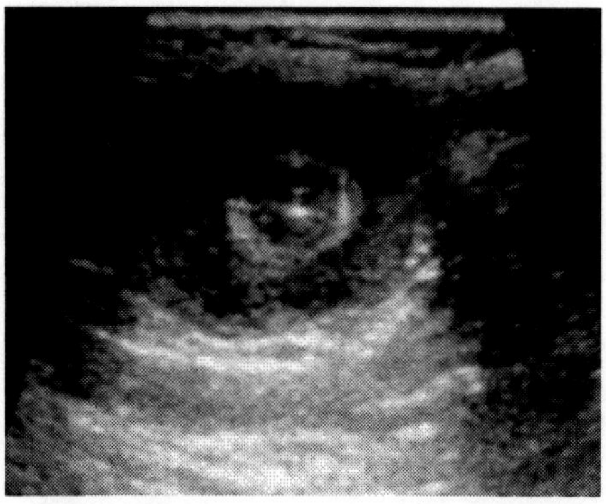 Texte libre (1 à 3 mots)
QROC 7	Quel est l'élément de surveillance principal au cours des 6 mois suivant un purpura rhumatoïde chez l'enfant ? Texte libre (1 à 3 mots)
QROC 8	Quel est le critère diagnostic majeur obligatoire du syndrome de Kawasaki ? Texte libre (1 à 3 mots)
QROC 9	Citez un signe précoce à rechercher chez un enfant suspect de syndrome de Kawasaki ? Texte libre (1 à 3 mots)
QROC 10	Donnez deux signes biologiques aspécifiques rencontrés au cours du syndrome de Kawasaki ? Texte libre (1 à 3 mots)
QROC 11	Quel est l'examen d'imagerie de surveillance essentiel au décours d'une maladie de Kawasaki ? Texte libre (1 à 3 mots)
QROC 12	Citez deux atteintes cutanées de la maladie de Behçet ? Texte libre (1 à 3 mots)
QROC 13	Quelle prédisposition génétique est associée à la maladie de Behçet ? Texte libre (1 à 3 mots)
QROC 14	Donnez deux infections se compliquant typiquement de Cryoglobulinémie ? Texte libre (1 à 3 mots)
QROC 15	De quel type de néphropathie se compliquent les vascularites à ANCA ? Texte libre (1 à 3 mots)
QROC 16	Quel est le résultat typique d'une ponction biopsie rénale en immunofluorescence au cours d'une maladie de Wegener ou d'une polyangéite microscopique ? Texte libre (1 à 3 mots)
QROC 17	Quelle vascularite à ANCA se caractérise par une atteinte ORL prédominante ? Texte libre (1 à 3 mots)
QROC 18	Devant un purpura, donnez au moins 3 caractéristiques en faveur de son origine vasculaire et non thrombopénique ? Texte libre (3 mots)
QROC 19	Citez une maladie auto immune spécifique d'organe, une vascularite et une connectivite capables de donner une aphtose buccale récidivante ? Texte libre (3 mots)

QROC	**Ecoutez la vidéo numéro 1 (Mettez un casque).** **Quelle anomalie de l'auscultation pulmonaire entendez-vous chez ce patient atteint de maladie de Churg and Strauss ?**

2 Corrigé

		V F	Cotation	Commentaires, conseils et coaching
QCM 1	A -	V	2	On commence l'item par revoir la classification des vascularites primitives (Chapel Hill). Cela peut paraître un peu bête et méchant comme QCM, mais savoir quel type de vaisseau est atteint au cours d'une vascularite permet de comprendre les manifestations cliniques associées +++. • Les vascularites des vaisseaux à petit calibre par exemple, vont particulièrement être responsables d'atteinte des petits vaisseaux du rein (glomérulonéphrite) et/ou des poumons (hémorragies alvéolaires), à l'origine pour certaines de syndromes pneumorénaux. • Polyarthrite Rhumatoïde et Lupus sont des connectivites. • On retient comme vascularites des vaisseaux de petits calibres : - Granulomatose avec polyangéite (Wegener) - Granulomatose avec éosinophilie et polyangéite (Churg and Strauss) - Polyangéite microscopique (qui n'a pas changé de nom récemment) - Purpura Rhumatoïde - Cryoglobulinémies essentielles
	B -	F	1	
	C -	F	1	
	D -	F	1	
	E -	V	2	
	F -	V	2	
	G -	F	1	
	H -	F	1	
QCM 2	A -	V	2	• A l'inverse, les vascularites des vaisseaux de moyens et / ou gros calibres ne vont pas entraîner des néphropathies glomérulaires mais plutôt des atteintes des gros vaisseaux à l'origine d'abolition de pouls, de thromboses des grosses artères, des néphropathies vasculaires par atteinte de l'artère rénale, de souffles vasculaires... • Les vascularites des vaisseaux de gros calibre : - Artérite à cellule géante +++ : Hypopulsatilité temporale etc... - Maladie de Takayashu +++ : "Maladie des femmes sans pouls" • Les vascularites des vaisseaux de moyen calibre : - Périartérite noueuse +++ : AOMI, infarctus rénal... - Maladie de Kawasaki +++.
	B -	V	2	
	C -	V	2	
	D -	F	1	
	E -	F	1	
	F -	F	1	
	G -	F	1	
	H -	F	1	
QCM 3	A -	V	2	Question pas évidente pour tester vos connaissances un peu générales sur les vascularites. • Les vascularites primitives avec bilan auto immun positif sont principalement les **vascularites à ANCA** (anticorps anti cytoplasme des polynucléaires neutrophiles) +++ : - Granulomatose avec polyangéite : c-ANCA anti protéinase 3 - Polyangéite microscopique : p-ANCA anti myéloperoxydase - Granulomatose avec éosinophilie et polyangéite : p-ANCA également • Le bilan auto immun est généralement négatif pour les autres propositions : - Takayashu, Horton (dans ce dernier cas positivité des anticorps anti PL 30%) - Maladie de Behcet, Purpura Rhumatoïde
	B -	V	2	
	C -	F	2	
	D -	V	2	
	E -	F	2	
	F -	V	2	
	G -	F	2	
	H -	F	2	
QCM 4	A -	F	1	Cette question est un peu vache mais je me souviens d'un concours blanc (niveau 5è année) où je savais que la maladie de Wegener s'accompagnait de la positivité des c-ANCA, mais sans savoir ce qu'ils ciblaient (ce qui était la seule donnée dans l'énoncé). • Pour éviter de vous sentir un peu seul comme moi devant votre copie dès la question 1, retenez donc que : - Positivité des **c-ANCA anti protéinase 3** = Granulomatose avec polyangéite (Wegener) - Positivité des **p-ANCA anti myéloperoxydase** = polyangéite microscopique.
	B -	F	1	
	C -	V	3	
	D -	F	1	
	E -	F	1	
	F -	F	1	
	G -	F	1	
	H -	F	1	

QCM 5

A -	F	1
B -	V	2
C -	F	1
D -	F	1
E -	V	2
F -	F	1
G -	F	1

Avant la mise à jour du programme, on n'avait pas d'item vascularite mais on se sentait obligés d'en savoir un peu sur tout. Depuis la mise à jour, il existe officiellement un item vascularites mais on n'est pas plus avancés sur celles qu'il faut maîtriser. L'objectif de l'item parle des "principales vascularites".

On va donc revoir ensemble les vascularites qui tombent souvent en concours blanc, et qui sont traitées dans les polys de pédiatrie, néphrologie, anatomopathologie et médecine interne.

- Tout d'abord un topo sur la périartérite noueuse.
  - Sa physiopathologie : Vascularite des vaisseaux de MOYENS calibres.
  - Son épidémiologie :
    - × Maladie le plus souvent isolée, sans cause retrouvée
    - × Atteinte des deux sexes
    - × Age de début typique vers 50 ans (tout âge possible)
    - × Prévalence en DIMINUTION (sans doute grâce à la vaccination anti VHB)

QCM 6

A -	F	1
B -	V	3
C -	F	1
D -	F	1
E -	F	1
F -	F	1
G -	F	1
H -	F	1

- Ne pas confondre les complications des différentes maladies infectieuses pour l'ECN :
  - L'endocardite infectieuse se complique : de Cryoglobulinémie +++
  - Les infections chroniques (dont tuberculose) se compliquent : d'amylose AA +++
  - L'hépatite C se complique : de Cryoglobulinémie +++
  - L'hépatite B se complique : de périartérite noueuse et de glomérulonéphrite extra membraneuse +++

- Il existe d'autres causes secondaires de PAN mais simplifions. Etiologies de PAN :
  - Primitive surtout
  - Secondaire : Infection VHB +++

QCM 7

A -	V	2
B -	F	1
C -	F	1
D -	V	2
E -	V	2
F -	F	1
G -	V	2
H -	F	1

On a vu que la PAN est une vascularite des vaisseaux de moyen calibre. En conséquence, elle n'entraine classiquement pas d'atteinte pulmonaire à type d'hémorragie alvéolaire, et pas de glomérulonéphrite (= petits vaisseaux !)

- On résume les manifestations cliniques de la PAN : en gras les critères cliniques retenus par l'ACR :
  - Altération d'état général +++ : **amaigrissement**
  - Signes cutanés :
    - × Purpura
    - × **Livedo** réticulaire
    - × Nodules hypodermiques inflammatoires (ce n'est pas un érythème noueux)
  - Signes rénaux : IRA vasculaire (infarctus rénal +++)
  - Signes Rhumato : Arthralgies, **Myalgies**
  - Signes neurologiques :
    - × Mononeuropathie **multiple** +++
    - × Atteinte préférentielle du fibulaire commun (= sciatique poplité externe)+++
  - Signes cardiovasculaires : **HTA**, artérite des MI
  - Autres : orchite

QCM 8

A -	F	1
B -	V	2
C -	F	1
D -	V	2
E -	F	1
F -	F	1
G -	~~F~~ V	1
H -	V	3

On finit donc notre topo PAN :

- Les explorations paracliniques retrouvent :
  - CRP : Fort syndrome inflammatoire biologique
  - Hémogramme : Polynucléose neutrophile et/ou éosinophilie
  - ANCA : négatifs +++ (diagnostic différentiel)
  - Biopsie neuromusculaire ou cutanée : confirme le diagnostic +++
  - Angiographie (Vérifier la clairance rénale avant) : microanévrysmes
  - Sérologie VHB : à visée étiologique

- Un geste contre indiqué : La ponction biopsie rénale +++ (Risque hémorragique par perforation d'anévrysmes parenchymateux). C'est un zéro classique.

- Traitement : Etiologique antiviral le cas échéant, corticothérapie, immunosuppresseurs.

QCM 9	A -	F	1	Le purpura rhumatoïde est une des questions classiques en pédiatrie, à très bien maîtriser. • On rappelle sa physiopathologie - Vascularite immuno allergique de type III (Cf classification de Gell et Coombs) - Médiée par les IgA +++ avec dépôts de complexes immuns circulants. - Elle suit parfois un épisode viral, ou une vaccination ou une prise médicamenteuse. • Par pitié pas de confusion entre polyarthrite rhumatoïde et purpura rhumatoïde
	B -	F	1	
	C -	V	3	
	D -	F	1	
	E -	F	1	
	F -	V	3	
	G -	F	2	
	H -	F	2	
QCM 10	A -	V	2	• Petit rappel sur l'épidémiologie du purpura rhumatoïde : - Cette vascularite atteint surtout l'enfant (mais existe chez l'adulte) - Elle concerne le garçon entre 2 et 8 ans surtout - Plus fréquente en hiver (plus d'épisodes viraux déclenchant la maladie)
	B -	F	2	
	C -	F	2	
	D -	F	2	
	E -	F	2	
	F -	V	2	
	G -	F	2	
	H -	F	2	
QCM 11	A -	F	1	Question ultra classique. • La triade clinique du purpura rhumatoïde, c'est : - Un purpura vasculaire donc : infiltré, polymorphe, déclive, en plusieurs poussées ++ - Des arthralgies : bilatérales, symétriques, surtout aux membres inférieurs - Des douleurs abdominales : secondaires au purpura digestif. • Les complications de cette vascularite à retenir sont : - Digestives : hématome pariétal, invagination intestinale aigue secondaire ++++ - Rénale : néphropathie glomérulaire - Génitales : Orchite - Neurologiques : Encéphalite
	B -	F	1	
	C -	F	1	
	D -	F	1	
	E -	V	2	
	F -	V	2	
	G -	F	1	
	H -	F	1	
	I -	F	1	
	J -	V	2	
	K -	F	1	
	L -	F	1	
QCM 12	A -	V	3	Le diagnostic de purpura rhumatoïde est un diagnostic CLINIQUE. • On demande principalement en termes d'examens complémentaires : - Une **NFP** : pour le diagnostic différentiel du purpura (élimine une thrombopénie) - Une **BU** : pour le dépistage de l'atteinte glomérulaire. - (Une écho abdo en cas de signe de complication abdominale) - (Très rarement la biopsie cutanée en cas de doute) • La plupart des autres examens proposés dans le QCM font partie du bilan du purpura thrombopénique immunologique qui n'a rien à voir (ne pas confondre ++).
	B -	F	1	
	C -	F	1	
	D -	F	1	
	E -	F	1	
	F -	F	1	
	G -	F	1	
	H -	F	1	
	I -	V	3	
	J -	F	1	
	K -	F	1	
QCM 13	A -	F	1	• Le traitement du purpura rhumatoïde non compliqué est purement symptomatique : - Antalgiques - Antispasmodiques • Le repos au lit n'a pas d'intérêt. • On ne décoagule pas un enfant en général. • En cas de forme compliquée, une corticothérapie peut être discutée.
	B -	F	1	
	C -	F	1	
	D -	F	1	
	E -	F	1	
	F -	F	1	
	G -	F	1	
	H -	F	1	
	I -	V	3	
QCM 14	A -	F	2	La maladie de Kawasaki est la deuxième vascularite de l'enfant à connaître sur le bout des doigts. • Quelques notions générales : - Elle concerne l'enfant de moins de 5 ans. - Elle existe partout mais plus fréquente au Japon. - Sa physiopathologie exacte est inconnue (facteurs infectieux, environnementaux). - Pas de contagion. • Attention elle peut se présenter sous une forme clinique proche de celle de la scarlatine (chéilite, desquamation, placards scarlatiniformes) mais ce n'est pas la même maladie.
	B -	F	2	
	C -	V	2	
	D -	V	2	
	E -	F	2	
	F -	V	2	
	G -	F	2	

QCM 15

A -	F	1
B -	F	1
C -	V	3
D -	V	3
E -	F	1
F -	V	2
G -	V	2
H -	F	1
I -	F	1
J -	F	1
K -	F	1

A connaître par cœur.

- Les 6 critères cliniques du Kawasaki à connaître sur le bout des doigts :
  - **FIEVRE** : critère obligatoire (Elevée, supérieure à 5 jours, résistant aux AB +++)
  - **ADENOPATHIES** : cervicales et volumineuses >1.5cm
  - **CONJONCTIVITE**
  - **ATTEINTE BUCCALE** : chéilite, pharyngite, langue framboisée
  - **ATTEINTE DES EXTREMITES** : Œdème, érythème, desquamation.
  - **ERUPTION POLYMORPHE** : maculopapuleuse, et desquamation précoce du siège.
- Ce qui peut être présent mais ne fait pas partie des critères majeurs : syndrome inflammatoire, leucocyturie aseptique.
- Ce qui est absent : l'atteinte rénale glomérulaire (petits vaisseaux)

QCM 16

A -	V	3
B -	F	1
C -	F	1
D -	V	3
E -	F	1
F -	F	1
G -	F	1
H -	V	3
I -	F	1

A bien maitriser, des pièges simples à déjouer :

- Voici un résumé de ce qu'il faut savoir sur le traitement du Kawasaki :
  - Hospitalisation systématique en urgence avec accord parental
  - Traitement symptomatique : antalgiques
  - Immunoglobulines POLYVALENTES intra veineuses
  - Aspirine à dose ANTI INFLAMMATOIRE 15 jours (puis +/- à dose AAP)
  - Surveillance échocardiographique systématique.

QCM 17

A -	V	2
B -	F	1
C -	V	2
D -	F	1
E -	F	1
F -	V	2
G -	V	2
H -	V	2
I -	F	1

La maladie de Behçet est une vascularite à mon avis importante à connaître. Pour ne pas trop vous encombrer la mémoire, on restera simple dans notre topo :

- C'est une vascularite caractérisée par une aphtose récidivante souvent **bipolaire** (buccale et génitale).
- Son épidémiologie :
  - Vascularite du sujet jeune
  - Origine méditerranéenne
  - Prédisposition génétique : HLA B51.
- Les critères diagnostics sont assez simples à retenir :
  - Aphtose buccale récidivante
  - Aphtose génitale récidivante
  - Atteinte oculaire : uvéite antérieure ou postérieure
  - Atteinte cutanée : pseudo folliculite, érythème noueux, lésions acnéiformes
  - Test de pathergie positif
- Ses complications :
  - Un risque vital : Les thromboses artérielles ou veineuses +++.
  - Un risque fonctionnel : la cécité +++
- Traitement :
  - Symptomatique (bains de bouche, colchicine, décoagulation si thromboses)
  - +/- corticothérapie/ immunosuppression.

QCM 18

A -	F	1
B -	V	3
C -	F	1
D -	F	1
E -	F	1
F -	F	1
G -	F	1
H -	F	1
I -	F	1

- Question surtout pour que vous ayez au moins entendu parler une fois du pathergy test.
- Il s'agit d'une intradermoréaction **à l'eau** réalisée sur l'avant bras avec recherche à 48h d'une pustule.
- Il s'agit d'un des critères diagnostics de la maladie de Behçet, spécifique mais inconstant.
- Cela ressemble à une pustule (comme la pseudo folliculite) elle même entourée d'une zone érythémateuse.
- HLA B51 est bien associé à la maladie de Behçet mais n'est pas un critère diagnostique et ne doit pas être demandé comme test génétique.

QCM 19

A -	F	2
B -	F	2
C -	V	2
D -	F	2
E -	V	1
F -	V	1

- La Cryoglobulinémie est probablement un peu moins tombable que les vascularites traitées précédemment dans ce chapitre. Voici quand même une minifiche pour ne pas prendre de risque :
  - Définition : présence d'une immunoglobuline périphérique précipitant au froid et entraînant une vascularite.
  - Il en existe 3 types mais peu importe.
  - Etiologies :
    - × Essentielle
    - × Infectieuse : VHC +++, Endocardite infectieuse
    - × Hémopathies : Myélome, Waldenström...
    - × Connectivites : Lupus, Polyarthrite rhumatoïde, Gougerot Sjögren.
  - Clinique : assez peu spécifique, comme toute vascularite des petits vaisseaux on a :
    - × Signes généraux : AEG, fièvre
    - × Signes cutanés : Raynaud, livedo
    - × Arthralgies : au froid
    - × **Atteinte rénale : glomérulonéphrite membrano proliférative**
    - × Atteinte du SNP : neuropathie périphérique.
  - Diagnostic :
    - × Positif : recherche de Cryoglobulinémie (prélevé à 37°, incubé à 4°)
    - × Etiologique : Sérologies virales, bilan auto immun, Electrophorèse des protides
  - Traitement : Protection contre le froid + Etiologique

QCM 20

A -	F	2
B -	F	2
C -	V	3
D -	F	2
E -	F	2

On finit en beauté par un résumé sur les vascularites à ANCA. Ça peut paraître un peu loin du programme mais ça tombe beaucoup en concours blanc donc les profs aiment bien. Accrochez vous, vous êtes presque rendus.

- Voici une minifiche un peu globale :
  - Définition : ensemble de vascularites des **petits vaisseaux** caractérisées par la présence d'anticorps anti cytoplasme des Polynucléaires neutrophiles (**ANCA**).
  - Les vascularites à ANCA incluent 3 vascularites :
    - × La granulomatose avec polyangéite (Wegener)
    - × La polyangéite microscopique
    - × La granulomatose éosinophilique avec polyangéite (Churg et Strauss)
  - Elles ont des manifestations cliniques communes peu spécifiques :
    - × Signes généraux
    - × Signes cutanés : livedo, purpura vasculaire
    - × Atteinte **rénale** : glomérulonéphrite rapidement progressive +++
    - × Atteinte **respiratoire** : hémorragie alvéolaire +++
    - × Arthralgies, Myalgies, neuropathies périphériques.
  - On les distingue cliniquement selon les signes d'orientation spécifiques suivants :
    - × Wegener : Atteinte **ORL** avec rhinite crouteuse, sinusite, otite +++
    - × Polyangéite microscopique : Atteinte rénale souvent **isolée** +++
    - × Churg et Strauss : **Asthme** cortico dépendant, neuropathie +++
  - On les distingue également au niveau du bilan auto immun :
    - × Wegener : c-ANCA anti PR3
    - × Polyangéite microscopique : p-ANCA anti MPO
    - × Churg et Strauss : p-ANCA anti MPO
  - Le traitement repose globalement sur :
    - × En attaque : Corticothérapie, Cyclophosphamide, Echanges plasmatiques
    - × En entretien : Corticothérapie, Azathioprine

255 **Total QCM**

	Réponses	Cotation	Commentaires, conseils et coaching
QROC 1	• Ponction biopsie rénale	3	• Le risque est hémorragique par perforation d'un anévrysme. • Le geste peut éventuellement être réalisé après angiographie.
QROC 2	• Négatif	3	• Au cours de la périartérite noueuse, les ACAN sont généralement négatifs. • Le diagnostic est confirmé par la biopsie neuromusculaire, ou l'angiographie.
QROC 3	• Glomérulonéphrite extra membraneuse • Péri artérite noueuse.	3	• L'infection à VHC se complique quant à elle de Cryoglobulinémie +++. • Attention aux confusions !
QROC 4	• IgA	3	• Le purpura rhumatoïde est une vascularite à IgA. • On retient trois pathologies responsables de néphropathie glomérulaire par dépôts mésangiaux d'IgA : - Le purpura rhumatoïde - La maladie de Berger - La cirrhose (1/4 des cirrhotiques)
QROC 5	• Invagination intestinale aigue.	3	• Question typiquement transversale en dossier de pédiatrie. • La clinique est ici typique d'IIA. • Pour rappel, une IIA peut être : - Primitive : dans la première année de vie, par hyperplasie des plaques de Peyer. - Secondaire : à tout âge, il faut alors évoquer × Purpura rhumatoïde × Mucoviscidose × Tumeur ou lymphome × Meckelite.
QROC 6	• Oui = aspect en cocarde	3	• Confirmation de l'IIA = échographie abdominale en urgence qui permet de retrouver : - Aspect en cocarde transversale - Aspect en sandwich longitudinal - Etude doppler de la vascularisation - Recherche de complications : épanchement péritonéal ?
QROC 7	• Bandelette urinaire	3	• L'apparition d'une protéinurie ou d'une hématurie ou d'une hypertension artérielle sont des indications de ponction biopsie rénale.
QROC 8	• Fièvre >5 jours résistant aux AB/anti pyrétiques	3	• Il faut 5 des 6 critères majeurs pour confirmer le diagnostic de Kawasaki typique. • La fièvre est le critère obligatoire.
QROC 9	• Soit réactivation de cicatrice de BCG • Soit desquamation du siège	3	• Evoquer précocement le diagnostic est d'importance majeure pour la prévention des complications vasculaires (dont anévrysmes coronaires). • Ces deux signes sont précoces (premiers jours).

QROC 10	2 propositions parmi : • Leucocyturie aseptique • Syndrome inflammatoire • Polynucléose • Thrombocytose	3	• Pas de signe spécifique biologiquement. • En particulier pas de perturbation du bilan auto immun. • Ne vous laissez pas piéger en cas de leucocyturie aseptique dans un dossier de Kawasaki, on ne veut pas vous orienter vers une infection.
QROC 11	• Echocardiographie	3	• L'échocardiographie est systématique dans le suivi et recherche une atteinte coronaire en particulier : - Dilatation des coronaires - Perte de parallélisme artériel - Parois hyperéchogènes
QROC 12	• Pseudo folliculite • Lésions acnéiformes • Erythème noueux	3	• L'atteinte cutanée de la maladie de Behçet associe : - Erythème noueux - Pseudofolliculite - Lésions acnéiformes en dehors de la puberté • Contrairement à la folliculite, la pseudofolliculite n'est pas centrée sur un poil ! • Elle peut apparaitre spontanément ou être provoquée par le test de pathergie.
QROC 13	• HLA B51	3	• Pour l'ECN il ne faut pas confondre : - HLA B27 : associé aux Spondylarthropathies - HLA B51 : associé à la maladie de Behçet - HLA B57 : demandé au diagnostic de séropositivité VIH, car associé à une réaction d'hypersensibilité à un antirétroviral, l'abacavir. (A savoir, cf item VIH).
QROC 14	• Hépatite virale C • Endocardite infectieuse	3	• D'autres infections se compliquent de cryo, mais il faut garder des messages simples pour l'ECN.
QROC 15	• Glomérulonéphrite rapidement progressive de type 3.	3	• Difficile. • Pour rappel (cf item néphropathies glomérulaires) qu'il existe 3 mécanismes pour le syndrome de GNRP : - Type 1 : Dépôts d'anticorps anti MBG (Goodpasture) - Type 2 : Dépôts de complexes immuns circulants (purpura rhumatoïde, lupus). - Type 3 : Absence de dépôts (Les 3 vascularites à ANCA)
QROC 16	• Absence de dépôts glomérulaires	3	• Très difficile. • Un synonyme de vascularite à ANCA est vascularite **"pauci immune"**, car elles entraînent des GNRP de type 3 (sans dépôts glomérulaires)
QROC 17	• Granulomatose avec polyangéite (Wegener)	3	• Pensez à la granulomatose avec polyangéite si on vous pose un dossier de vascularite où est évoqué l'air de rien une sinusite chronique résistante aux antibiotiques !!

QROC 18	3 parmi : • Polymorphe • Infiltré +++ • Déclive • Plusieurs poussées • Sans atteinte muqueuse • Nécrotique • Non hémorragique	3	• A maitriser parfaitement +++. • Extrêmement tombable.
QROC 19	• MAI spécifique d'organe : Pemphigus vulgaire (ou maladie de Crohn) • Connectivite : Lupus +++ • Vascularite : Behçet	3	• L'item d'orientation diagnostique érosions muqueuses est à bien maîtriser. • Quelques réflexes à avoir (3 zéros potentiels) : - Aphtose géante = **Sérologie VIH** - Erosion endobuccale ne cicatrisant pas en 15 jours = Biopsie à la recherche d'un cancer épidermoïde - Prises médicamenteuses récentes : Traquer la toxidermie (Lyell).
QROC 20	• Sibilants	3	• Le nouvel iECN fera probablement la part belle à l'interprétation de données d'auscultation cardiaque, pulmonaire, vasculaire... • Ici les sibilants sont compatibles avec l'asthme qui accompagne classiquement le Churg and Strauss.
		60	**Total QROC**

FICHE DE SYNTHESE : POINTS CLES UE POUR MIEUX REPONDRE AUX QUESTIONS ISOLEES ET AUX DOSSIERS CLINIQUES PROGRESSIFS	
Titres	**Eléments à cocher lors des QCM Mots clés des QROC**
ZEROS	• La ponction biopsie rénale imprudente au cours d'une périartérite noueuse • Ne pas demander de sérologie virale au cours d'une périartérite noueuse (VHB), d'une Cryoglobulinémie (VHC)
Clinique : généralités	• Vaisseaux de gros calibre : Claudication, pouls aboli, souffle vasculaire • Vaisseaux de moyen calibre : HTA rénovasculaire, infarctus rénal, livedo, multinévrite • Vaisseaux de petit calibre : Glomérulonéphrite, hémorragie alvéolaire, purpura vasc.
Vascularite des vaisseaux de moyen calibre	On reprend ici uniquement les grands points d'orientation par vascularite : • Maladie de Horton : sont évocateurs - Clinique : **Céphalées**, palpation des AT, sd de PPAR, claudication de mâchoire... - Diagnostic : Biopsie d'artère temporale ne retardant par le traitement. - Traitement : Corticothérapie • Maladie de Takayashu : sont évocateurs - Clinique : Maladie de la **femme jeune sans pouls**, claudication de membre - Diagnostic : Alternance sténose et dilatation à l'imagerie vasculaire - Traitement : Corticothérapie, Methotrexate si résistant, revascularisation
Vascularite des vaisseaux de petit calibre	• Périartérite noueuse : sont évocateurs - Contexte : Hépatite **virale B** - Clinique : Infarctus rénal, Nodules sous cutanés, orchite, **multinévrite** - Diagnostic : ACAN négatifs, angiographie (anévrysmes), biopsie neuromusculaire. - Ne pas faire de ponction biopsie rénale • Maladie de Kawasaki : sont évocateurs - Clinique : Enfant, **Fièvre >5jours**, Adénopathie, Rash, Atteinte des extrémités, conjonctivite, atteinte buccopharyngée. - Paraclinique : Echocardiographie (anévrisme coronaire) +++ - Traitement : Immunoglobulines polyvalentes, aspirine forte dose
Examens complémentaires	• Purpura rhumatoïde : sont évocateurs - Clinique : Triade **purpura** vasculaire, **arthralgies** et **douleurs abdominales** - Paraclinique : NFP (normale), BU (Atteinte glomérulaire ?) +/- Echo abdo - Traitement : Antalgiques, antispasmodiques +/- corticothérapie si compliqué. • Cryoglobulinémie - Contexte : Infection virale C, hémopathie, Connectivite - Paraclinique : Cryoglobulinémie, bilan étiologique infectieux et auto immun - Traitement : Protection contre le froid, étiologique. • Vascularites à ANCA - Granulomatose avec polyangéite : Atteinte **ORL** et c-ANCA positifs - Polyangéite microscopique : atteinte **rénale** souvent isolée et p-ANCA positifs - Granulomatose éosinophilique avec polyangéite : **Asthme** et p-ANCA positifs

UE questions isolées Item 190

Lupus Erythémateux Disséminé

1 Enoncé

QCM 1	Concernant l'épidémiologie du lupus et du SAPL :
A -	Le LED est la seconde maladie systémique le plus fréquente après le syndrome de Gougerot Sjögren
B -	Le LED concerne principalement la femme
C -	L'incidence du LED est maximale chez le sujet jeune
D -	L'incidence du LED est maximale chez les populations occidentales
E -	Un SAPL accompagne le LED dans 90% des cas
F -	La positivité des anticorps anti phospholipides est obligatoirement accompagnée de symptômes de SAPL
G -	La présence biologique d'un anticoagulant circulant lupique s'accompagne toujours de signes de lupus
QCM 2	**Parmi les facteurs étiologiques suspectés du LED :**
A -	L'étiologie génétique est prédominante avec une transmission mendélienne autosomique récessive
B -	L'étiologie génétique est prédominante avec une transmission mendélienne autosomique dominante
C -	L'étiologie génétique est prédominante avec une transmission mendélienne récessive liée à l'X
D -	La concordance de la maladie chez deux jumeaux monozygotes sera proche de 100%
E -	On suspecte le rôle de facteurs environnementaux, en particulier l'exposition solaire
F -	On suspecte le rôle de facteurs endocriniens, particulièrement celui de la testostérone
G -	C'est une maladie auto immune caractérisée par une hyperactivité lymphocytaire produisant des auto anticorps.
QCM 3	**Parmi les propositions suivantes, lesquelles font partie des critères de classification du LED de l'American College of Rhumatology (ACR) ?**
A -	Anémie ferriprive secondaire à l'inflammation chronique du LED (microcytaire hypochrome)
B -	Hyperleucocytose >12 000/mm³ à 2 reprises secondaire à l'hyperactivité immunitaire du LED
C -	Aphtose bipolaire buccale et génitale
D -	Arthralgies migratrices et destructrices des petites articulations
E -	Atteinte rénale glomérulaire : protéinurie, cylindres urinaires
F -	Atteinte rénale interstitielle : protéinurie, leucocyturie
G -	Atteinte séreuse pleurale ou péricardique
H -	Fausse Sérologie syphilitique dissociée VDRL- TPHA +
I -	Rash malaire
QCM 4	**Concernant l'atteinte cutanée liée au LED :**
A -	Le rash malaire correspond à une éruption de la face, touchant la racine du nez et les pommettes
B -	La photosensibilité correspond à l'amélioration des lésions à l'exposition solaire, comme pour le psoriasis
C -	Les lésions concernent les zones couvertes, en regard de la zone de frottement avec les vêtements
D -	Les lésions cutanées du lupus se différencient en lupus aigu, lupus subaigu, lupus discoïde
E -	L'application de dermocorticoïdes est contre indiquée sur ces lésions
F -	L'atteinte du cuir chevelu est alopéciante, comme pour le psoriasis
G -	Les lésions de lupus discoïde évoluent vers la guérison sans séquelle
H -	Il peut coexister à ces lésions un acrosyndrome à type de syndrome de Raynaud
I -	Il peut coexister à ces lésions un acrosyndrome à type d'engelures
QCM 5	**Concernant les manifestations rénales du LED :**
A -	Elle est constante au cours du lupus
B -	Elle est dépistée systématiquement par ponction biopsie rénale au diagnostic de LED
C -	Elle se révèle majoritairement par un syndrome néphrotique pur
D -	Elle se caractérise par une protéinurie tubulaire de faible débit
E -	On la classifie en stade I en Stade VI selon la clairance de créatinine, de gravité croissante
F -	La Néphropathie lupique stade V correspond à une glomérulonéphrite extra membraneuse
G -	Elle se caractérise par une protéinurie glomérulaire

QCM 6	**Quels sont les arguments biologiques en faveur d'une anémie hémolytique auto immune au cours d'un lupus érythémateux disséminé ?**

A - CRP élevée
B - Test de Coombs indirect positif
C - Haptoglobine élevée
D - LDH élevés
E - Bilirubine conjuguée élevée
F - Anémie normocytaire normochrome régénérative
G - Anémie microcytaire hypochrome régénérative
H - Anémie microcytaire hypochrome arégénérative
I - Réticulocytes >100 G/L
J - Corps de Jolly au frottis sanguin

QCM 7	**Concernant les anticorps détectables au cours du LED :**

A - Les anticorps anti SSA sont spécifiques du LED
B - La consommation du complément (C3C4 et CH50) est spécifique du LED
C - Les anticorps anti Sm sont spécifiques du LED
D - Les anticorps anti nucléaires sont spécifiques du LED
E - Les anticorps anti ADN natif sont spécifiques du LED
F - Le Facteur Rhumatoïde est spécifique du LED
G - Une sensibilité de 90% signifie qu'en cas de positivité, il y a 90% de chance que le patient soit malade.
H - Une sensibilité de 90% signifie que 90% des patients malades ont un test positif
I - La sensibilité d'un test dépend de la prévalence de la population

QCM 8	**Concernant les auto anticorps détectables au cours du LED, lequel a la plus grande sensibilité (>95%) ? (1 réponse)**

A - Anticorps anti ADN natif
B - Anticorps anti SSA
C - Anticorps anti SSB
D - Anticorps anti Sm
E - Anticorps anti nucléaires
F - Anticorps anticardiolipines
G - Anticorps anti B2 Glycoprotéine 1
H - Antiprothrombinase
I - Facteur Rhumatoïde
J - Anticorps anti peptide citrulliné

QCM 9	**Concernant le syndrome de Raynaud, quelles caractéristiques sont en défaveur d'une maladie de Raynaud et vous orienteront donc vers une cause secondaire ?**

A - Un Raynaud débutant chez une femme jeune
B - Un Raynaud isolé d'évolution prolongée >2 ans
C - Un Raynaud exacerbé par le froid
D - Un Raynaud symétrique atteignant tous les doigts mais respectant le pouce
E - Un Raynaud chez un patient ayant des antécédents familiaux de Maladie de Raynaud
F - Un Raynaud avec phase syncopale
G - Aucune des propositions précédentes

QCM 10	**Concernant le lupus chez la femme désirant une grossesse :**

A - Toute grossesse est contre indiquée en cas de LED
B - Le risque de macrosomie fœtale est majoré durant la grossesse
C - Le risque d'hémorragies maternelles est majoré durant la grossesse
D - Le risque de poussée lupique est important en fin de grossesse et durant l'accouchement
E - La présence d'anticorps anti nucléaire fait redouter le risque de BAV congénital
F - La néphropathie lupique rend la grossesse d'autant plus périlleuse

QCM 11	**Quels traitements du LED sont possibles chez une patiente enceinte ?**

A - Cyclophosphamide pour le traitement de fond du LED
B - Methotrexate pour le traitement de fond du LED
C - Corticothérapie faible dose
D - Aspirine à dose anti agrégante plaquettaire (75mg 1/jour)
E - Aspirine à dose anti inflammatoire (1g x3/jour)
F - Antipaludéens de synthèse
G - PUVA thérapie en cas d'atteinte cutanée invalidante
H - Fluindione en cas de SAPL associé au LED
I - Warfarine en cas de SAPL associé au LED
J - Ibuprofène en cas d'arthralgies invalidantes
K - Diclofenac en cas d'arthralgies invalidantes

QCM 12 **Les éléments utiles à la surveillance au long cours d'un patient lupique sont :**

A - Complément C3 C4 CH50
B - Radiographies des mains de face tous les 3 à 6 mois
C - Radiographies des pieds de face et de 3/4 tous les 3 à 6 mois
D - Indice composite SLAM et SLEDAI
E - Indice composite DAS
F - Indices composites BASDAI et BASFI
G - Anticorps anti ADN natif
H - Anticorps anti nucléaires
I - Bandelette urinaire tous les 3 à 6 mois
J - Créatininémie

QCM 13 **Concernant la contraception d'une femme lupique choisissez les propositions exacte**

A - La contraception par pilule micro progestative est contre indiquée
B - La contraception par pilule oestroprogestative est contre indiquée
C - La contraception par patch contraceptif est contre indiquée
D - La contraception par anneau vaginal est contre indiquée
E - La contraception par macro progestatifs est contre indiquée
F - Toute contraception hormonale est contre indiquée
G - Toutes les propositions sont fausses

QCM 14 **Concernant la maculopathie associée aux antipaludéens de synthèse (APS) :**

A - Elle se déclare de manière imprévisible et aigue par un phénomène immunoallergique
B - Elle entraine une cécité uni ou bilatérale brusque
C - Elle entraîne une baisse d'acuité visuelle progressive bilatérale
D - Au fond d'œil, elle se caractérise par une maculopathie dite "œil de bœuf"
E - Elle entraîne une dyschromatopsie vert - rouge
F - Elle est secondaire à l'affinité des APS pour l'épithélium pigmenté
G - L'arrêt des APS n'empêche pas la progression de la maculopathie vers la cécité
H - La surveillance repose principalement sur le scanner rétinien
I - La surveillance repose principalement sur l'Optical Coherence Tomography

QCM 15 **Au cours du suivi d'un de vos patients lupique, vous remarquez ces tâches cutanées ne s'effaçant pas à la vitro pression. Quels éléments vous orienteront vers un purpura thrombopénique ?**

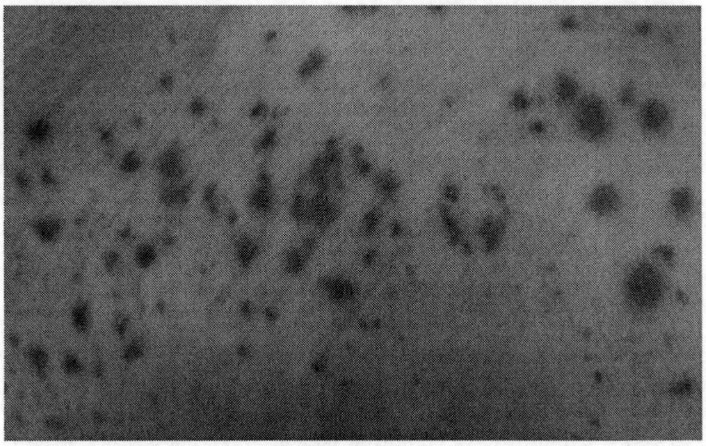

A - Le polymorphisme des lésions
B - Le caractère papuleux des lésions
C - Le caractère déclive des lésions
D - La présence d'un syndrome hémorragique associé
E - L'évolution en une seule poussée du purpura
F - L'absence d'atteinte muqueuse
G - L'absence de signes extra cutanés à l'examen clinique
H - Le caractère non infiltré des lésions

QCM 16 **Lesquels des critères suivants sont des critères majeurs de classification du SAPL ?**

A - Thrombose artérielle
B - Thrombose veineuse
C - Au moins 3 avortements spontanés consécutifs après 10 SA
D - Au moins 3 naissances prématurées consécutives de nouveaux nés morphologiquement normaux
E - Une mort fœtale in utéro avant 10 SA
F - Présence d'anticorps anti ADN natif 2 fois 12 semaines d'intervalle
G - Présence d'anticorps anti nucléaire 2 fois 12 semaines d'intervalle
H - Présence d'anticoagulant circulant lupique 2 fois 12 semaines d'intervalle
I - Purpura Vasculaire
J - Livedo

QCM 17 **Quel diagnostic vous évoquent les explorations de l'hémostase suivante :**
-TCA spontané 45 secondes (Témoins 33s)
-Après ajout de plasma témoin TCA = 33s
-Temps de saignement allongé (15 minutes)
-TP à 100 %
(1 réponse juste)

A - Hémophilie A
B - Hémophilie B
C - Maladie de Willebrand
D - Thrombasténie de Glanzman
E - Anticoagulant circulant lupique
F - Prise d'aspirine

QCM 18 **Concernant cette radiographie :**

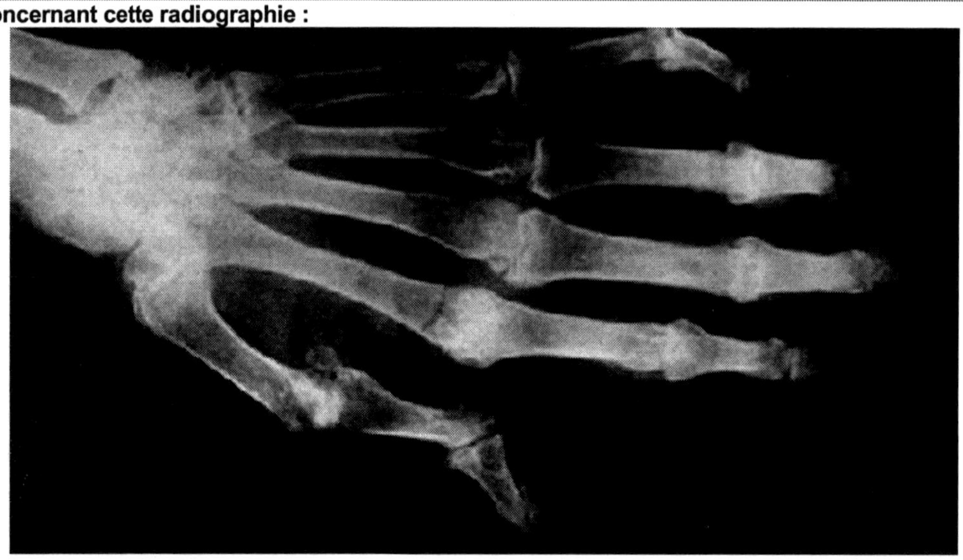

A - Il existe un pincement global de l'interligne métacarpo phalangienne
B - Il existe un pincement global de l'interligne inter phalangienne proximale
C - Il existe un aspect de carpite fusionnante
D - Il existe une déformation des doigts
E - Cette imagerie est compatible avec une maladie de Horton évoluée
F - Cette imagerie est compatible avec un rhumatisme lupique évolué
G - Cette imagerie est compatible avec une arthrose digitale évoluée.

QCM 19 **Parmi ces spécialités médicamenteuses, laquelle est connue pour être à l'origine de lupus induit médicamenteux ?**
(1 réponse)

A - Amoxicilline
B - Cotrimoxazole
C - Trimébutine
D - Lasilix
E - Amiodarone
F - Isoniazide
G - Ceftriaxone
H - Prednisone

QCM 20	**Concernant la pleurésie lupique, quelle sont les propositions vraies :**

A - Une ponction pleurale ramènera probablement un liquide exsudatif
B - Une ponction pleurale ramènera probablement un liquide transudatif
C - Le liquide pleural aura probablement une concentration en protéines >35g/L
D - Le liquide pleural aura probablement une concentration en LDH <200 UI/L
E - Le liquide pleural aura probablement une formule lymphocytaire
F - Le liquide pleural aura probablement une formule éosinophilique
G - La glycopleurie est attendue effondrée

QROC 1	**Quelle anomalie retrouvez-vous sur le scanner de cette patiente atteinte de SAPL présentant une dyspnée brutale avec douleur thoracique ?** 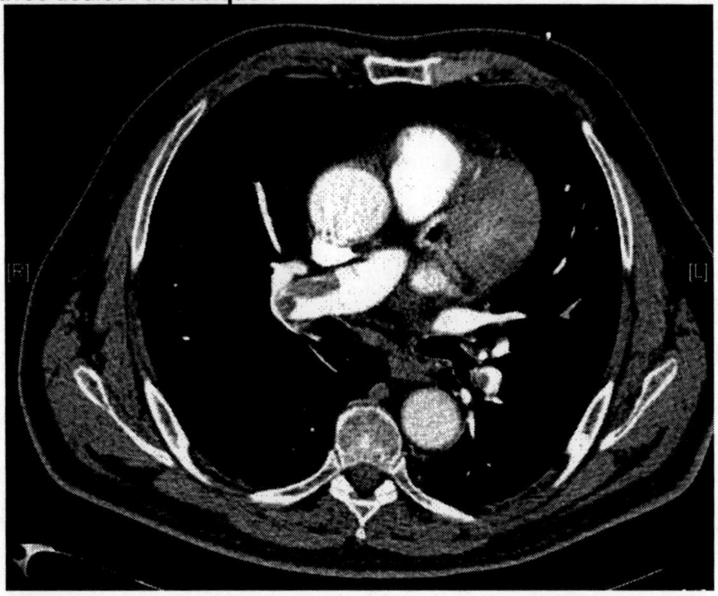 **Texte libre (1 à 3 mots)**
QROC 2	**Comment appelle t'on l'atteinte des valves cardiaques spécifique du lupus ?** **Texte libre (1 à 3 mots)**
QROC 3	**Le compte rendu de ponction biopsie rénale de votre patiente lupique, réalisée pour protéinurie >3g/24h est le suivant : "En Microscopie optique, absence de prolifération cellulaire mais aspect épaissi de la membrane basale glomérulaire sur son versant externe. En immunofluorescence, dépôts d'IgG et de C3 sur la membrane basale glomérulaire". Quel est votre diagnostic ?** **Texte libre (1 à 3 mots)**
QROC 4	**Comment appelez vous l'association d'une anémie hémolytique auto immune, et d'un purpura thrombopénique immunologique ?** **Texte libre (1 à 3 mots)**
QROC 5	**Dans la même semaine, après avoir contre votre avis arrêté ses traitements, votre patiente atteinte de lupus sévère présente successivement une insuffisance rénale aigue avec poussée hypertensive, un syndrome de détresse respiratoire aigue et des convulsions répétées.** **Quel diagnostic vous évoque cette association clinique ?** **Texte libre (1 à 3 mots)**

QROC 6	Voici l'ECG d'un nouveau né (J1 de vie) de mère atteinte de lupus. Quel est votre diagnostic ? 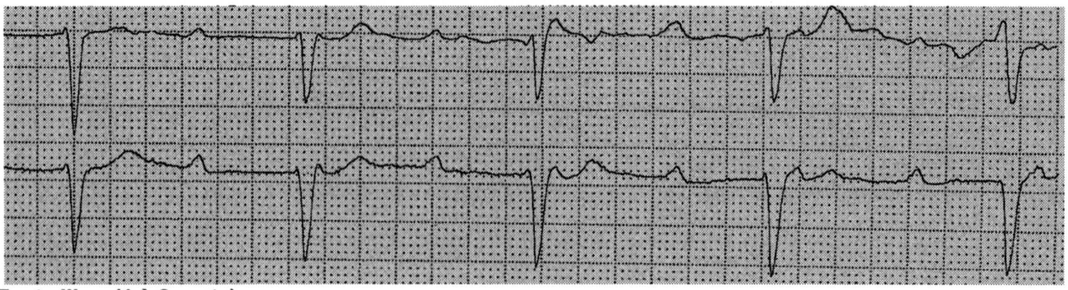 Texte libre (1 à 3 mots)
QROC 7	Quel auto anticorps maternel est associé au diagnostic de la question 6 ? Texte libre (1 à 3 mots)
QROC 8	Combien de temps la maladie lupique doit-elle être quiescente avant que vous autorisiez une grossesse à votre patiente atteinte de lupus ? Texte libre (1 à 3 mots)
QROC 9	Quel aspect typique au fond d'œil recherchez-vous en faveur d'une maculopathie aux antipaludéens de synthèse ? Texte libre (1 à 3 mots)
QROC 10	Comment surveillez vous le niveau d'anti coagulation d'un traitement par héparine non fractionnée chez un patient ayant un anticoagulant circulant lupique ? Texte libre (1 à 3 mots)
QROC 11	Que doit évoquer une augmentation du complément maternel durant une grossesse chez une patiente atteinte de lupus ? Texte libre (1 à 3 mots)
QROC 12	Quel est le taux de survie (approximatif) à 5 ans des patients atteints de lupus ?
QROC 13	Quelle atteinte viscérale faut-il absolument dépister régulièrement chez les patients lupiques ? Texte libre (1 à 3 mots)
QROC 14	Citez une mesure associée au traitement par Cyclophosphamide spécifique à la femme. Texte libre (1 à 3 mots)
QROC 15	Citez une mesure associée au traitement par Cyclophosphamide commune aux deux sexes. Texte libre (1 à 3 mots)
QROC 16	Quel auto anticorps recherchez-vous pour le diagnostic de lupus médicamenteux ? Texte libre (1 à 3 mots)
QROC 17	Donnez une autre appellation de l'anticoagulant lupique ? Texte libre (1 à 3 mots)
QROC 18	Votre patiente lupique enceinte à 25 SA présente une tension artérielle à 165/95. La bandelette urinaire révèle 2 croix de protéinurie. Quel est le diagnostic à évoquer ? Texte libre (1 à 3 mots)
QROC 19	Citez un indice composite validé dans le suivi du LED. Texte libre (1 à 3 mots)

QROC 20	**Quel est votre diagnostic dermatologique chez cette patiente atteinte de lupus ?** 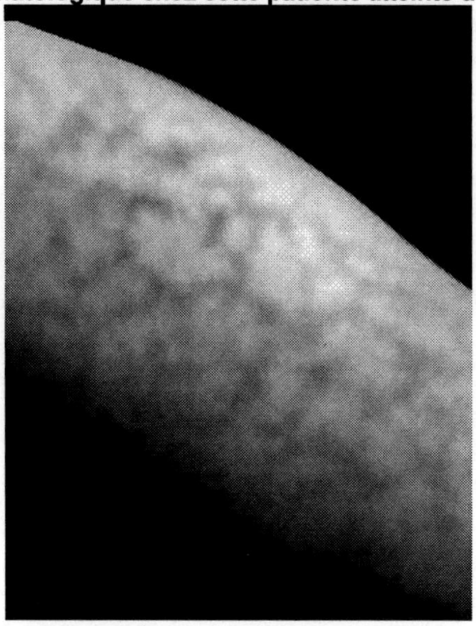 **Texte libre (1 à 3 mots)**

2 Corrigé

<table>
<tr><th></th><th></th><th>V
F</th><th>Cota
tion</th><th>Commentaires, conseils et coaching</th></tr>
<tr><td rowspan="7">QCM 1</td><td>A -</td><td>V</td><td>1</td><td rowspan="7">A l'ECN on peut avoir le diagnostic rien qu'en connaissant l'épidémiologie. J'exagère un peu mais c'est souvent vrai :
• Femme jeune d'origine africaine non fumeuse qui tousse : Sarcoïdose !
• Jeune d'Europe de l'Est pas bien vacciné : Diphtérie (Ou tuberculose) !

Epidémiologie du lupus en quelques mots :
• Femme
• Période d'activité génitale
• Populations asiatiques et afro américaines ont l'incidence la plus forte

Epidémiologie du SAPL en quelques mots :
• Accompagne le Lupus dans 30% des cas
• Présence d'anticorps chez 2 à 5% des sujets sains
• Présence d'anticorps chez 30 à 90% des sujets lupiques</td></tr>
<tr><td>B -</td><td>V</td><td>1</td></tr>
<tr><td>C -</td><td>V</td><td>1</td></tr>
<tr><td>D -</td><td>F</td><td>1</td></tr>
<tr><td>E -</td><td>F</td><td>1</td></tr>
<tr><td>F -</td><td>F</td><td>1</td></tr>
<tr><td>G -</td><td>F</td><td>1</td></tr>
<tr><td rowspan="7">QCM 2</td><td>A -</td><td>F</td><td>2</td><td rowspan="7">On ne vous demandera pas le détail de la physiopathologie du lupus, cependant garder à l'esprit quelques notions : il s'agit d'une maladie poly factorielle :
• Facteurs génétiques : PAS de transmission mendélienne mais polygénique ! Concordance de 30% des jumeaux monozygotes.
• Facteurs hormonaux : rôle des œstrogènes endogènes et exogènes (pilule !!)
• Facteurs immun : production d'auto anticorps, dépôts de complexes immuns dans les organes cibles : Peau, Rein etc...
• Facteurs d'environnement : Ultraviolets (Exposition solaire à éviter !!)</td></tr>
<tr><td>B -</td><td>F</td><td>2</td></tr>
<tr><td>C -</td><td>F</td><td>2</td></tr>
<tr><td>D -</td><td>F</td><td>2</td></tr>
<tr><td>E -</td><td>V</td><td>3</td></tr>
<tr><td>F -</td><td>F</td><td>2</td></tr>
<tr><td>G -</td><td>V</td><td>2</td></tr>
<tr><td rowspan="9">QCM 3</td><td>A -</td><td>F</td><td>1</td><td rowspan="9">Les critères de LED de l'ACR ne sont pas censés être utilisés en tant qu'outil diagnostic. Ils sont cependant incontournables et présents dans tous les polys ! La présence de 4 critères permet une sensibilité et spécificité très élevées pour le diagnostic de lupus.

• Critères cliniques :
- Cutanéomuqueux : Rash malaise, lupus discoïdes, Photosensibilité, Aphtose buccale
- Articulaire : Polyarthrite migratrice NON érosive (Sinon penser PR!)
- Séreuse : Péricardite, Pleurésie
- Rénale : Atteinte glomérulaire
- Neurologique : neurolupus

• Critères hématologiques :
- Ce sont des cytopénies
- Anémie hémolytique AI, Leucopénie, Thrombopénie, Lymphopénie

• Critères immunologiques : Présence d'anticorps anti ADN natif, Anti Sm, Anti cardiolipine, Antiprothrombinase, sérologie syphilitique dissociée VDRL + TPHA -

• Positivité du facteur anti nucléaire à titre anormal

Points importants sur la sérologie syphilitique :
• TPHA + VDRL - : Syphilis guérie (Le VDRL est quantitatif et se négative, pas de TPHA)
• TPHA + VDRL + : fausse sérologie syphilitique. Evoquer comme étiologies le tiroir suivant :
- LED et SAPL
- Grossesse
- Hépatopathie chronique
- Cancer
- Toxicomanie IV</td></tr>
<tr><td>B -</td><td>F</td><td>1</td></tr>
<tr><td>C -</td><td>F</td><td>1</td></tr>
<tr><td>D -</td><td>F</td><td>1</td></tr>
<tr><td>E -</td><td>V</td><td>2</td></tr>
<tr><td>F -</td><td>F</td><td>1</td></tr>
<tr><td>G -</td><td>V</td><td>2</td></tr>
<tr><td>H -</td><td>F</td><td>1</td></tr>
<tr><td>I -</td><td>V</td><td>3</td></tr>
</table>

QCM 4

A -	V	2
B -	F	1
C -	F	1
D -	V	2
E -	F	1
F -	F	1
G -	F	1
H -	V	2
I -	V	2

Les enseignants de dermato adorent le Lupus... au grand malheur des étudiants qui le travaillent surtout du point de vue du rhumatologue ou de l'interniste. Et en conférence, ça fait toujours mal :

- Les 3 atteintes cutanées du lupus :
  - Lupus Erythémateux aigu : Rash malaire + érosions buccales
  - Lupus Erythémateux subaigu : lésions psoriasiformes diffuses + photosensibilité
  - Lupus discoïde : Lésions atrophiques d'évolution cicatricielle.

- Par ailleurs bien noter :
  - Comme les autres maladies de système, un syndrome de Raynaud est possible
  - Le lupus à type d'engelure existe et est cité dans les polys. C'est un peu vache de ma part mais un prof l'avait fait tomber en conférence et ça marque...
  - Ne confondez pas Psoriasis et LED dont l'atteinte cutanée est différente :
    - × C'est le lupus qui est alopéciant, pas le psoriasis
    - × C'est le lupus qui est aggravé par les UV, au contraire du psoriasis
    - × C'est le psoriasis qui est déclenché par les traumas locaux (Signe de Koebner)

QCM 5

A -	F	2
B -	F	2
C -	F	2
D -	F	2
E -	F	2
F -	V	3
G -	V	3

La néphropathie lupique (20-50% des cas) est bien détaillée dans vos polys de néphro...

- On rappelle les 6 stades de GLOMERULOnéphrite (GN) lupique, qui n'ont rien à voir avec la clairance de la créatinine :
  - I : Lésions minimes
  - II : GN mésangiale
  - III : GN proliférative focale
  - **IV : GN proliférative diffuse : la plus grave**
  - **V : GN extra membraneuse : la plus tombable**, comme toutes les GEM !
  - VI : GN sclérosante : stade d'insuffisance rénale terminale

- Le dépistage repose sur la simple BU réalisée régulièrement.

- La PBR n'est indiquée qu'en cas d'hématurie, protéinurie, insuffisance rénale

- S'il y a syndrome néphrotique, il est majoritairement impur, c'est à dire accompagné de :
  - Insuffisance rénale organique
  - Ou/et hématurie
  - Ou/et hypertension artérielle

QCM 6

A -	F	1
B -	F	1
C -	F	1
D -	V	2
E -	F	1
F -	V	2
G -	F	1
H -	F	1
I -	V	2
J -	F	1

- Le profil hématologique d'une AHAI :
  - NFS : Anémie normo (80-100fL) (ou macrocytaire) normochrome
  - Réticulocytes élevés >100 000 G/L donc régénérative
  - Biologie usuelle :
    - × Haptoglobine EFFONDREE
    - × LDH élevés
    - × Bilirubine LIBRE élevée !

- Test de Coombs direct : recherche d'AHAI (auto anticorps sur les hématies)

- Test de Coombs indirect : recherche d'allo anticorps post greffe/transfusion/grossesse circulant dans le sérum.

QCM 7

A -	F	1
B -	F	1
C -	V	3
D -	F	1
E -	V	3
F -	F	1
G -	F	1
H -	V	2
I -	F	1

Prenez un doliprane, tout va bien. Sensibilité et spécificité sont des notions à comprendre.

- Sensibilité : Probabilité que le test soit positif si le patient est malade !
- Spécificité : Probabilité que le test soit négatif si le patient n'est pas malade !
- Ce sont les valeurs intrinsèques du test et ne dépendant pas de la prévalence. (Cf LCA)

Revenons au LED, 2 tests SPECIFIQUES à retenir, et donc dont la positivité est très en faveur du diagnostic :

- **Anticorps anti ADN natif**
- **Anticorps anti Sm**

QCM 8

A -	F	1
B -	F	1
C -	F	1
D -	F	1
E -	V	3
F -	F	1
G -	F	1
H -	F	1
I -	F	1
J -	F	1

- Si un anticorps sensible est à retenir dans le LED : Anticorps ANTINUCLEAIRES
- Donc si on doit résumer :
  - Anticorps anti nucléaires négatifs : Test sensible donc rend le LED très improbable
  - Anticorps anti ADN natif positifs : Test spécifique donc rend le LED très probable
  - Entrainez-vous à cette gymnastique qui n'intéresse pas que le lupus !

QCM 9

A -	F	2
B -	F	2
C -	F	2
D -	F	2
E -	F	2
F -	F	2
G -	V	2

Petits points à retenir sur le syndrome de Raynaud :

- Le syndrome de Raynaud idiopathique ou Maladie de Raynaud est un diagnostic d'élimination. Tous les critères suivants doivent être respectés :
  - Terrain : Femme jeune avec des antécédents familiaux de Raynaud
  - Evolution >**2 ans** : en FAVEUR du Raynaud Idiopathique !
  - Paraclinique normale : cf
  - Topographie bilatérale et **respect du pouce**
  - Déclenché par le froid
  - Examen clinique normal : pas de nécrose, pouls perçus
- On rappelle le bilan paraclinique minimal devant un syndrome de Raynaud : Recherche d'arguments en faveur d'une sclérodermie !
  - NFS
  - Anticorps anti nucléaires
  - Radio de Thorax : fibrose ?
  - Radio des mains : calcinose ?
  - Capillaroscopie péri unguéale : méga capillaires ?

QCM 10

A -	F	2
B -	F	2
C -	F	2
D -	V	3
E -	F	2
F -	V	3

Concernant les risques du LED liés à la grossesse, question très à la mode en conférence :

- **Risques maternels :**
  - Poussée lupique au T3 et à l'accouchement
  - Pré éclampsie et éclampsie +++
  - Risque thrombotique et non hémorragique : TVP et EP
- **Risques fœtaux :**
  - Lupus néonatal (signes cutanés etc...)
  - BAV congénital lié aux anticorps Ro-SSA
  - Hypotrophie, retard de croissance IU
  - Avortements spontanés, mort fœtale IU...

QCM 11

A -	F	1
B -	F	1
C -	V	2
D -	V	2
E -	F	1
F -	V	2
G -	F	1
H -	F	1
I -	F	1
J -	F	1
K -	F	1

- Conduite à tenir pour la PEC du lupus chez la femme enceinte
  - Maladie stable depuis 6 mois
  - Prise en charge multidisciplinaire
  - Surveillance rapprochée clinico échographico biologique
  - Traitement médicamenteux préventif des poussées et complications :
    - × Antipaludéens de synthèse : non tératogène, prévention des poussées
    - × Aspirine à faible dose
    - × Corticothérapie faible dose
- Les autres propositions sont toutes inacceptables même si on ne connait rien au lupus :
  - Methotrexate : Utilisé comme traitement médical des grossesses extra utérines...
  - AINS : Ferment précocement le canal artériel
  - PUVA : Favoriserait le Lupus, contre indiqué durant la grossesse
  - AVK : Syndrome malformatif, risque hémorragique >HBPM chez la femme enceinte

QCM 12

A -	V	2
B -	F	1
C -	F	1
D -	V	2
E -	F	1
F -	F	1
G -	V	2
H -	F	1

Eléments utiles au suivi du LED :

- Atteinte rénale ++++ : BU +/- ECBU si positif, Créatininémie, tension artérielle...
- Activité de la maladie : Complément et titre d'anticorps anti ADN natif.

<table>
<tr><td rowspan="2"></td><td>I -</td><td>V</td><td>2</td><td rowspan="2">Eléments inutiles au suivi du LED :
• Répéter des radiographies pour des arthralgies NON destructrices
• Doser tous les autres anticorps qui n'ont pas d'intérêt pour évaluer l'activité de la maladie.

Concernant les indices composites : je les mélangeais tous avant de regarder ce qu'ils signifiaient (à 3 jours de l'ECN, il était temps). 3 principaux à connaître :
• SLAM : Systemic Lupus Erythematosus Activity Measure
• BASDAI : Bath Ankylosing Spondylitis Disease
• DAS 28 : Celui la n'est pas transparent, c'est pour la polyarthrite rhumatoïde (Disease Activity Score)</td></tr>
<tr><td>J -</td><td>V</td><td>2</td></tr>
<tr><td rowspan="7">QCM 13</td><td>A -</td><td>F</td><td>1</td><td rowspan="7">Beaucoup d'entre vous savent parfaitement que la pilule oestroprogestative est contre indiquée du fait du risque théorique de poussée lupique causée par les œstrogènes.
En revanche, tout le monde ne se rappelle pas que l'anneau et le patch sont aussi des contraceptions oestroprogestative !
Ne pas confondre patch et implant.

En résumé :
• Sont interdites car contenant des œstrogènes :
- Pilule oestroprogestative
- Patch contraceptif (qui est Hebdomadaire)
- Anneau contraceptif (Porté 3 semaines)

• Restent possible :
- Préservatif en association pour la prévention des MST
- Pilule micro progestative
- Implant Progestatif (gardé 3 ans)</td></tr>
<tr><td>B -</td><td>V</td><td>3</td></tr>
<tr><td>C -</td><td>V</td><td>3</td></tr>
<tr><td>D -</td><td>V</td><td>3</td></tr>
<tr><td>E -</td><td>F</td><td>1</td></tr>
<tr><td>F -</td><td>F</td><td>1</td></tr>
<tr><td>G -</td><td>F</td><td>1</td></tr>
<tr><td rowspan="9">QCM 14</td><td>A -</td><td>F</td><td>1</td><td rowspan="9">Développée dans les polys d'ophtalmologie, voici un résumé de ce qu'il faut savoir sur la maculopathie aux APS :
• Terrain : Prise chronique d'APS (>3 ans de traitement).
• Clinique et éléments de surveillance :
- Champs visuel : scotome annulaire péri fovéolaire (zone la plus riche en pigments)
- Vision des couleurs : dyschromatopsie d'axe jaune bleu...
- Electro oculogramme : perturbé
- Fond d'œil : Maculopathie œil de bœuf tardive
- Acuité visuelle : baisse tardive</td></tr>
<tr><td>B -</td><td>F</td><td>1</td></tr>
<tr><td>C -</td><td>V</td><td>2</td></tr>
<tr><td>D -</td><td>V</td><td>2</td></tr>
<tr><td>E -</td><td>F</td><td>1</td></tr>
<tr><td>F -</td><td>V</td><td>2</td></tr>
<tr><td>G -</td><td>F</td><td>1</td></tr>
<tr><td>H -</td><td>F</td><td>1</td></tr>
<tr><td>I -</td><td>F</td><td>1</td></tr>
<tr><td rowspan="8">QCM 15</td><td>A -</td><td>F</td><td>2</td><td rowspan="8">L'item purpura permet de multiples questions de sémiologie. La plus classique en dossier : les caractéristiques du purpura thrombopénique versus vasculaire qui s'intègre bien dans un cas de Lupus. On faveur du purpura thrombopénique :
• Purpura Monomorphe versus polymorphe
• Purpura maculeux versus papuleux (infiltré)
• Purpura non nécrotique versus nécrotique
• Purpura isolé versus signes extra cutanés (articulaires, musculaires...)
• Poussée unique versus poussées successives
• Non déclive versus déclive
• Syndrome hémorragique (thrombopénie!!) versus pas d'hémorragie

Il existe donc en théorie une opposition sémiologique totale entre les 2 formes ! Dans la vie c'est rarement aussi évident...</td></tr>
<tr><td>B -</td><td>F</td><td>2</td></tr>
<tr><td>C -</td><td>F</td><td>2</td></tr>
<tr><td>D -</td><td>V</td><td>2</td></tr>
<tr><td>E -</td><td>V</td><td>2</td></tr>
<tr><td>F -</td><td>F</td><td>2</td></tr>
<tr><td>G -</td><td>V</td><td>2</td></tr>
<tr><td>H -</td><td>V</td><td>2</td></tr>
<tr><td rowspan="3">QCM 16</td><td>A -</td><td>V</td><td>2</td><td rowspan="3">Il est facile de se mélanger les pinceaux dans les critères de SAPL, à bien connaître pourtant. Retenir donc qu'il faut 1 critère clinique + 1 critère biologique :</td></tr>
<tr><td>B -</td><td>V</td><td>2</td></tr>
<tr><td>C -</td><td>F</td><td>1</td></tr>
</table>

<table>
<tr><td rowspan="7"></td><td>D -</td><td>F</td><td>1</td><td rowspan="7">• Critères cliniques :
- Thrombose artérielle ou veineuse confirmée objectivement
- Grossesse compliquée
× 1 MFIU après 10 SA
× 3 Avortements spontanés avant 10 SA
× 1 prématuré morphologiquement normal avant 34SA

• Critères biologiques : 2 fois à 12 semaines d'intervalle positivité des
- Anticoagulant lupique
- Anticorps anti cardiolipine
- Anticorps anti Beta 2 Glycoprotéine 1</td></tr>
<tr><td>E -</td><td>F</td><td>1</td></tr>
<tr><td>F -</td><td>F</td><td>1</td></tr>
<tr><td>G -</td><td>F</td><td>1</td></tr>
<tr><td>H -</td><td>V</td><td>2</td></tr>
<tr><td>I -</td><td>F</td><td>1</td></tr>
<tr><td>J -</td><td>F</td><td>1</td></tr>
<tr><td rowspan="6">QCM 17</td><td>A -</td><td>F</td><td>1</td><td rowspan="6">Ne vous précipitez pas sur la réponse E sous prétexte que nous sommes dans le chapitre Lupus ! Avec de la logique, une seule réponse est possible.
Retenez (et comprenez!) bien le profil biologique des principales anomalies de l'hémostase primaire et secondaire : Willebrand, Hémophilies, Anticoagulant circulant, CIVD, hypovitaminose K.

• Anticoagulant circulant lupique
- TCA spontanément allongé
- NON corrigé par le plasma témoin (contrairement aux hémophilies A et B)
- Corrigé par apport d'un excès de phospholipides

• Aucune raison que les troubles de la coagulation perturbent le temps de saignement (hémostase primaire), il ne reste donc que le Willebrand :
- TCA augmenté car le facteur Willebrand défectif ne stabilise plus le facteur VIII
- Temps de saignement allongé car défaut d'adhésion plaquettaire</td></tr>
<tr><td>B -</td><td>F</td><td>1</td></tr>
<tr><td>C -</td><td>V</td><td>2</td></tr>
<tr><td>D -</td><td>F</td><td>1</td></tr>
<tr><td>E -</td><td>F</td><td>1</td></tr>
<tr><td>F -</td><td>F</td><td>1</td></tr>
<tr><td rowspan="7">QCM 18</td><td>A -</td><td>V</td><td>2</td><td rowspan="7">Imagerie typique... d'une polyarthrite rhumatoïde évoluée !

On rappelle que l'atteinte articulaire du lupus est non érosive. On a ici :
• Pincement global des interlignes articulaires MCP et IPP
• Début de carpite fusionnante
• Déminéralisation osseuse en bande sous chondrale</td></tr>
<tr><td>B -</td><td>V</td><td>2</td></tr>
<tr><td>C -</td><td>V</td><td>2</td></tr>
<tr><td>D -</td><td>F</td><td>2</td></tr>
<tr><td>E -</td><td>F</td><td>2</td></tr>
<tr><td>F -</td><td>F</td><td>2</td></tr>
<tr><td>G -</td><td>F</td><td>2</td></tr>
<tr><td rowspan="8">QCM 19</td><td>A -</td><td>F</td><td>1</td><td rowspan="8">Question qui tape sans doute un peu trop dans les coins. Cependant, le fait que l'isoniazide soit responsable de lupus induits est cité à la fois dans vos polys d'infectiologie, de rhumatologie et de médecine interne... Mais n'apprenez pas par cœur la liste dans les bouquins.

• Petit résumé sur le lupus induit :
- En cause : Antituberculeux, anticonvulsifiants, Immunomodulateurs...
- Clinique : signes surtout généraux, arthralgies, atteinte séreuse
- Biologie : positivité des anticorps anti histones +++
- Evolution : Régression fréquente à l'arrêt du médicament inducteur</td></tr>
<tr><td>B -</td><td>F</td><td>1</td></tr>
<tr><td>C -</td><td>F</td><td>1</td></tr>
<tr><td>D -</td><td>F</td><td>1</td></tr>
<tr><td>E -</td><td>F</td><td>1</td></tr>
<tr><td>F -</td><td>V</td><td>2</td></tr>
<tr><td>G -</td><td>F</td><td>1</td></tr>
<tr><td>H -</td><td>F</td><td>1</td></tr>
<tr><td rowspan="7">QCM 20</td><td>A -</td><td>V</td><td>2</td><td rowspan="7">• Comme toutes les pathologies inflammatoires, infectieuses ou tumorales, le liquide pleural est attendu exsudatif confirmée à la ponction par :
- Une concentration en protides >35g/L
- Ou une concentration en protides <35g/L avec un critère de Light positif
× LDH >200 UI/L
× Protides pleuraux / sériques >0.5
× LDH pleuraux / Sériques >0.6

• Concernant les particularités à connaître des pleurésies des maladies de système :
- PR : liquide lymphocytaire, glycopleurie très basse
- LED : liquide lymphocytaire, titre d'anticorps intra pleural élevé.</td></tr>
<tr><td>B -</td><td>F</td><td>1</td></tr>
<tr><td>C -</td><td>V</td><td>2</td></tr>
<tr><td>D -</td><td>F</td><td>1</td></tr>
<tr><td>E -</td><td>V</td><td>2</td></tr>
<tr><td>F -</td><td>F</td><td>1</td></tr>
<tr><td>G -</td><td>F</td><td>1</td></tr>
<tr><td></td><td></td><td></td><td>255</td><td>Total QCM</td></tr>
</table>

	Réponses	Cotation	Commentaires, conseils et coaching
QROC 1	• Lacunes endovasculaires • (Dans les artères pulmonaires)	3	• L'embolie pulmonaire, ça tombe et ça retombe ! • L'aspect est ici typique à l'angioscanner thoracique : lacunes endovasculaires (le produit de contraste iodé moule les thrombus)
QROC 2	• Endocardite verruqueuse • De Libmann Sachs	3	Le lupus peut atteindre les 3 tuniques du cœur • Péricardite • Myocardite • Endocardite verruqueuse Evoquer tout de même l'hypothèse infectieuse en 1er lieu...
QROC 3	• Glomérulonéphrite • Extra Membraneuse • (GN lupique stade V)	3	Pour une raison ou pour une autre, dans tous les dossiers de GEM il y a description de l'histologie de la ponction rénale... C'est probablement une des seules à savoir reconnaitre !
QROC 4	• Syndrome d'Evans	3	Désolé de vous assommer avec des noms propres, mais c'est encore un classique des dossiers d'hémato/ médecine interne...
QROC 5	• Syndrome catastrophique • des anti phospholipides	3	On tape un peu dans les coins, mais rien qui ne soit pas cité dans les ouvrages officiels. D'autant que la société française d'hématologie a récemment publié un résumé de 3 pages sur le sujet que je vous invite à lire. Voici les critères : • Atteinte de 3 organes ou systèmes au moins parmi : - Rénale : IRA - Pulmonaire : SDRA - Neurologique - Cutanée : ulcères, livedo - Cardiaque : insuffisance cardiaque... • En moins d'une semaine • Confirmée histologiquement (occlusion des petits vaisseaux) • Et présence biologique d'anticorps anti PL
QROC 6	• Bloc Auriculo Ventriculaire • Congénital	3	Diagnostic facile : • Fréquence cardiaque à 46. Chez un nouveau né, ce n'est pas génial. • Les ondes P se baladent n' importe où sans rapport avec les complexes QRS : dissociation auriculo ventriculaire complète
QROC 7	• Anticorps anti Ro/SA	3	• Le BAV est du aux dépôts intra cardiaques de l'anticorps.
QROC 8	• 6 mois	3	• Ce délai semble assez consensuel.
QROC 9	• Maculopathie en Œil de Bœuf	3	• Elle est la conséquence tardive de la prise chronique d'anti paludéens de synthèse.

QROC 10	• Héparinémie	3	• On ne surveille pas le TCA qui est spontanément allongé !
QROC 11	• Normal • ou Physiologique	3	Petit piège, c'est physiologique. Un complément "normal" durant la grossesse, évoquerait donc une consommation dudit complément et donc éventuellement une poussée lupique.
QROC 12	• Survie 90% • Accepté 85 à 95%	3	Si vous pensez que ce genre d'informations ne peut pas être demandé, lisez donc la question 1 du dernier dossier de l'ECN 2014...
QROC 13	• Rénale	3	• Question très simple et souvent posée sous cette forme en conférence. • Elle fait une grande partie du pronostic du lupus.
QROC 14	• Blocage ovulatoire	3	• On utilise le Cyclophosphamide dans les atteintes viscérales sévères en particulier rénales du lupus • La protection de la fertilité des patientes en période d'activité génitale est une obligation.
QROC 15	• Protecteur vésical	3	• Du fait de la toxicité vésicale de la molécule • Responsable de cystites hémorragiques (puis de cancer vésical) • Cf urologie !
QROC 16	• Anticorps anti Histone	3	• Moyennement tombable. • Les anticorps anti histones peuvent aussi être positifs dans le LED idiopathique.
QROC 17	• Antiprothrombinase	3	Le seul intérêt de cette question est de souligner qu'en fonction des dossiers, les deux termes peuvent être utilisés pour désigner la même chose. • Donc 3 signes biologiques du SAPL : - Anticoagulant lupique = Antiprothrombinase - Anticorps anti cardiolipine - Anticorps anti B2 Glycoprotéine 1
QROC 18	• Pré éclampsie précoce	3	Diagnostic évident si vous avez déjà fait la gynécologie • Le diagnostic de pré éclampsie repose sur : - Tension artérielle : PAS >140 ou PAD >90 - Protéinurie >0.3g/L - Après 20 SA. - Précoce si <32 SA, tardive sinon
QROC 19	• SLAM • ou SLEDAI	3	• S et L pour Systemic Lupus

QROC 20	• Livedo réticulaire • Livedo seul non accepté	3	• Livédo réticulaire : petites mailles fermées • Livedo racemosa : mailles ouvertes
		60	**Total QROC**

FICHE DE SYNTHESE : POINTS CLES UE POUR MIEUX REPONDRE AUX QUESTIONS ISOLEES ET AUX DOSSIERS CLINIQUES PROGRESSIFS	
Titres	**Eléments à cocher lors des QCM Mots clés des QROC**
ZEROS	• Prescrire une contraception oestroprogestative • Ne pas prescrire de contraception du tout !
Epidémiologie	• Lupus : seconde maladie systémique après le Syndrome de Gougerot Sjögren. - Femme - Période d'activité génitale - Plus sévère et fréquent dans les populations afro américaines, sud américaines
Etiologies	• Maladie poly factorielle : - Facteurs génétiques : anomalies des gènes du complément - Facteurs environnementaux : UV, virus... - Facteurs endocriniens : rôle des œstrogènes - Facteurs immunologiques : anomalies de l'apoptose, dépôts de complexes immuns circulants.
Clinique du LED	• Signes généraux : AEG, Fièvre • Signes articulaires : Polyarthralgies NON érosives, Rhumatisme de Jaccoud • Signes osseux : Ostéonécroses aseptiques • Signes cutanés ++ : Rash malaire, photosensibilité, Raynaud, aphtes buccaux... • Signes cardiovasculaires : atteinte possible des 3 tuniques ! • Signes pulmonaires : Pleurésie lupique lymphocytaire • Signes oculaires : Uvéite antérieure aigue... • Signes neurologiques : neurolupus (Dépression, Délire, convulsions...)
Examens complémentaires	• Auto anticorps spécifiques : Anti ADN natif, Anti Sm • Auto anticorps sensibles : Anticorps anti nucléaires • Complément abaissé : VS et CRP dissociées • Recherche d'atteinte viscérale : Créatininémie, BU, ECG +++++++ • Recherche d'un SAPL associé systématique.
Traitement	• Education du patient et RHD : - Pas d'exposition solaire - Contraception efficace chez la femme : micro progestatifs +++ - Arrêt du tabac et contrôle strict des FRCV - Mesures associées aux corticoïdes - Mesures associées au Cyclophosphamide : Protection vésicale, blocage ovulation • Traitement médicamenteux : - Forme modérée : Corticothérapie faible dose, AINS, antipaludéens de synthèse - Atteintes viscérales graves : immunosuppresseurs (Ex Cyclophosphamide)
Surveillance	• Clinique : AEG, Thymie... • Biologique : BU, Créat, Complément, Titre d'anticorps anti ADN natif • Indices composites : SLAM et SLEDAI • Ophtalmologique +++ : Maculopathie aux APS
Complications ; ne pas négliger :	• Rétinopathie aux APS : Cf ophtalmo • Glomérulonéphrite lupique : Cf néphro • Syndrome catastrophique des APL : Cf Hémato

UE questions isolées — Item 191

Artérite à cellules géantes

1 Enoncé

QCM 1	**Concernant l'épidémiologie de la maladie de Horton et de la PPAR :**
A -	Elle atteint principalement les femmes.
B -	Elle atteint principalement les adultes de moins de 50 ans
C -	Il s'agit de la plus fréquente des vascularites
D -	Une PPAR cliniquement nue s'accompagne d'une vascularite à la biopsie dans la moitié des cas
E -	Une maladie de Horton s'accompagne de signes cliniques de PPAR dans la moitié des cas
QCM 2	**Les signes cliniques évocateurs de maladie de Horton sont :**
A -	Une altération importante de l'état général avec fièvre
B -	Une hyperpulsatilité douloureuse des artères temporales
C -	Un signe du peigne caractérisé par une alopécie majeure au brossage des cheveux
D -	Une claudication de mâchoire à la mastication
E -	Un syndrome de PPAR associé dans 50% des cas environ
F -	Dans les atteintes sévères, des nécroses du scalp ou linguales
QCM 3	**Les signes cliniques évocateurs de Pseudo Polyarthrite Rhizomélique sont :**
A -	Des arthromyalgies de topographies distales
B -	Des arthromyalgies des racines des membres
C -	Des arthromyalgies à caractère généralement symétrique
D -	Des arthromyalgies responsables de réveils nocturnes douloureux
E -	Des arthromyalgies améliorées au cours de la journée par l'effort
F -	Des arthromyalgies responsables d'un enraidissement matinal prolongé
G -	Des arthromyalgies de rythme inflammatoire
H -	Une bursite sous-acromio-deltoïdienne
QCM 4	**Le pronostic fonctionnel de la maladie de Horton est conditionné par l'atteinte : (1 Réponse Juste)**
A -	Articulaire
B -	Musculaire
C -	Oculaire
D -	Les céphalées
E -	L'alopécie séquellaire
QCM 5	**Une baisse d'acuité visuelle brutale avec œil blanc et indolore chez un patient atteint de maladie de Horton doit faire évoquer en premier lieu (Par argument de fréquence) : (Jusqu'à 1 réponse)**
A -	Une occlusion de la veine centrale de la rétine
B -	Une occlusion de l'artère centrale de la rétine
C -	Une neuropathie optique rétro bulbaire
D -	Une hémorragie intra vitréenne
E -	Une neuropathie optique ischémique antérieure
F -	Un décollement de rétine
G -	Une uvéite antérieure aigue

QCM 6 — **A l'examen du fond d'œil d'un patient présentant l'atteinte oculaire de la question précédente :**

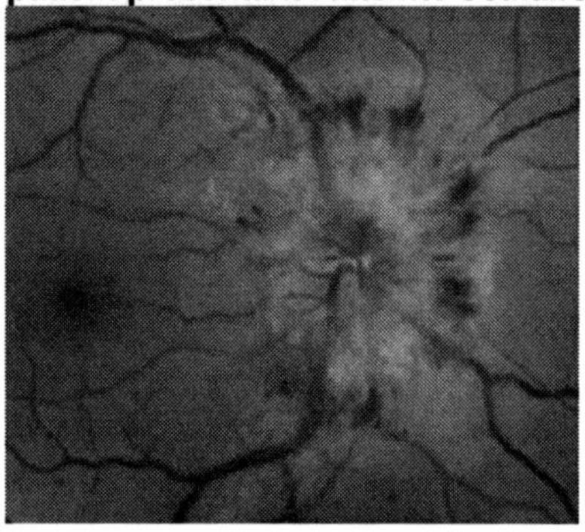

(Jusqu'à 2 réponses)

A - On observe un œdème pâle maculaire
B - On observe un œdème blanc ischémique rétinien
C - On observe une macula "rouge cerise"
D - On observe un œdème papillaire pâle
E - On observe des nodules cotonneux
F - On observe des hémorragies en flammèches péri papillaires
G - On observe des néovaisseaux iriens

QCM 7 — **Quels signes biologiques sont souvent présents au cours de la maladie de Horton ?**

A - CRP élevée
B - Dissociation VS (basse) - CRP (élevée)
C - Augmentation des GGT
D - Augmentation des PAL
E - Positivité des ACAN
F - Positivité des ANCA
G - Positivité des anticorps anti Phospholipides
H - Positivité du Facteur Rhumatoïde
I - Fibrinogène élevé

QCM 8 — **Concernant la Biopsie d'Artère Temporale (BAT) cochez les réponses justes :**

A - Une suspicion de maladie de Horton doit faire réaliser une BAT en urgence
B - Une BAT négative élimine théoriquement le diagnostic
C - Une BAT doit être réalisée controlatéralement aux céphalées
D - La BAT est contre indiquée sous corticothérapie forte dose
E - Un prélèvement large d'emblée (2-3 cm) est nécessaire
F - Le signe du Halo correspond à l'inflammation de la peau en regard de l'artère guidant la biopsie

QCM 9 — **Concernant l'histologie de la Maladie de Horton à la BAT :**

A - L'aspect est celui d'une panartérite segmentaire et focale des artères de gros et moyens calibres
B - Il existe généralement une destruction de la limitante élastique externe
C - Il existe généralement une destruction des cellules musculaires lisses de la média
D - L'infiltrat cellulaire inflammatoire concerne les 3 tuniques de l'artère
E - La présence de cellules géantes est caractéristique de la Maladie de Horton
F - Le traitement de la maladie de Horton négative la biopsie en 72 heures

QCM 10 — **Concernant le traitement de la maladie de Horton cochez les réponses justes :**

A - Il repose principalement sur la corticothérapie
B - Un traitement précoce est indispensable pour prévenir les complications fonctionnelles de la maladie
C - La symptomatologie clinique régresse habituellement en 72 heures
D - Le syndrome inflammatoire biologique se normalise habituellement en 72 heures
E - La moitié des cas de maladie de Horton sont caractérisés par une corticorésistance
F - La durée consensuelle du traitement est de 6 mois
G - Un traitement anti agrégant plaquettaire est systématiquement associé (hors contre indication)

QCM 11 — **Les mesures associées au traitement de la Maladie de Horton sont :**

A - Régime pauvre en sel
B - Régime pauvre en glucides
C - Régime pauvre en protéines
D - Régime pauvre en potassium
E - Supplémentation vitamino calcique
F - Contrôle des facteurs de risques cardio vasculaires

QCM 12	Concernant le traitement de la PPAR nue (isolée) cochez les réponses justes :
A -	Il repose principalement sur la corticothérapie à faible dose
B -	Il repose principalement sur les Anti inflammatoires non stéroïdiens
C -	Il repose principalement sur des antalgiques de pallier adapté à la douleur
D -	Un traitement anti agrégant plaquettaire est systématiquement associé (hors contre indication)
QCM 13	**Les examens utiles au suivi d'un patient atteint de maladie de Horton sont :**
A -	CRP
B -	Radiographies des articulations douloureuses
C -	Dosage des ACAN
D -	Bilan lipidique
E -	Ostéodensitométrie
F -	Dosage des ANCA
G -	Glycémie à jeun
H -	Hémoglobine Glyquée mensuelle
QCM 14	**Lesquelles des manifestations suivantes sont susceptibles d'être induites par le traitement de la Maladie de Horton :**
A -	Hypokaliémie
B -	Hyperkaliémie
C -	Hypotension orthostatique
D -	Hypoglycémies symptomatiques
E -	Fractures ostéoporotiques
F -	Episodes psychotiques aigus
G -	Œdèmes des membres inférieurs
QCM 15	**Les principaux diagnostics différentiels du syndrome de Pseudo Polyarthrite Rhizomélique sont (Jusqu'à 2 réponses)**
A -	La polyarthrite rhumatoïde dans ses formes à début précoce
B -	Les rhumatismes micro cristallins
C -	La spondylarthrite ankylosante
D -	La polyarthrite œdémateuse du sujet âgé
QCM 16	**Les complications vasculaires de la Maladie de Horton peuvent engendrer :**
A -	Une claudication intermittente des membres inférieurs
B -	Un infarctus mésentérique
C -	Un accident vasculaire cérébral
D -	Une hypertension artérielle rénovasculaire
QCM 17	**Concernant l'épidémiologie de la maladie de Takayashu :**
A -	Il s'agit de la plus fréquente des vascularites
B -	Le Sex Ratio est égal à 1
C -	Sa prévalence est maximale en occident
D -	Il s'agit d'une vascularite du sujet jeune
QCM 18	**Les signes cliniques évocateurs de maladie de Takayashu sont :**
A -	Abolition d'un pouls
B -	Souffles sur les trajets vasculaires
C -	Hypertension artérielle rénovasculaire
D -	Rétrécissement Aortique
QCM 19	**Concernant les explorations paracliniques de la maladie de Takayashu :**
A -	L'artériographie est l'examen de référence
B -	Un amincissement de la paroi aortique en angio TDM est évocateur d'artérite inflammatoire
C -	Une hyperfixation artérielle au 18FDG PET est pathognomonique d'artérite inflammatoire
D -	La biopsie artérielle est systématique.
QCM 20	**Le traitement de la Maladie de Takayashu :**
A -	Le Methotrexate est le traitement médical de 1ère ligne
B -	La corticothérapie est le traitement médical de 1ère ligne
C -	L'association corticothérapie - immunosuppresseur est souvent nécessaire au contrôle de la maladie
D -	Des gestes de revascularisation peuvent être nécessaires

QROC 1	Donnez 2 exemples de prodromes devant faire craindre une cécité définitive imminente chez un patient atteint de maladie de Horton. Texte libre (2 mots)
QROC 2	Quel diagnostic vous évoque l'association d'une claudication de membre supérieur, d'une asymétrie tensionnelle et d'une acrocyanose distale chez un patient atteint d'une maladie de Horton ? Texte libre (3 Mots)
QROC 3	Quelle est la posologie du traitement d'attaque d'une maladie de Horton sans signe oculaire ni complication vasculaire ? Texte libre (1 à 3 mots)
QROC 4	Quelle est la posologie du traitement d'attaque d'une maladie de Horton avec signes oculaires ? Texte libre (1 à 3 mots)
QROC 5	Quel est le principal risque de l'arrêt brutal d'une corticothérapie prolongée ? Texte libre (1 à 3 mots)
QROC 6	Quelle étiologie faut-il évoquer en premier lieu devant un rebond du syndrome inflammatoire biologique dans le cadre d'une maladie de Horton efficacement traitée ? Texte libre (1 à 3 mots)
QROC 7	Donnez deux alternatives à la corticothérapie pour le traitement de la maladie de Horton. Texte libre (2 mots)
QROC 8	Que doit vous évoquer en premier lieu une douleur en fosse iliaque gauche sans défense sous corticothérapie prolongée ? Texte libre (1 à 3 mots)
QROC 9	Que doit vous évoquer en premier lieu une douleur de hanche unilatérale mécanique sous corticothérapie prolongée ? Texte libre (1 à 3 mots)
QROC 10	Quelle est la durée approximative de traitement de la maladie de Horton ? Texte libre (1 à 3 mots)
QROC 11	Décrivez en 2 mots le signe du halo. Texte libre (2 mots)
QROC 12	Expliquez en 3 mots la normalité de la BAT dans d'authentiques maladies de Horton ? Texte libre (1 à 3 mots)
QROC 13	Dans quel délai peut-on réaliser une BAT sous corticothérapie avant sa négativation ? Texte libre (1 à 3 mots)
QROC 14	Que faites vous en cas de BAT négative avec forte suspicion clinique de Maladie de Horton ? Texte libre (1 à 3 mots)
QROC 15	Qu'attendez-vous de la radiographie standard des articulations douloureuses au cours d'un syndrome de PPAR ? Texte libre (1 à 3 mots)
QROC 16	Quel diagnostic différentiel de syndrome de PPAR évoquez-vous en cas de positivité du facteur rhumatoïde ? Texte libre (1 à 3 mots)
QROC 17	Citez deux complications oculaires d'une corticothérapie générale prolongée ? Texte libre (2 fois 4 mots maximum)
QROC 18	Quelle précaution faut-il prendre avant l'arrêt total d'une corticothérapie prolongée ? Texte libre (1 à 3 mots)
QROC 19	Quel examen paraclinique est susceptible de confirmer une neuropathie optique ischémique antérieure ? Texte libre (1 à 3 mots)
QROC 20	Citez une autre étiologie de neuropathie optique ischémique antérieure que la maladie de Horton ? Texte libre (1 à 3 mots)

2 Corrigé

<table>
<tr><th></th><th></th><th>V
F</th><th>Cota
tion</th><th>Commentaires, conseils et coaching</th></tr>
<tr><td rowspan="5">QCM 1</td><td>A -</td><td>V</td><td>2</td><td rowspan="5">Essayez de ne pas négliger les connaissances simples d'épidémiologie :
• L'épidémiologie de la maladie de Horton se résume ainsi :
- 3 Femmes pour 1 Homme
- Après 50 ans
- Prévalence 1 pour 1000 à cet âge en faisant la vascularite la plus fréquente

• Horton et PPAR sont souvent associées mais ne pas confondre :
- En cas de Horton, un syndrome clinique de PPAR est associé dans 40/50% des cas
- En cas de PPAR "nue", sans signe clinique de Horton, la BAT révélerait une image de vascularite dans 5 à 10% des cas.</td></tr>
<tr><td>B -</td><td>F</td><td>2</td></tr>
<tr><td>C -</td><td>V</td><td>2</td></tr>
<tr><td>D -</td><td>F</td><td>2</td></tr>
<tr><td>E -</td><td>V</td><td>2</td></tr>
<tr><td rowspan="6">QCM 2</td><td>A -</td><td>V</td><td>2</td><td rowspan="6">Il m'est arrivé souvent d'apprendre bêtement des noms de signes cliniques en me trompant complètement sur leur signification ! Les principaux signes cliniques à rechercher dans la maladie de Horton :
• Les céphalées : temporales, unilatérales, matinales ou nocturnes
• La claudication de mâchoire : Douleur à type de crampes à la mastication
• Le signe du peigne : Hyperesthésie au coiffage matinal !
• Les nécroses du Scalp ou de la langue

• INDISPENSABLE : La palpation des artères temporales chez tout patient de 50 ans se plaignant de céphalées. Dans la maladie de Horton, elles seront inflammatoires, indurées, douloureuses, et HYPOpulsatiles (et même abolition du pouls).</td></tr>
<tr><td>B -</td><td>F</td><td>3</td></tr>
<tr><td>C -</td><td>F</td><td>3</td></tr>
<tr><td>D -</td><td>V</td><td>2</td></tr>
<tr><td>E -</td><td>V</td><td>2</td></tr>
<tr><td>F -</td><td>V</td><td>2</td></tr>
<tr><td rowspan="7">QCM 3</td><td>A -</td><td>F</td><td>3</td><td rowspan="7">Question facile.
• 3 Caractéristiques des arthralgies du rhumatisme inflammatoire, un réflexe !
- Responsable de réveils nocturnes douloureux
- Amélioration dans la journée et par l'exercice
- Dérouillage matinal prolongé (>45 minutes)

• Exactement l'inverse pour les pathologies mécaniques.

• Rhizomélique signifie proximal : Epaules, Rachis cervical et racine des membres infs.

• On pourrait vous mettre une échographie de l'épaule montrant simplement un épanchement, il faudra alors penser à la bursite sous acromio deltoïdienne. Pas besoin d'en savoir plus !</td></tr>
<tr><td>B -</td><td>V</td><td>2</td></tr>
<tr><td>C -</td><td>V</td><td>2</td></tr>
<tr><td>D -</td><td>V</td><td>2</td></tr>
<tr><td>E -</td><td>V</td><td>2</td></tr>
<tr><td>F -</td><td>V</td><td>2</td></tr>
<tr><td>G -</td><td>V</td><td>2</td></tr>
<tr><td rowspan="5">QCM 4</td><td>A -</td><td>F</td><td>2</td><td rowspan="5">Question facile.
• Zéro le plus évident de l'item.
• Permet en plus une transversalité avec des questions discriminantes d'ophtalmologie.
• Les arthromyalgies et les céphalées sont corticosensibles et n'engagent pas le pronostic fonctionnel. L'atteinte oculaire ne récupère pas.</td></tr>
<tr><td>B -</td><td>F</td><td>2</td></tr>
<tr><td>C -</td><td>V</td><td>3</td></tr>
<tr><td>D -</td><td>F</td><td>2</td></tr>
<tr><td>E -</td><td>F</td><td>2</td></tr>
<tr><td rowspan="7">QCM 5</td><td>A -</td><td>F</td><td>1</td><td rowspan="7">Question de cours.
• Un Horton qui ne voit plus rien d'un œil blanc et indolore = NOIA pour l'ECN
• Ce genre de réflexe permet de ne pas paniquer devant un fond d'œil toujours délicat à interpréter !! (et c'est déjà tombé).
• Plus rarement, la baisse d'acuité visuelle peut être secondaire à une OACR ou NORB
• Ne négligez pas ce chapitre transversal de votre poly d'ophtalmologie !</td></tr>
<tr><td>B -</td><td>F</td><td>1</td></tr>
<tr><td>C -</td><td>F</td><td>1</td></tr>
<tr><td>D -</td><td>F</td><td>1</td></tr>
<tr><td>E -</td><td>V</td><td>3</td></tr>
<tr><td>F -</td><td>F</td><td>1</td></tr>
<tr><td>G -</td><td>F</td><td>1</td></tr>
</table>

QCM 6	A -	F	2	Exemple d'illustration de Fond d'œil, toujours délicat. Ici image typique. • Description de la Neuropathie optique ischémique antérieure : - Œdème Papillaire pâle. - Hémorragies en flammèche sur le bord péri papillaire • Avoir aussi en tête la description du fond d'œil d'une OACR et d'une OVCR (Cf)
	B -	F	2	
	C -	F	2	
	D -	F	2	
	E -	V	3	
	F -	V	3	
	G -	F	1	
QCM 7	A -	V	2	Question sur la biologie de la maladie de Horton • Syndrome inflammatoire biologique donc augmentation des protéines de l'inflammation : - CRP - VS - Fibrinogène - Les autres étant non dosées en pratique courante. • Deux particularités biologiques à retenir dans cette pathologie : - **La cholestase anictérique** +++ : GGT et PAL augmentées (30%) - **La positivité des anticorps anti phospholipides** (30%) • Inversement, le reste du bilan auto immun est négatif ! La présence d'ANCA, ACAN ou d'autres auto anticorps doit vous faire remettre en cause le diagnostic.
	B -	F	1	
	C -	V	2	
	D -	V	2	
	E -	F	1	
	F -	F	1	
	G -	V	2	
	H -	V	2	
QCM 8	A -	F	3	La biopsie d'artère temporale, question ultra classique de l'item. • Voici une proposition de tiroir pour ne rien oublier : - Jamais en urgence : ne retarde pas le traitement +++ (Zéro certain) - Peut être réalisé sous corticothérapie (pendant 2-3 semaines) - Du côté des céphalées (car elles sont souvent unilatérales) - Prélèvement large d'emblée : 2 - 3 cm - Parfois écho guidé - Après bilan de coagulation • Le signe du Halo est un signe échographique : Œdème de la paroi artérielle.
	B -	F	1	
	C -	F	1	
	D -	F	1	
	E -	V	2	
	F -	F	2	
QCM 9	A -	V	2	Navré de poser ce QCM, malheureusement l'histologie du Horton est assez systématiquement demandée dans les dossiers. • Proposition de tiroir sur l'histologie attendue dans la Horton : - Elle peut être normale puisque l'atteinte est focale - Aspect de panartérite segmentaire et focale +++ × Infiltrat cellulaire des 3 tuniques × Destruction de la limitante élastique interne × Destruction des cellules musculaires lisses de la média × Granulome à cellules géantes +++.
	B -	F	3	
	C -	V	2	
	D -	V	2	
	E -	V	2	
	F -	F	3	
QCM 10	A -	V	3	Question simple sur le traitement de la maladie de Horton • La corticothérapie est le traitement de référence • C'est une urgence thérapeutique pour prévenir la cécité définitive uni ou bilatérale ! • La durée de traitement est peu consensuelle mais entre 12 et 24 mois en 3 phases : - Attaque - Décroissance - Sevrage • L'association à un AAP (ou parfois temporairement par anti coagulant) à pour but de réduire le risque thrombotique très élevé en début de traitement. Ne pas l'oublier !!
	B -	V	2	
	C -	V	2	
	D -	F	1	
	E -	F	1	
	F -	F	1	
	G -	V	2	

QCM 11

A -	V	2
B -	V	2
C -	F	2
D -	F	2
E -	V	2
F -	V	2

Un dossier de Horton appelle à des questions sur les mesures associées à la corticothérapie. Ayez donc comme réflexes :

- **Régime PAUVRE en :**
  - Sucres rapides : pouvoir hyperglycémiant des corticoïdes
  - Sel : risque de rétention hydro sodée, HTA, œdèmes etc...
- **Régime ENRICHI en :**
  - Potassium (selon ionogramme !) : Perte rénale de K+ (Par effet minéralocorticoïde)
  - Protéines : Effet catabolisant des corticoïdes (Sarcopénie, Ostéoporose etc)
  - Calcium et vitamines D +/- Bisphosphonates.
- Une exception à ces réflexes cortico sous corticaux ?

La sarcoïdose ! (Pas de Supplémentation vitamino calcique, risque d'hypercalcémie !)

- Je ne vois pas de question ou le contrôle des FRCV pourrait être côté faux...

QCM 12

A -	V	3
B -	F	3
C -	F	3
D -	F	3

Question rapide sur le traitement de la PPAR isolée :

- Il repose sur une corticothérapie à dose cependant plus faible qu'un Horton
- Pas d'association Corticothérapie + AINS, risque iatrogène important
- Pas d'antalgiques simples, inutiles ! La persistance des douleurs signe une dose de corticoïdes mal adaptée à réévaluer ! Certes c'est un peu litigieux mais c'est présenté ainsi dans le collège de médecine interne.

QCM 13

A -	V	2
B -	F	1
C -	F	1
D -	V	2
E -	V	2
F -	F	1
G -	V	2

Question de logique :

- Suivre l'évolution du syndrome inflammatoire est essentiel pour évaluer :
  - Efficacité du traitement
  - Diagnostic de rechute
  - Diagnostic d'affection intercurrente (infection +++)
- Ne pas oublier le suivi de la tolérance du traitement :
  - Métabolique : Diabète, Dyslipidémie induite
  - Osseuse : Ostéoporose cortisonée
- Si vous hésitiez pour l'HbA1C : 2 raisons de ne pas cocher
  - Ce n'est pas un examen diagnostic de diabète (pour l'instant, en France)
  - Inutilité de répéter l'examen mensuellement (reflet des glycémies sur 3 mois !).

QCM 14

A -	V	3
B -	F	1
C -	F	1
D -	F	1
E-	V	2
F-	V	2
G-	V	2

Question facile si vous comprenez la physiopathologie du cortisol :

- Effet minéralocorticoïde :
  - Excrétion rénale du potassium donc hypokaliémie
  - Rétention hydro sodée : Œdème des MI, Hypertension Artérielle
- Effet glucocorticoïde :
  - Hyperglycémiant : diabète cortisoné
  - Ostéoporose

QCM 15

A -	F	2
B -	V	3
C -	V	3
D -	F	2

Cette question permet de faire un point sur les diagnostics différentiels de la PPAR :

- La Polyarthrite Rhumatoïde peut avoir un début Rhizomélique mais concerne surtout les sujets âgés et non jeunes !
  - On les différenciera sur 2 arguments:
    - Les érosions radiologiques dans la PR
    - La positivité du bilan auto immun dans la PR (ACPA et Facteur Rhumatoïde)
- Les rhumatismes micro cristallins sont un diagnostic différentiel à connaitre (Formes vieillies poly articulaires)
- La polyarthrite œdémateuse du sujet âgé, à savoir évoquer, sans plus.

QCM	Item	Réponse	Points	Commentaire
QCM 16	A -	V	3	• Horton = Pan Artérite des artères de Grands et Moyens calibres ! • Un dossier de Horton peut donc être transversal avec toutes les pathologies vasculaires.
	B -	V	3	
	C -	V	3	
	D -	V	3	
QCM 17	A -	F	3	Epidémiologie de la maladie de Takayashu : • Concerne surtout les femmes • Jeunes entre 20 et 40 ans • Plus fréquente en Asie • Beaucoup plus rare que la vascularite de Horton.
	B -	F	2	
	C -	F	2	
	D -	V	3	
QCM 18	A -	V	3	• Les trois premières propositions sont vraies et classiques du Takayashu. • La maladie de Takayashu se complique en revanche plutôt d'insuffisance aortique, secondaire à la dilatation de l'aorte ascendante.
	B -	V	3	
	C -	V	3	
	D -	F	2	
QCM 19	A -	V	2	Explorations paracliniques du Takayashu • L'artériographie, examen de référence, à tendance à être remplacée par des alternatives non invasives : Echographie Doppler, Angio TDM et Angio IRM, PET Scanner • Une artérite se caractérise à l'imagerie par un épaississement de la paroi artérielle • La fixation artérielle au PET scanner est non spécifique et peut correspondre à de l'athérome, un anévrysme mycotique... • Pas de biopsie systématique.
	B -	F	3	
	C -	F	3	
	D -	F	3	
QCM 20	A -	F	3	• Je ne pense pas qu'il sera exigé beaucoup de connaissances sur le traitement du Takayashu. Restez simples !
	B -	V	2	
	C -	V	2	
	D -	V	2	
			235	**Total QCM**

	Réponses	Cotation	Commentaires, conseils et coaching
QROC 1	• 2 parmi : • Flou visuel • Amaurose • Diplopie	3	• Ces signes requièrent une corticothérapie en urgence ! • La cécité unilatérale ou bilatérale est imminente !
QROC 2	• Syndrome de l'arc aortique	3	• Un peu difficile, mais évoqué dans vos polys.
QROC 3	• 0.7mg/kg/jour de Prednisone • OU 40 à 60 mg	3	• La posologie de la corticothérapie du Horton n'est pas clairement au programme, mais tombe souvent aux dossiers et est détaillée dans les polys de référence.
QROC 4	• 1 mg/kg/jour de Prednisone • OU Bolus 1g/jour 3 jours IV de méthylprednisolone.	3	• Des posologies plus importantes sont alors nécessaires. Retenez la possibilité de faire des bolus sur 3 jours pour "Casser" l'inflammation.
QROC 5	• Insuffisance Corticotrope	3	• Il existe bien sur un risque de rechute du Horton, mais le plus immédiatement dangereux est le risque d'insuffisance surrénale haute ! L'éducation du patient est primordiale.
QROC 6	• Infection	3	• Une CRP qui augmente chez un patient sous corticothérapie (donc immunodéprimé) est une infection jusqu'à preuve du contraire.
QROC 7	• 2 parmi : • Methotrexate • Azathioprine • Anti TNFα • Anti paludéens de synthèse	3	• Question sans doute un peu poussée, mais "l'épargne cortisonique" est un enjeu thérapeutique majeur.
QROC 8	• Sigmoïdite • Ou diverticulite sigmoïdienne • Ou sigmoïdite aigue diverticulaire	3	Un dossier pourrait être construit sur une complication digestive de la corticothérapie et en décontenancerait plus d'un. Piège diagnostique à 2 points de vue : • Potentiel Ulcérogène de la corticothérapie • Tableau clinique abâtardi par l'effet anti inflammatoire : potentiellement peu de fièvre, pas de défense...
QROC 9	• Ostéonécrose aseptique de tête fémorale	3	Question classique en dossier. • Etiologies les plus fréquentes : Diabète, Alcool, Corticoïdes, Lupus, Drépanocytose... • Localisations : tête humérale, tête fémorale +++, condyle interne du tibia. • Examens du diagnostic : Radio, Scintigraphie, IRM • Faites vous une fiche Ostéonécrose aseptique, ça peut tomber partout !
QROC 10	• 12 à 36 mois	3	• Gardez une idée générale sur la durée du traitement.
QROC 11	• Œdème pariétal artériel échographique.	3	• Peut permettre de guider la BAT
QROC 12	• Pan Artérite Segmentaire et Focale	3	• Le caractère focal et segmentaire explique que la BAT peut être normale sans éliminer le diagnostic.
QROC 13	• Plusieurs semaines • OU 3 semaines	3	• Question surtout pour bien retenir qu'initier le traitement en urgence n'empêchera pas la confirmation ultérieure du diagnostic.

QROC 14	• BAT controlatérale	3	• La sensibilité de la BAT n'est pas parfaite et une biopsie controlatérale peut être nécessaire.
QROC 15	• Normales	3	• Il ne s'agit pas d'un rhumatisme destructeur. En cas de présence d'érosions, il faut s'orienter vers un diagnostic différentiel : cf question suivante !
QROC 16	• Polyarthrite Rhumatoïde (à début Rhizomélique)	3	• Chez le sujet âgé, la PR peut prendre cette forme clinique particulière. Pourquoi pas un dossier un peu difficile jouant sur cette subtilité ?
QROC 17	• Cataracte sous capsulaire postérieure • Glaucome Chronique Angle ouvert.	3	Ayez des réponses si possibles très précises. • La cataracte iatrogène est souvent sous capsulaire postérieure et non nucléaire. • Pour le glaucome, précisez si l'angle irido cornéen est ouvert ou fermé, ce n'est pas pareil !
QROC 18	• Test au Synachtène	3	• Toujours dépister une insuffisance corticotrope
QROC 19	• Angiographie à la fluorescéine	3	Elle permet : • De confirmer l'œdème papillaire • De mettre en évidence une ischémie de la choroïde associée (NOIA = Occlusion des artères ciliées postérieures vascularisant la tête du nerf optique et la choroïde)
QROC 20	• Artériosclérose	3	• On sépare classiquement les NOIA en causes artéritiques (Horton) et non artéritiques (Athérome)
		60	**Total QROC**

FICHE DE SYNTHESE : HORTON ET PPAR POINTS CLES UE POUR MIEUX REPONDRE AUX QUESTIONS ISOLEES ET AUX DOSSIERS CLINIQUES PROGRESSIFS	
Titres	**Eléments à cocher lors des QCM Mots clés des QROC**
ZEROS	• Faire la BAT avant corticothérapie • Ne pas connaitre les mesures associées à la corticothérapie • Oublier l'examen ophtalmologique
Définition	• Horton : Vascularite caractérisée par une panartérite segmentaire et focale des artères de gros et moyens calibres. • PPAR : Rhumatisme inflammatoire fréquent après 50 ans
Epidémiologie	• Vascularite la plus fréquente, femme, plus de 50 ans.
Clinique	• PPAR - Arthromyalgies inflammatoires symétriques des ceintures • Horton : - Céphalées temporo frontales unilatérales matinales - Claudication de langue et de mâchoire - Hyperesthésie du cuir chevelu - Artères temporales douloureuses, indurées, hypopulsatiles - Syndrome de PPAR associé 50% - Baisse de l'état général majeure. - RECHERCHER DES SIGNES OCULAIRES +++
Examens complémentaires	• Biologie : Syndrome inflammatoire, cholestase anictérique • BAT échoguidée : Ne retarde JAMAIS le traitement (cf tiroir) • Fond d'œil de référence
Traitement	• C'est une urgence ! • Corticothérapie orale (+/- Précédée d'un bolus IV 3 jours) précoce et prolongée • Mesures associées à toute corticothérapie • Anti agrégation plaquettaire systématique dans le Horton • Surveillance de l'efficacité, tolérance et observance
Complications	• Oculaires : NOIA+++, OACR, NORB • Vasculaires : AVC, IDM, Aortite, Ischémie mésentérique, HTA rénovasculaire • Iatrogénie : cf Cushing Iatrogène
Diagnostic différentiel	• Polyarthrite Rhumatoïde à début Rhizomélique du sujet âgé • Polyarthrite œdémateuse du sujet âgé • Rhumatismes micro cristallins • Polymyosite • Néoplasie et infections profondes (AEG, Fièvre)
POINT SUR LE TAKAYASU	Dans le nouveau programme, la maladie de Takayashu a été intégrée à cet item. C'est l'occasion de faire un point : • Epidémiologie : Femme, Jeune, Asie et Inde • Clinique : Vascularite des gros troncs - Signes généraux : AEG, Fièvre - Signes vasculaires : Abolition d'un pouls, Claudication intermittente - Atteinte viscérale : Ischémie mésentérique, HTA rénovasculaire, Atteinte coronaire • Imagerie : - Artériographie (abandonnée), AngioTDM, Echo Doppler - Montrant une alternance de sténoses et de dilatations artérielles • Biologie : - Syndrome inflammatoire - Bilan Auto immun négatif • Traitement : - Médical : Corticothérapie générale +/- Methotrexate si résistance - Chirurgical : Revascularisation éventuelle

UE questions isolées — Item 192

Polyarthrite Rhumatoïde

1 Enoncé

QCM 1	**Généralités concernant la Polyarthrite Rhumatoïde (PR), cochez les réponses justes :**

A - La PR est le rhumatisme inflammatoire le plus fréquent
B - Sa prévalence est autour de 5% de la population adulte
C - La PR atteint surtout les hommes
D - L'âge moyen au diagnostic est de 50 ans
E - Un retard diagnostic n'a que peu de conséquences fonctionnelles.
F - Elle se caractérise au niveau articulaire par un excès des cytokines 4, 10, 13 et TGF Beta.
G - On appelle pannus le tissu synovial inflammatoire au cours de la PR
H - Le virus parainfluenzae est clairement identifié comme facteur d'initiation de la maladie articulaire

QCM 2	**Concernant les manifestations articulaires de la PR débutante :**

A - Elle se caractérise typiquement par une polyarthrite bilatérale, asymétrique et nue
B - Le terme "nue" signifie que les signes inflammatoires s'observent mieux sur un patient dévêtu.
C - Les arthralgies sont responsables de réveils nocturnes notamment aux changements de position
D - Il existe typiquement un dérouillage matinal supérieur à 30 minutes
E - Le squeeze test est positif, caractérisé par une douleur à la compression axiale et MTP
F - On utilise les critères ACR/EULAR pour identifier la PR et mettre en place un traitement précoce.
G - La PR à début précoce se révèle souvent par des arthrites de topographies rhizoméliques
H - Elle respecte généralement les MI et des métatarsalgies évoquent plutôt une spondylarthropathie.
I - L'amélioration au repos signe le rythme inflammatoire des arthralgies

QCM 3	**Parmi les articulations suivantes, laquelle n'est classiquement pas atteinte au cours de la PR ? (1 réponse)**

A - Poignets
B - Rachis
C - Coxo-fémorale
D - Epaule
E - Métacarpophalangiennes
F - Métatarsophalangiennes
G - Interphalangiennes distales
H - Interphalangiennes proximales
I - Coude
J - Articulations du carpe

QCM 4	**Concernant les complications ophtalmologiques de la PR :**

A - La PR se complique d'uvéite antérieure aigue dans 30% des cas
B - Une épisclérite se caractérise par un œil diffusément rouge avec cercle périkératique
C - Un sclérite se caractérise par une baisse d'acuité visuelle modérée
D - Sclérite et épisclérite sont douloureuses
E - Une sclérite disparait à l'instillation d'un vasoconstricteur local
F - Une épisclérite disparait à l'instillation d'un vasoconstricteur local
G - La PR se complique d'ophtalmie sympathique dans 5% des cas
H - Le risque de la sclérite est la formation de synéchies Irido cristalliniennes
I - Le risque de la sclérite est la scléromalacie perforante

QCM 5	**Dans le bilan initial systématique de la PR, vous demandez :**

A - HLA B27
B - Facteur Rhumatoïde
C - Radiographie du rachis cervico-thoraco-lombaire Face, Profil et 3/4
D - Radiographie des mains F+P
E - HLA B51
F - Créatininémie et BU
G - ACAN
H - Epreuves Fonctionnelles Respiratoires
I - Radiographie des pieds F+ 3/4
J - Sérologie VIH
K - Radio de Thorax

QCM 6	**Concernant la ponction d'un épanchement articulaire, les résultats en faveur du diagnostic de PR seraient :**

A - Liquide macroscopiquement citrin
B - Concentration en protide à 23g/L
C - Formule cellulaire avec 70% de polynucléaires neutrophiles
D - Liquide macroscopiquement puriforme
E - Absence de germe à l'examen direct en coloration de gram
F - Présence de 2500 leucocytes par mm³.
G - Présence de 4000 leucocytes par mm³.
H - Concentration en protides à 52g/L
I - Présence de facteur Rhumatoïde en lumière polarisée

QCM 7	**Concernant le Facteur Rhumatoïde, quelle(s) sont la ou les réponse(s) justes :**

A - C'est une protéine du complément pathologique
B - Il se fixe à la synoviale et entraine la réaction inflammatoire de l'articulation atteinte
C - On la recherche en pratique courante par la réaction Waaler rose
D - On la recherche en pratique courante par le test au Latex
E - Il est aspécifique et sont dosage est positif dans des affections infectieuses et néoplasiques etc...
F - Le FR n'a pas de rôle pathogène au cours de la PR.
G - C'est une immunoglobuline de type IgA principalement qui cible des IgM

QCM 8	**Concernant les aspects radiographiques de la PR, quelles sont la ou les proposition(s) justes :**

A - La radiographie est généralement anormale alors que la maladie est à un stade asymptomatique
B - On retrouve généralement un pincement localisé de l'interligne articulaire atteinte
C - On observe un signe de Romanus au niveau des interphalangiennes proximales
D - La PR est caractérisée par la présence d'érosions péri articulaires
E - On retrouve généralement une ostéocondensation en bande épiphysaire
F - La première tête métatarsienne est généralement la plus précocement atteinte
G - La cinquième tête métacarpienne est généralement la plus précocement atteinte
H - Une ostéophytose marginale est habituelle et traduit la phase de réparation articulaire de la PR

QCM 9	**Concernant l'atteinte pulmonaire de la PR :**

A - La pleurésie rhumatoïde est unilatérale, abondante et trans sudative
B - La pleurésie rhumatoïde est unilatérale, peu abondante et exsudative
C - La pleurésie rhumatoïde est caractérisée par une abondante glycopleurie
D - La PR peut se compliquer de PID avec un aspect au scanner de pneumopathie interstitielle commune
E - La pleurésie rhumatoïde est caractérisée par une forte concentration en Facteur Rhumatoïde
F - La poumon est une localisation viscérale possible de nodules rhumatoïdes

QCM 10	**Cochez les facteurs de mauvais pronostics de la PR :**

A - Terrain génétique particulier HLA B27
B - Statut socio économique aisé
C - Résistance aux antalgiques classiques
D - CRP élevée
E - Présence d'anticorps anti CCP à titre élevé
F - Présence de facteur Rhumatoïde à titre élevé
G - Présence d'anticorps anti ADN natif à titre élevé
H - Résistance aux anti inflammatoires non stéroïdiens
I - Présence d'une dactylite

QCM 11	Concernant les diagnostics différentiels de la PR, cochez les réponses justes :

A - L'association d'une polyarthrite et d'un souffle cardiaque doit faire redouter une endocardite infectieuse
B - Une polyarthrite à début rhizomélique doit faire évoquer un lupus érythémateux disséminé
C - Une polyarthrite avec érythème noueux doit faire évoquer une spondylarthrite ankylosante
D - Une polyarthrite axiale avec uvéite antérieure aigue évoque une Sarcoïdose
E - Une polyarthrite associée à un psoriasis évoque un rhumatisme psoriasique
F - L'atteinte des interphalangiennes proximale est spécifique du lupus
G - Un pincement articulaire radiologique précoce est évocateur de maladie de Horton

QCM 12	Quelles sont les manifestations extra articulaires classiques de la Polyarthrite Rhumatoïde ?

A - Amylose AL
B - Endocardite verruqueuse
C - Xérophtalmie
D - Cholestase anictérique
E - Aphtose bipolaire
F - Insuffisance Aortique
G - Xérostomie
H - Adénopathies superficielles et mobiles
I - Anémie inflammatoire
J - Reflux gastro œsophagien
K - Nodules fermes sur les tendons des fléchisseurs des doigts

QCM 13	Quels éléments rentrent en compte dans le calcul du score DAS 28 ?

A - Nombre d'articulations douloureuses
B - Nombre de manifestations extra articulaires
C - Asthénie
D - Consommation d'AINS
E - Nombres d'articulations gonflées
F - Dose de traitement de fond de référence employée
G - Intensité des lésions radiologiques
H - Intensité du syndrome inflammatoire biologique
I - Titre du Facteur Rhumatoïde
J - Opinion du malade sur l'évolution de sa PR.

QCM 14	Selon les recommandations de la HAS, le traitement de fond de première intention de la PR sans signe de sévérité est : (1 réponse)

A - Corticothérapie locale
B - Corticothérapie générale
C - Anti inflammatoires non stéroïdiens
D - Léflunomide
E - Sulfasalazine
F - Hydroxychloroquine
G - Methotrexate
H - Infliximab
I - Pirfénidone
J - Azathioprine
K - Rituximab

QCM 15	Concernant le traitement par Methotrexate, quelle est la réponse fausse ? (1 seule réponse)

A - Il est prescrit initialement à une posologie quotidienne faible puis croissante si l'efficacité est insuffisante
B - Il est responsable d'une immunodépression donc d'infections potentiellement sévères
C - Ce traitement nécessite la surveillance du bilan hépatique
D - Cette molécule peut entraîner des pneumopathies interstitielles diffuses médicamenteuses
E - Un traitement précoce pendant la "fenêtre d'opportunité thérapeutique" améliore le pronostic de la PR.
F - Ce traitement nécessite une surveillance de la créatininémie
G - Il s'agit d'une molécule tératogène donc contre indiquée durant la grossesse
H - Ce traitement peut entrainer des cytopénies nécessitant une surveillance de l'hémogramme.

QCM 16	**Parmi les traitements suivants, lesquels sont des biothérapies anti TNF alpha ?**

A - Methotrexate (Novatrex®)
B - Ciclosporine (Neoral®)
C - Infliximab (Remicade®)
D - Rituximab (Mabthera®)
E - Trastuzumab (Herceptin®)
F - Etanercept (Enbrel®)
G - Azathioprine (Imurel®)
H - Adalinumab (Humira®)
I - Bevacizumab (Avastin®)
J - Diclofenac (Voltarene®)
K - Ranibizumab (Lucentis®)

QCM 17	**Lesquels de ces vaccins sont contre indiqués en cours de traitement anti TNF ?**

A - Vaccin grippal annuel
B - Vaccin anti pneumoccocique 23 valent
C - Diphtérie Tétanos Poliomyélite
D - Vaccin anti pneumoccocique 13 valent
E - Zona
F - Méningite C
G - BCG
H - Fièvre jaune
I - Varicelle
J - ROR

QCM 18	**Laquelle de ces propositions n'est pas une contre indication classique des Anti TNFα ? (1 réponse)**

A - Insuffisance Cardiaque sévère
B - Infection sévère
C - Grossesse et allaitement
D - Psoriasis sévère
E - Sclérose en plaque

QCM 19	**Quel schéma de traitement prophylactique est correct chez un patient suspect d'Infection Tuberculeuse Latente (ITL) avant traitement par anti TNFα ? (1 réponse)**

A - Isoniazide + Rifampicine pendant 3 mois
B - Ethambutol + Pyrazinamide en bithérapie pendant 3 mois
C - Isoniazide + Rifampicine + Ethambutol + Pyrazinamide pendant 2 mois
D - Amikacine + Pyrazinamide pendant 6 mois
E - Rifampicine en monothérapie pendant 3 mois
F - Pyrazinamide en monothérapie pendant 3 mois
G - Isoniazide + Rifampicine + Ethambutol pendant 3 mois

QCM 20	**Concernant les examens préalables à un traitement anti TNFα, quels sont ceux que vous demandez systématiquement ?**

A - Scanner pulmonaire Low dose systématique
B - HCG chez la femme
C - Sérologie VIH
D - Coloscopie totale
E - Sérologie toxoplasmose
F - Sérologie VZV en cas d'antécédent de varicelle dans l'enfance
G - IRM cérébrale à la recherche de lésions démyélinisantes
H - Echocardiographie
I - Biopsies de prostates transrectales écho guidées
J - Sérologie VHB et VHC
K - Ponction Lombaire

QROC 1	Quelle lésion élémentaire est responsable de la destruction articulaire dans la PR ? Texte libre (1 à 3 mots)
QROC 2	Quel est le délai approximatif entre symptomatologie clinique de la PR et premiers signes radiologiques ? (1 à 3 mots)
QROC 3	Quelle topographie particulière peut prendre la PR débutant chez le sujet âgé (>65 ans) ? Texte libre (1 à 3 mots)
QROC 4	Votre patient atteint de PR présente un œil rouge et douloureux sans baisse d'acuité visuelle. Quel est votre diagnostic ? 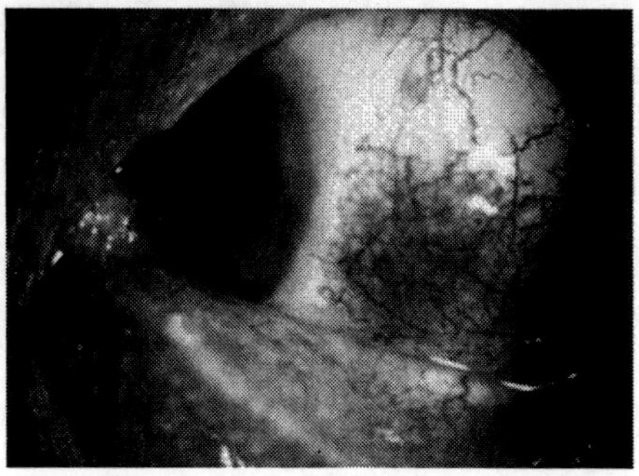 Texte libre (1 à 3 mots)
QROC 5	Quel auto anticorps est le plus spécifique de la PR ? Texte libre (1 à 3 mots)
QROC 6	Quel diagnostic urgent doit-on évoquer devant un purpura infiltré, des nécroses des extrémités et un livedo réticulaire chez un patient atteint de PR ? Texte libre (1 à 3 mots)
QROC 7	Quelle étiologie évoquer devant des œdèmes des MI blancs mous indolores et prenant le godet chez un patient ayant une PR ancienne avec CRP constamment élevée ? Texte libre (1 à 3 mots)
QROC 8	Quel syndrome associe PR, splénomégalie et neutropénie ? (1 à 3 mots)
QROC 9	Quelle atteinte articulaire est susceptible de mettre en jeu le pronostic vital au cours de la PR ? Texte libre (1 à 3 mots)
QROC 10	Connaissez-vous un autre score de gravité que le DAS 28 pour le suivi de la PR ? Texte libre (1 à 3 mots)
QROC 11	Quelle supplémentation doit être associée au traitement par Methotrexate ? Texte libre (1 à 3 mots)
QROC 12	Selon quelle périodicité prescrivez-vous du Methotrexate per os à votre patient atteint de PR ? Texte libre (1 à 3 mots)
QROC 13	Quel signe précoce de PR recherchez-vous à la radiographie des pieds de votre patient suspect de PR ? Texte libre (1 à 3 mots)
QROC 14	Quel diagnostic devez vous évoquer chez une patiente lupique présentant une douleur thoracique exacerbée par l'inspiration profonde, et soulagée par l'antéflexion ? Texte libre (1 à 3 mots)
QROC 15	Quelle est la diminution approximative de l'espérance de vie d'un patient atteint de PR ? Texte libre (1 à 3 mots)

QROC 16	**Que vous évoque cet aspect radiologique chez ce patient souffrant de PR prolongée et mal suivie ?** **Texte libre (1 à 3 mots)** 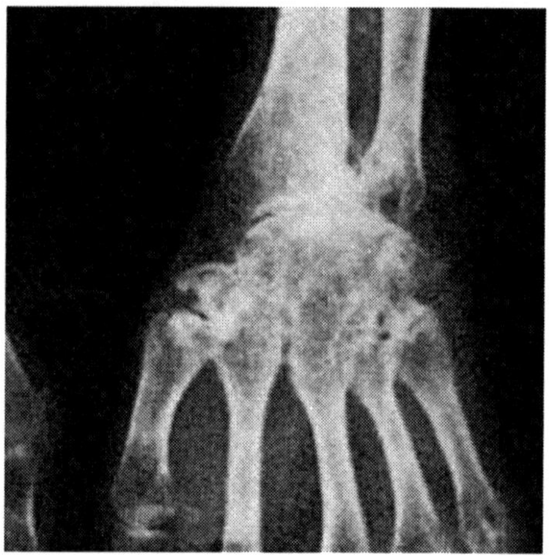
QROC 17	**Quelle déformation caractéristique des pouces complique les PR mal suivies ?** **Texte libre (1 à 3 mots)**
QROC 18	**Citez un traitement de deuxième intention de la PR en cas de contre indication initiale au Methotrexate ?** **Texte libre (1 à 3 mots)**
QROC 19	**Quelle technique utilise t'on de nos jours pour doser le Facteur Rhumatoïde (2 réponses acceptées)** **Texte libre (1 à 3 mots)**
QROC 🎬	**Ecoutez la vidéo numéro 2 (Mettez un casque).** **Quelle(s) anomalie(s) identifiez-vous au cours de cette auscultation cardiaque chez ce patient âgé atteint de Polyarthrite Rhumatoïde ?** **Texte libre (2 fois 2 mots maximum)**

2 Corrigé

		V F	Cotation	Commentaires, conseils et coaching
QCM 1	A -	V	1	• Physiopathologie de la PR en quelques mots : - La lésion élémentaire est la **synovite inflammatoire** - Réponse inflammatoire à un stimulus inconnu (viral, bactérien, auto antigène ?) - Lésions articulaires en plusieurs phases : initiation, recrutement, réparation... - Excès de cytokines PRO inflammatoires : IL 1 et 6 et TNFα +++ - Insuffisance de cytokines anti inflammatoires : IL 10 - 4 -13 et TGF Beta • Epidémiologie de la PR : - Rhumatisme inflammatoire le plus fréquent : 0.5% de prévalence - Maladie de la Femme de 50 ans. - Diagnostic précoce indispensable pour éviter les destructions articulaires !
	B -	F	1	
	C -	F	1	
	D -	V	1	
	E -	F	1	
	F -	F	1	
	G -	V	1	
	H -	F	1	
QCM 2	A -	F	1	• Le rythme d'arthralgies est inflammatoire si : - **Amélioration à l'effort** au cours de la journée (pic matinal de cortisol) - **Réveil nocturne** spontané (pas aux changements de position > rythme mécanique) - **Dérouillage matinal** prolongé >30 minutes • Polyarthrite Rhumatoïde débutante = BILATERALE, SYMETRIQUE, NUE : - Bilatérale et symétrique des MTP et IPP des membres supérieurs et inférieurs - Squeeze test : douleur à la compression latérale des articulations atteintes.
	B -	F	1	
	C -	F	1	
	D -	V	3	
	E -	F	1	
	F -	V	3	
	G -	F	1	
	H -	F	1	
QCM 3	A -	F	1	• Question classique et facile. • La PR respecte classiquement les interphalangiennes distales... • ...Contrairement au rhumatisme psoriasique par exemple !
	B -	F	1	
	C -	F	1	
	D -	F	1	
	E -	F	1	
	F -	F	1	
	G -	V	3	
	H -	F	1	
	I -	F	1	
	J -	F	1	
QCM 4	A -	F	2	• Réponses fausses : - La PR n'est pas une cause classique ni fréquente d'uvéite antérieure aigue - L'ophtalmie sympathique fait suite à un traumatisme oculaire (Cf) • Petit résumé sur la sclérite et l'épisclérite qui sont développées en ophtalmologie • Les deux doivent faire rechercher une maladie de système. - **Episclérite :** × Œil rouge en SECTEUR, douloureux, sans baisse de l'AV × Disparait à l'instillation de vasoconstricteur × Traité par corticothérapie locale - **Sclérite :** × Œil rouge en SECTEUR, très douloureux, sans BAV × Ne disparait pas à l'instillation de VC × Peut se compliquer de scléromalacie perforante (nécrose de la sclère) × Traité par AINS par voie générale
	B -	F	2	
	C -	F	2	
	D -	V	3	
	E -	F	2	
	F -	V	3	
	G -	F	2	
	H -	F	2	
	I -	V	3	
QCM 5	A -	F	1	• Les réponses fausses : - HLA B27 : Confère Spondylarthropathies - HLA B51 : Confère maladie de Behcet - EFR : Utile dans les spondylarthropathies (recherche d'un syndrome restrictif) - Sérologie VIH et radiologie du rachis : pas d'intérêt ici
	B -	V	2	
	C -	F	1	
	D -	V	2	
	E -	F	1	
	F -	V	2	
	G -	V	2	

QCM	Item	Réponse	Points	Commentaire
	H -	F	1	• Voici un tiroir du bilan initial de la PR : - Imagerie : × Radio du thorax pour le différentiel +++ (souvent oublié) × Radiographie initiale pieds et mains et des autres articulations douloureuses × Parfois pour le diagnostic précoce : IRM, échographie articulaire. - Bilan auto immun : FR, ACPA, ACAN et anti ADN natif (Pour le différentiel) - Biologie usuelle : **Créatininémie**, **BU**, NFS, CRP - Ponction d'un épanchement articulaire
	I -	V	2	
	J -	F	1	
	K -	V	1	
QCM 6	A -	V	2	• Le liquide articulaire d'une PR sera inflammatoire donc : - Macroscopiquement : citrin (non puriforme ni hématique) - Concentration en protides > 40g/L - Plus de 2000 leucocytes par mm^3 dont >50% de Neutrophiles - La négativité de la bactériologie est en faveur de la PR puisqu'elle écarte une arthrite septique. • On recherche des microcristaux en lumière polarisée...
	B -	F	1	
	C -	V	2	
	D -	F	1	
	E -	V	2	
	F -	V	2	
	G -	V	2	
	H -	V	2	
	I -	F	1	
QCM 7	A -	F	1	• Voici un résumé des connaissances à avoir sur le Facteur Rhumatoïde : - C'est une immunoglobuline IgM ciblant des immunoglobulines IgG - Pas de rôle pathogène du FR dans le développement de la synovite - Rôle en revanche du FR dans le développement de vascularite liée à la PR - Performances intrinsèques du test : × Spécificité environ 80% × Sensibilité environ 80 % - Positif fréquemment dans des affections inflammatoires (LED), infectieuses (VHC, MNI...), néoplasiques (Lymphomes...) - Le Latex et Waaler Rose sont des techniques anciennes à oublier, pour l'ECN et sur vos futures demandes de bio !! On dose à présent le FR par technique ELISA.
	B -	F	2	
	C -	F	1	
	D -	F	1	
	E -	V	3	
	F -	F	1	
	G -	F	2	
QCM 8	A -	F	1	• Evitez les confusions entre la sémiologie radiologique des différentes affections ostéo articulaires : - Le signe de Romanus se rencontre dans les Spondylarthropathies - Ostéocondensation sous chondrale et ostéophytose sont des signes d'arthrose • Sémiologie radiologique initiale de la PR : - Signes retardés jusqu'à 1 an après diagnostic - Erosions péri articulaires : précocement sur la tête du 5è métaCARPIEN - Géodes osseuses péri articulaires. - Pincement GLOBAL ou diffus de l'interligne articulaire - Déminéralisation ("ostéoporose") en bande épiphysaire
	B -	F	1	
	C -	F	1	
	D -	V	3	
	E -	F	2	
	F -	F	1	
	G -	F	1	
	H -	F	2	
QCM 9	A -	F	2	• Les manifestations pulmonaires de la PR fond l'objet d'un chapitre dans le référentiel de pneumologie. On retient que différentes atteintes pulmonaires sont possibles (+++) : - **Pleurésie** : Unilatérale, peu abondante, exsudative, à glycopleurie basse - **PID** : à type de pneumopathie interstitielle commune - **Nodules Rhumatoïdes** - **Infections pulmonaires** sur terrain ID - **Pneumopathies médicamenteuses** aux Methotrexate.
	B -	V	3	
	C -	F	2	
	D -	V	3	
	E -	F	2	
	F -	V	3	
QCM 10	A -	F	1	• QCM qui joue sur les confusions PR et spondylarthropathies : - Dactylite et résistance aux AINS sont des facteurs pronostics de la SpA. • Facteurs pronostics de la PR selon la HAS : - Début aigu poly articulaire - Erosions précoces à la Radio - Titre de FR élevé et présence d'anti CCP
	B -	F	1	
	C -	F	1	
	D -	V	2	
	E -	V	2	
	F -	V	2	
	G -	F	1	
	H -	F	1	

<table>
<tr><td></td><td>I -</td><td>F</td><td>1</td><td>- Terrain génétique (antigène HLA DR 4)
- Score HAQ >= 0.5
- Score DAS >= 3.2
- Statut socio économique défavorisé
- Résistance au traitement DE FOND !
- Atteinte extra articulaire (rénale, cardiaque, neurologique...)</td></tr>
<tr><td rowspan="7">QCM 11</td><td>A -</td><td>V</td><td>2</td><td rowspan="7">• B : Faux, le LED touche les petites articulations de manière migratrice
• C : Faux, la SpA n'est pas une cause d'érythème noueux
• D : Faux, la Sarcoïdose ne donne pas d'atteinte articulaire axiale</td></tr>
<tr><td>B -</td><td>F</td><td>2</td></tr>
<tr><td>C -</td><td>F</td><td>2</td></tr>
<tr><td>D -</td><td>F</td><td>2</td></tr>
<tr><td>E -</td><td>V</td><td>2</td></tr>
<tr><td>F -</td><td>F</td><td>2</td></tr>
<tr><td>G -</td><td>F</td><td>2</td></tr>
<tr><td rowspan="11">QCM 12</td><td>A -</td><td>F</td><td>1</td><td rowspan="11">• Concernant les réponses fausses :
- La PR se complique d'amylose AA et non AL
- L'endocardite verruqueuse est une complication du lupus
- La cholestase anictérique est évocatrice de Horton
- La PR donne des rétrécissements aortiques. L'IA complique plutôt la SpA.
- Les nodules rhumatoïdes superficiels se localisent sur les crêtes cubitales, tendons extenseurs des doigts et tendon d'Achille.</td></tr>
<tr><td>B -</td><td>F</td><td>1</td></tr>
<tr><td>C -</td><td>V</td><td>2</td></tr>
<tr><td>D -</td><td>F</td><td>1</td></tr>
<tr><td>E -</td><td>F</td><td>1</td></tr>
<tr><td>F -</td><td>F</td><td>1</td></tr>
<tr><td>G -</td><td>V</td><td>2</td></tr>
<tr><td>H -</td><td>V</td><td>2</td></tr>
<tr><td>I -</td><td>V</td><td>2</td></tr>
<tr><td>J -</td><td>F</td><td>1</td></tr>
<tr><td>K -</td><td>F</td><td>1</td></tr>
<tr><td rowspan="10">QCM 13</td><td>A -</td><td>V</td><td>2</td><td rowspan="10">• Le score DAS 28 est bien développé dans les polycopiés et donc à connaître parfaitement. Il prend en compte principalement :
- Le nombre d'articulations gonflées (sur 28 proposées)
- Le nombre d'articulations douloureuses (sur 28 proposées)
- L'appréciation globale du malade (Echelle entre 0 et 100)
- Un critère biologique : la VS (ou CRP)

• Un DAS 28 > 3.2 signe une PR au moins modérément active et est un critère pronostic de sévérité de la maladie.</td></tr>
<tr><td>B -</td><td>F</td><td>1</td></tr>
<tr><td>C -</td><td>F</td><td>1</td></tr>
<tr><td>D -</td><td>F</td><td>1</td></tr>
<tr><td>E -</td><td>V</td><td>2</td></tr>
<tr><td>F -</td><td>F</td><td>1</td></tr>
<tr><td>G -</td><td>F</td><td>1</td></tr>
<tr><td>H -</td><td>V</td><td>2</td></tr>
<tr><td>I -</td><td>F</td><td>1</td></tr>
<tr><td>J -</td><td>V</td><td>2</td></tr>
<tr><td rowspan="11">QCM 14</td><td>A -</td><td>F</td><td>1</td><td rowspan="11">• Cf guide ALD sur la PR de 2008 (Attention, en cours de mise à jour)
• En cas de contre indication au MTX : Léflunomide ou Sulfasalazine
• En cas d'intolérance ou de réponse insuffisante : Methotrexate parentéral
• Corticothérapie : JAMAIS en monothérapie, toujours en association et à faible dose +++.</td></tr>
<tr><td>B -</td><td>F</td><td>1</td></tr>
<tr><td>C -</td><td>F</td><td>1</td></tr>
<tr><td>D -</td><td>F</td><td>1</td></tr>
<tr><td>E -</td><td>F</td><td>1</td></tr>
<tr><td>F -</td><td>F</td><td>1</td></tr>
<tr><td>G -</td><td>V</td><td>2</td></tr>
<tr><td>H -</td><td>F</td><td>1</td></tr>
<tr><td>I -</td><td>F</td><td>1</td></tr>
<tr><td>J -</td><td>F</td><td>1</td></tr>
<tr><td>K -</td><td>F</td><td>1</td></tr>
<tr><td rowspan="8">QCM 15</td><td>A -</td><td>V</td><td>3</td><td rowspan="8">• Voici un petit résumé de ce qu'il faut savoir sur le Methotrexate.
- Bilan pré thérapeutique : NFS, Transaminases, Créatininémie, HCG chez la femme, Radiographie de thorax, sérologies des hépatites virales.

- Modalités de traitement :
× 1 prise per os HEBDOMADAIRE+++ (Prise quotidienne = létale)
× Supplémentation en folates +++ pour contrer la toxicité hématologique du MTX
× Contraception efficace +++ chez la femme du fait de la tératogénécité

- Surveillance :
× Transaminases (hépatite)
× Créatininémie (Insuffisance rénale)
× HCG
× Clinique : Arrêter les prises et consulter en urgence si toux, dyspnée, fièvre</td></tr>
<tr><td>B -</td><td>F</td><td>1</td></tr>
<tr><td>C -</td><td>F</td><td>1</td></tr>
<tr><td>D -</td><td>F</td><td>1</td></tr>
<tr><td>E -</td><td>F</td><td>1</td></tr>
<tr><td>F -</td><td>F</td><td>1</td></tr>
<tr><td>G -</td><td>F</td><td>1</td></tr>
<tr><td>H -</td><td>F</td><td>1</td></tr>
</table>

<table>
<tr><td rowspan="11">QCM 16</td><td>A -</td><td>F</td><td>1</td><td rowspan="11">• Le nombre de biothérapies explose en ce moment. Ces molécules sont de plus en plus développées dans les polycopiés de référence.

• Les énoncés donnent souvent la DCI sans préciser la classe thérapeutique..
.
• Autant de raisons d'apprendre grossièrement le mode d'action des molécules que vous prescrivez !
- Anti TNFα : Infliximab, Etanercept, Adalinumab
- L'Herceptin est une thérapie ciblée du cancer du sein her +
- Le Rituximab est un anticorps anti CD20 des lymphocytes B
- Avastin® et Lucentis® traitent entre autre la DMLA exsudative.

• Les autres molécules de la liste ne sont pas des thérapies ciblées
- Diclofenac : c'est un AINS
- Ciclosporine : C'est un anti calcineurine (Cf item transplantation)
- Azathioprine : Antimétabolite empêchant la prolifération lymphocytaire.</td></tr>
<tr><td>B -</td><td>F</td><td>1</td></tr>
<tr><td>C -</td><td>V</td><td>2</td></tr>
<tr><td>D -</td><td>F</td><td>1</td></tr>
<tr><td>E -</td><td>F</td><td>1</td></tr>
<tr><td>F -</td><td>V</td><td>2</td></tr>
<tr><td>G -</td><td>F</td><td>1</td></tr>
<tr><td>H -</td><td>V</td><td>2</td></tr>
<tr><td>I -</td><td>F</td><td>1</td></tr>
<tr><td>J -</td><td>F</td><td>1</td></tr>
<tr><td>K -</td><td>F</td><td>1</td></tr>
<tr><td rowspan="10">QCM 17</td><td>A -</td><td>F</td><td>1</td><td rowspan="10">• Je vous conseille de bien lire les recommandations sur l'utilisation des traitements anti TNFα labellisées par la HAS +++ (Aout 2013).

• Ce sont bien sûr les vaccins vivants atténués qui sont contre indiqués :
- Varicelle et Zona
- Rougeole Oreillons Rubéole
- BCG
- Fièvre jaune

• Sont en revanche recommandés :
- Vaccination anti pneumoccocique tous les 5 ans
- Vaccination antigrippale annuelle
- DTP : Selon calendrier vaccinal habituel
- Vaccination contre le VHB : de préférence avant le traitement anti TNFα.</td></tr>
<tr><td>B -</td><td>F</td><td>1</td></tr>
<tr><td>C -</td><td>F</td><td>1</td></tr>
<tr><td>D -</td><td>F</td><td>1</td></tr>
<tr><td>E -</td><td>V</td><td>2</td></tr>
<tr><td>F -</td><td>F</td><td>1</td></tr>
<tr><td>G -</td><td>V</td><td>3</td></tr>
<tr><td>H -</td><td>V</td><td>2</td></tr>
<tr><td>I -</td><td>V</td><td>2</td></tr>
<tr><td>J -</td><td>V</td><td>2</td></tr>
<tr><td rowspan="5">QCM 18</td><td>A -</td><td>F</td><td>1</td><td rowspan="5">• Question facile, tiroir des 5 contre-indications classiques des anti TNFα :
- Insuffisance Cardiaque sévère
- Néoplasie récente <5 ans
- Infection sévère : tuberculose, VIH stade SIDA...
- Grossesse et allaitement
- Affections démyélinisantes du système nerveux central

• Principales indications simplifiées des anti TNF pour l'ECN :
- Psoriasis sévère résistant aux thérapies classiques (MTX, Ciclosporine, PUVA)
- Spondylarthropathies sévères résistant aux AINS
- Polyarthrite Rhumatoïde résistante au Methotrexate.</td></tr>
<tr><td>B -</td><td>F</td><td>1</td></tr>
<tr><td>C -</td><td>F</td><td>1</td></tr>
<tr><td>D -</td><td>V</td><td>3</td></tr>
<tr><td>E -</td><td>F</td><td>2</td></tr>
<tr><td rowspan="7">QCM 19</td><td>A -</td><td>V</td><td>3</td><td rowspan="7">• Recherche systématique d'argument pour une tuberculose avant traitement anti TNFα :
- Interrogatoire : pays d'origine, contage tuberculeux
- Examen clinique
- Radio de Thorax de Face
- Quantiféron +++ et IDR

• En cas d'ITL, 2 schémas de traitements possibles :
- Rifampicine + Isoniazide 3 mois
- Isoniazide seul 6 mois
- On démarre le traitement anti TNFα au moins 3 semaines après.
- JAMAIS de rifampicine en monothérapie (risque d'acquisition de résistance +++)</td></tr>
<tr><td>B -</td><td>F</td><td>1</td></tr>
<tr><td>C -</td><td>F</td><td>1</td></tr>
<tr><td>D -</td><td>F</td><td>1</td></tr>
<tr><td>E -</td><td>F</td><td>1</td></tr>
<tr><td>F -</td><td>F</td><td>1</td></tr>
<tr><td>G -</td><td>F</td><td>1</td></tr>
<tr><td rowspan="6">QCM 20</td><td>A -</td><td>F</td><td>1</td><td rowspan="6">• Des recommandations labélisées par la HAS en 2013, on retient le bilan pré thérapeutique suivant pour les anti TNFα :
- Imagerie : Radio de thorax de face.
- Sérologies : VIH, VHB, VHC
- Biologie : NFP, Bilan hépatique et rénal, BU, Bilan lipidique, Quantiféron, EPPS.</td></tr>
<tr><td>B -</td><td>V</td><td>2</td></tr>
<tr><td>C -</td><td>V</td><td>2</td></tr>
<tr><td>D -</td><td>F</td><td>1</td></tr>
<tr><td>E -</td><td>F</td><td>1</td></tr>
<tr><td>F -</td><td>F</td><td>1</td></tr>
</table>

	G -	F	1	• Concernant la recherche de contre indications potentielles - Néoplasiques : Dépistages habituels de masse, pas de coloscopie ou de biopsies prostatiques systématiques. - Pas d'IRM cérébrale en l'absence d'événement clinique évocateur de SEP.
	H -	F	1	
	I -	F	1	
	J -	V	2	
	K -	F	1	
			260	**Total QCM**

	Réponses	Cotation	Commentaires, conseils et coaching
QROC 1	• Synovite inflammatoire	3	• Elle se caractérise cliniquement par une tuméfaction rénitente de l'articulation touchée.
QROC 2	• Tout délai entre 6 mois et 1 an est accepté.	3	• Une radiographie normale n'écarte pas le diagnostic. • Attention à ne pas confondre, dans les spondylarthropathies, ce délai est beaucoup plus long (plusieurs années).
QROC 3	• Topographie rhizomélique	3	• La présence d'érosions radiologiques évoquera la PR • Aux dépens d'un syndrome de pseudo polyarthrite rhizomélique.
QROC 4	• Sclérite • (Accepté Episclérite)	3	• Rougeur en secteur temporal • Sur un œil douloureux • Sans baisse d'acuité visuelle.
QROC 5	• ACPA • (Ou anti CCP)	3	• Les anticorps anti peptides citrullinés sont inconstants au cours de la PR. • Leur présence a une spécificité >90 % pour la PR. • Ils sont aussi un facteur de sévérité de la maladie !
QROC 6	• Vascularite Rhumatoïde	3	• Rare : <1% des polyarthrites • Confirmée histologiquement.
QROC 7	• Amylose AA	3	• Par fréquence, et en l'absence d'argument pour une complication type insuffisance cardiaque droite ou cirrhose au cours de la PR. • L'étiologie à évoquer est donc rénale à type d'amylose AA.
QROC 8	• Syndrome de Felty	3	• Concerne les PR anciennes. • Risque infectieux majoré par la neutropénie +++
QROC 9	• Arthrite occipito atloïdienne • Ou Arthrite atloïdo axoïdienne • Ou diastasis C1C2	3	• La PR peut toucher le rachis cervical ! • Avoir l'IRM facile devant une cervicalgie au cours de la PR...

QROC 10	• Score HAQ	3	• "Health Assessment Questionnaire" : - Recherche des difficultés dans les actes de la vie quotidienne. - Recherche l'utilisation d'aides techniques pour ces activités. - Un score HAQ >0.5 est i, signe de sévérité.
QROC 11	• Folates	3	• Logique si on comprend le mode d'action du MTX • C'est un antimétabolite inhibant la voie des folates • La supplémentation vise à limiter sa toxicité hématologique.
QROC 12	• Hebdomadaire • ou 1x/ semaine	3	• Je me permets d'insister sur ce point essentiel. • Piège se glissant souvent dans les dossiers. • Médicolégalement, il faut indiquer sur l'ordonnance le jour où la prise doit avoir lieu !!
QROC 13	• Erosion tête 5è métatarsien	3	• Autre signe précoce : La déminéralisation en bande épiphysaire autour des articulations touchées.
QROC 14	• Péricardite	3	• Diagnostic évoqué devant : - Le terrain : PR - La clinique : douleur à l'inspiration, soulagement à l'antéflexion. - Sur l'ECG, on rechercherait l'évolution typique en 4 phases (en plus du sous décalage de PQ +++) : × Sus ST diffus en dos de chameau sans miroir × Ondes T plates × Négativation des ondes T × Normalisation vers 1 mois d'évolution.
QROC 15	• 5 à 10 ans • (Tout délai entre 5 et 10 ans accepté)	3	• La PR est une maladie non seulement invalidante mais grave et entraînant une surmortalité. • Causes de décès prématuré : - Affections cardiovasculaires : l'inflammation chronique est un FRCV majeur +++ - Causes infectieuses et néoplasiques sous traitement IS. - Atteintes viscérales sévères de la PR : Amylose AA, diastasis C1-C2
QROC 16	• Carpite fusionnante	3	• Ce genre d'atteintes ne devrait plus se voir avec les traitements actuels.
QROC 17	• Pouces en Z	3	• Autres déformations à connaître : - Déformation en coup de vent ulnaire - Déformation des doigts en col de cygne - Déformation des doigts en boutonnière - Aspect en touche de piano des poignets (luxation de la styloïde ulnaire)

QROC 18	• Léflunomide • OU Sulfasalazine	3	• Cf Schéma résumé HAS 2008.
QROC 19	• Néphélométrie • Ou ELISA	3	• Question pour insister sur le fait qu'il faut oublier les termes de Latex et Waaler Rose.
QROC 20	• Souffle de rétrécissement aortique (+ Insuffisance aortique) • Bonus + 3 points si répondu maladie aortique.	3	• Ici le premier souffle est systolique (entre B1 et B2), intense et râpeux donc assez évocateur de rétrécissement aortique (mais j'admets que ce n'est pas facile du tout !). • On entend par la suite un souffle plus doux et diastolique d'insuffisance aortique à l'auscultation du même foyer cardiaque. • L'association RA + IA donne la **maladie aortique**. • Si vous doutez en dossier, restez logiques et cohérents avec vos connaissances (quelle que soit l'iconographie). La polyarthrite rhumatoïde peut se compliquer de RA = c'est sûrement ce souffle qu'on vous posera.
		60	**Total QROC**

FICHE DE SYNTHESE : POINTS CLES UE POUR MIEUX REPONDRE AUX QUESTIONS ISOLEES ET AUX DOSSIERS CLINIQUES PROGRESSIFS	
Titres	**Eléments à cocher lors des QCM Mots clés des QROC**
ZEROS	• Oublier les mesures associées au Methotrexate : - Contraception +++ - Folates +++ - Prise hebdomadaire, pas quotidienne +++
Epidémiologie	• Rhumatisme inflammatoire le plus fréquent de l'adulte • Prévalence 0.5% de la population adulte • Atteint typiquement la femme de 50 ans
Physiopathologie	• Une lésion élémentaire : la synovite inflammatoire. • Maladie poly factorielle : facteurs génétiques, immunologiques, environnementaux...
Clinique	• Mode de découverte : Polyarthrite **bilatérale**, **symétrique** et **nue** touchant : - Poignets, Articulations MTP et IPP - Squeeze Test positif - Rythme inflammatoire - Respect des interphalangiennes distales. • Manifestations extra articulaires : en phase d'état principalement - Signes généraux : AEG, fébricule - Nodules rhumatoïdes : tendons des extenseurs, tendon d'Achille, crête ulnaire. - Adénopathies : superficielles infra centimétriques - Syndrome sec : xérophtalmie, xérostomie - Atteinte cardiaque: péricardite, myocardite - Atteinte rénale : Amylose AA principalement - Atteinte pulmonaire : Infections, Pleurésie rhumatoïde, PID, Nodules pulmonaires. - Atteinte oculaire : sclérite, épisclérite - Atteinte hématologique : Anémie inflammatoire, Syndrome de Felty
Diagnostic différentiel	• Lupus Erythémateux Disséminé +++ • Rhumatisme psoriasique +++ • Etiologies infectieuses et post infectieuses : Osler, Rhumatisme post streptococcique • Arthropathies micro cristallines évoluées.
Examens complémentaires	• Imagerie : Signes radiologiques retardés de 6 mois à 1 an - Radio de thorax de Face - Radiographies mains (F+P) et pieds (F+ 3/4) +/- articulations douloureuses - IRM et échographie : signes précoces • Biologie : NF, CRP, Créatininémie, BU, Bilan hépatique • Bilan auto immun : FR, ACPA, ACAN, Anti ADN natif • Ponction articulaire +++ si épanchement
Traitement	• Symptomatique - Médicamenteux : Antalgiques, AINS lors des poussées inflammatoires - Physiothérapie / Rééducation / Ergothérapie (Orthèses posturales) - Local : Infiltrations, synoviorthèses isotopiques • De fond : - Methotrexate PO en 1ère intention +++ et ses 3 mesures associées. • Surveillance : Efficacité, Observance, Tolérance du MTX - Clinique : Articulations gonflées, douloureuses, état général, qualité de vie... - Indices composites : DAS, HAQ - Paraclinique : Radiographies répetées, NF, CRP, Créatininémie, Bilan hépatique.

UE questions isolées Item 193

Spondylarthrite Inflammatoire

1 Enoncé

QCM 1	Concernant l'épidémiologie des Spondylarthrites :

A - Leur prévalence est de 5%, juste devant la Polyarthrite Rhumatoïde
B - Le tabagisme est un facteur de risque commun aux spondylarthrites
C - Elle touche plus souvent les hommes que les femmes
D - Quand elle s'associe avec une polyarthrite rhumatoïde, on parle de syndrome de Sharp.
E - Elles touchent typiquement des sujets plus jeunes que la Polyarthrite Rhumatoïde
F - Le HLA B27 est un facteur de risque commun aux spondylarthrites
G - L'arthrite gonococcique fait partie du groupe des Spondylarthrites
H - Les Spondylarthrites sont un groupe de maladies caractérisées par une synovite destructrice.

QCM 2	Concernant le syndrome perlvirachidien des spondylarthrites :

A - L'atteinte rachidienne est principalement cervicale.
B - On évoque le diagnostic de spondylarthropathie après 6 semaines de rachialgies inflammatoires
C - Les rachialgies cèdent typiquement à l'activité physique
D - L'atteinte rachidienne évolue d'abord de manière descendante puis ascendante
E - L'indice de Schober repose sur la mesure doigt - sol à l'antéflexion
F - Les rachialgies cèdent typiquement au repos nocturne
G - Un indice de Schober à 10 + 2 cm est pathologique
H - On parle de fessalgie à bascule quand cette dernière évolue selon différentes topographies radiculaires
I - Une pygalgie entraîne typiquement une abolition du réflexe rotulien homolatéral

QCM 3	Quelles atteintes extra articulaires devez-vous rechercher chez un patient suspect de Spondylarthropathie ?

A - Eczéma atopique
B - Myocardiopathie hypertrophique
C - Uvéite antérieure aigue
D - Constipation maladie
E - Acné
F - Diarrhée glairo sanglante
G - Sclérite
H - Fistule anale
I - Syndrome de Raynaud
J - Livedo réticulaire

QCM 4	Concernant les arthrites réactionnelles :

A - On les diagnostique par la culture positive de la bactérie en cause sur liquide articulaire
B - Elles sont exclusivement secondaires à des infections sexuellement transmissibles
C - Le Syndrome de Fitz Hugh Curtis est la forme la plus typique d'arthrite réactionnelle
D - Leur traitement fait appel à une bi antibiothérapie prolongée 6 à 12 semaines
E - Les arthrites réactionnelles ne sont pas associées avec HLA B27
F - Les arthralgies se chronicisent dans 80% des cas
G - Un épanchement puriforme à la ponction articulaire est évocateur d'arthrite réactionnelle
H - Une arthrite réactionnelle contre indique les traitements AINS du fait du risque de sepsis grave

QCM 5	**Vous recevez en consultation un patient présentant des rachialgies inflammatoires chroniques. Il se plaint depuis le matin même d'une forte baisse d'acuité visuelle droite. Concernant cette iconographie :** 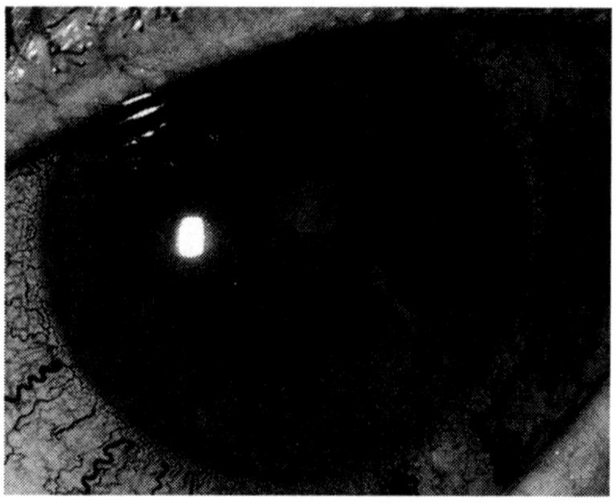

A - Vous identifiez un hypopion.
B - Vous identifiez des synéchies irido cristalliniennes.
C - Vous identifiez une rougeur conjonctivale en secteur.
D - Vous identifiez un signe de Seidel positif.
E - Vous identifiez un cercle périkératique.
F - Vous identifiez une hyphéma
G - Le diagnostic à poser est celui de conjonctivite dans le cadre d'une arthrite réactionnelle
H - Le diagnostic à poser est celui de kératite d'exposition
I - Le diagnostic à poser est celui d'uvéite antérieure aigue
J - Vous prescrivez une corticothérapie locale
K - Vous prescrivez un collyre à base de pilocarpine
L - Vous prescrivez un collyre à base d'atropine

QCM 6	**Lequel de ces germes n'est classiquement pas responsable d'arthrite réactionnelle ? (1 réponses)**

A - Chlamydia trachomatis
B - Bordtella pertussis
C - Yersinia enterolitica
D - Campylobacter jejuni
E - Shigella flexnerii
F - Salmonella enteritidus

QCM 7	**Quelle antibiothérapie est recommandée en première intention pour traiter une urétrite à Chlamydia Trachomatis ? (1 réponse)**

A - Ceftriaxone dose unique IM
B - Cefixime dose unique PO
C - Spectinomycine dose unique IM
D - Ciprofloxacine dose unique PO
E - Doxycycline dose unique PO
F - Gentamycine PO dose unique
G - Métronidazole dose unique per os
H - Pénicilline dose unique DU
I - Cotrimoxazole PO 10 jours
J - Azithromycine dose unique PO

QCM 8	**Concernant le terrain génétique associé aux Spondylarthrites :**

A - HLA B27 est un allèle codant pour une protéine du complément
B - HLA B27 est un allèle codant pour une interleukine pro inflammatoire
C - La prévalence du HLA B27 dans la population générale (non malade) est de 1%
D - Les patients atteints de spondylarthrite ankylosante sont HLA B27 positifs dans 90% des cas
E - Un patient HLA B27+ transmet sa Spondylarthrite ankylosante selon un mode autosomique dominant
F - Un patient HLA B27+ transmet sa Spondylarthrite ankylosante selon un mode autosomique Récessif
G - Sa présence confère un risque relatif de Spondylarthrite à 20 par rapport à la population générale
H - L'antigène HLA B27 porterait des motifs analogues à des antigènes bactériens, à l'origine de la maladie.

QCM 9	**Parmi les explorations d'imagerie au cours de la Spondylarthrite Ankylosante, quelles sont les réponses exactes ?**

A - Les signes radiologiques sont retardés de 8 à 12 semaines sur les manifestations cliniques
B - La colonne bambou est la conséquence de l'ossification des disques inter vertébraux
C - L'imagerie de première intention est l'IRM sacro iliaque
D - L'imagerie de première intention est l'IRM du Talus
E - La maladie se caractérise par la formation de syndesmophites qui sont des ossifications ligamentaires
F - L'échographie peut mettre en évidence au Doppler l'inflammation des enthèses
G - On parle de signe de Romanus devant le pincement de la partie antérieure d'un disque intervertébral
H - La sacro iliite est le critère majeur du diagnostic à l'imagerie
I - La scintigraphie osseuse au technétium 99 est spécifique mais peu sensible pour le diagnostic d'enthésite

QCM 10	**Le traitement de première intention d'une Spondylarthrite Ankylosante repose sur la ou lesquelles des thérapeutiques suivantes ?**

A - Anti inflammatoires non stéroïdiens
B - Methotrexate
C - Léflunomide
D - Sulfasalazine
E - Paracétamol
F - Anti TNF alphas
G - Hydroxyquinoléine
H - Kinésithérapie en extension rachidienne
I - Prednisone
J - Azathioprine
K - Radiothérapie externe des articulations douloureuses

QCM 11	**Parmi les propositions suivantes, lesquelles n'ont pas leur place dans le suivi d'un patient atteint de Spondylarthrite Ankylosante ?**

A - Dosage du complément C3C4 et CH50
B - Score composite SLAM
C - Recherche de HLA B27
D - Echelle visuelle analogique
E - Radiographies itératives du rachis et du bassin
F - CRP
G - Dosage du facteur rhumatoïde
H - Temps de saignement si patient sous AINS
I - Dosage des anticorps anti nucléaires
J - Indice de Schober
K - Epreuves fonctionnelles respiratoires

QCM 12	**Lequel de ces médicaments n'est pas connu pour être inducteur ou aggravateur de psoriasis ? (1 réponse)**

A - Lithium
B - Metoprolol
C - Ramipril
D - Interféron alpha
E - Ciclosporine
F - Hydroxychloroquine

QCM 13	**Parmi les signes cutanés suivants, lesquels sont en faveur de psoriasis chez un patient se plaignant de rachialgies inflammatoires ?**

A - Localisation aux zones photo exposées
B - Atteinte des coudes
C - Lésions alopéciante
D - Lésions vésiculeuses
E - Lésions érythémateuses
F - Respect des ongles
G - Lésions suintantes
H - Lésions squameuses
I - Evolution cicatricielle
J - Lésions mal limitées
K - Signe de Nikolsky positif
L - Phénomène de Koebner

QCM 14	**Concernant le rhumatisme psoriasique :**

A - Sa prévalence chez les patients souffrant de psoriasis est de 50 à 60%
B - L'association au HLA B27 est systématique
C - Elle respecte typiquement les interphalangiennes distales
D - Elle se présente radiologiquement par des lésions exclusivement destructrices
E - Son traitement peut reposer sur le Methotrexate, également employé pour le psoriasis cutané
F - Son traitement peut reposer sur la corticothérapie générale, également employée pour le psoriasis cutané
G - Les anti TNFα ne sont pas efficaces dans cette indication particulière

QCM 15	**Quels sont les éléments en faveur d'une maladie de Crohn (versus une recto colite hémorragique) chez votre patient présentant un syndrome pelvirachidien et une diarrhée chronique ?**

A - Aphtose buccale
B - Une atteinte continue sans intervalle de muqueuse saine aux explorations endoscopiques
C - La positivité des pANCA
D - La présence d'un granulome en histologie
E - L'absence de tabagisme actif du patient
F - La présence de fistule anale
G - Un syndrome de Koenig clinique
H - L'association à une cholangite sclérosante primitive
I - Une atteinte rectale prédominante
J - La positivité des coprocultures à Shigella disenteriae

QCM 16	**Vous suspectez chez un de vos patients une insuffisance aortique compliquant sa Spondylarthropathie. Quels éléments seront en faveur de ce diagnostic ?**

A - Une symptomatologie à type d'angor d'effort
B - Une pression artérielle pincée
C - Un pouls bondissant
D - Un roulement de Flint apexien
E - Une abolition de B2
F - Une hypertrophie ventriculaire gauche à type de surcharge diastolique à l'ECG
G - Une déviation du choc de pointe en bas et à gauche
H - Un souffle intense, râpeux, systolique au 2è espace intercostal droit
I - Un souffle doux, mélodieux, systolique, en apexo axillaire
J - L'irradiation d'un souffle le long du bord gauche sternal

QCM 17	**Ce même patient se plaint de palpitations. Quelle est votre diagnostic électrocardiographique ?**

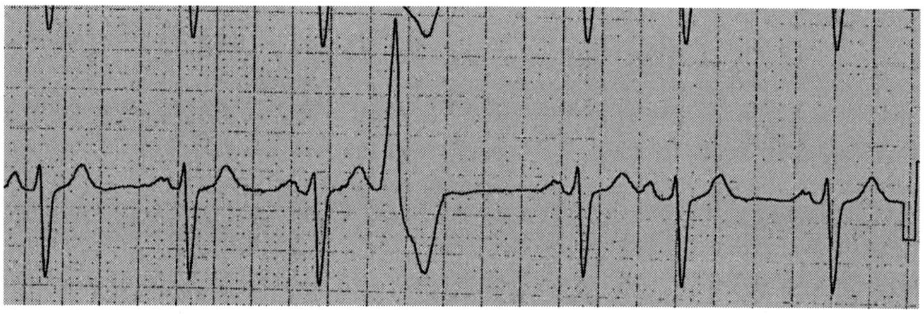

A - Extrasystole atriale
B - Extrasystole jonctionnelle
C - Extrasystole ventriculaire
D - ECG normal
E - Fibrillation atriale
F - Flutter atrial
G - Fibrillation ventriculaire
H - Tachycardie ventriculaire
I - Bloc auriculo ventriculaire 2è degré Mobitz 1
J - Bloc auriculo ventriculaire 2è degré Mobitz 2
K - Bloc auriculo Ventriculaire 1er degré

QCM 18	**Laquelle de ces complications n'est pas liée à la Spondylarthrite Ankylosante ? (1 réponse)**

A - Handicap fonctionnel avec cyphose lombaire
B - Handicap fonctionnel avec hypercyphose dorsale
C - Amylose AA
D - Insuffisance respiratoire obstructive
E - Insuffisance aortique
F - Ostéoporose
G - Flessum vicieux de hanche
H - Dysplasie bulleuse kystique des apex pulmonaires

QCM 19	**Concernant le traitement par AINS au cours de la Spondylarthrite Ankylosante :**

A - Les AINS ne doivent être utilisés qu'en seconde intention après échec d'un traitement de fond adéquat.
B - Ils sont efficaces dans plus de 70% des cas sur les douleurs du syndrome pelvirachidien
C - On les prescrit surtout en forme à libération prolongée en prise unique matinale
D - L'amélioration des douleurs en moins de 48h de traitement AINS est un critère diagnostic important
E - Les AINS ont des propriétés antalgiques, antipyrétiques, myorelaxantes et anti inflammatoires

QCM 20	**Quels sont dans cette liste les facteurs de mauvais pronostic de la Spondylarthrite Ankylosante ?**

A - Maladie déclenchée par une infection génitale à Chlamydia
B - Intensité du syndrome inflammatoire biologique
C - Présence d'une dactylite
D - Début tardif de la maladie (après 35 ans)
E - Résistance aux antalgiques de pallier 2
F - Atteinte des interphalangiennes distales
G - Positivité de HLA B27
H - Titre élevé des anticorps anti CCP
I - Score DAS >3.2

QROC 1	Quelle est l'enthésite la plus fréquente au cours de la Spondylarthrite Ankylosante ? Texte libre (1 à 3 mots)
QROC 2	Quel est le retard moyen des modifications de la radiologie standard par rapport au début des symptômes cliniques de la maladie ? Texte libre (1 à 3 mots)
QROC 3	Quel examen pouvez-vous demander pour mettre en évidence une sacro iliite de manière précoce en cas de radio de bassin normale ? Texte libre (1 à 3 mots)
QROC 4	Comment appelle t'on l'érosion des coins antérieurs des vertèbres au cours de la spondylarthrite ankylosante ? Texte libre (1 à 3 mots)
QROC 5	Quelle bactérie responsable d'infections génitales est typiquement à l'origine d'arthrites réactionnelles ? Texte libre (1 à 3 mots)
QROC 6	Quelle proportion des maladies inflammatoires chroniques intestinales se compliquent d'arthrites périphériques ou de sacro iliites ? Texte libre (1 à 3 mots)
QROC 7	Quelle est l'indication des anti TNF alphas dans la Spondylarthrite Ankylosante ? Texte libre (1 à 3 mots)
QROC 8	Citez un index d'activité utile au suivi de la Spondylarthrite Ankylosante ? Texte libre (1 à 3 mots)
QROC 9	Quelles sont les 2 atteintes articulaires de mauvais pronostic au cours d'une spondylarthrite ? Texte libre (1 à 3 mots)
QROC 10	A quoi correspond radiologiquement le stade I de la sacro iliite ? Texte libre (1 à 3 mots)
QROC 11	Quel type de Spondylarthropathie est le plus fortement associé à HLA B27 ? Texte libre (1 à 3 mots)
QROC 12	Quelles sont les 3 indications de co prescription d'un inhibiteur de pompe à protons lors d'un traitement par AINS ? Texte libre (1 à 3 mots)
QROC 13	Quelle valvulopathie peut classiquement compliquer la Spondylarthrite Ankylosante ? Texte libre (1 à 3 mots)
QROC 14	Combien d'AINS faut-il essayer avant de conclure à l'inefficacité de cette classe thérapeutique ? Texte libre (1 à 3 mots)
QROC 15	Proposez deux traitements locaux d'une arthrite périphérique au cours des Spondylarthropathies ? Texte libre (1 à 3 mots)
QROC 16	Citez deux traitements par voie générale qui peuvent traiter à la fois les manifestations cutanées et rhumatismales du psoriasis ? Texte libre (1 à 3 mots)
QROC 17	Quelle thérapeutique peut provoquer une évolution érythrodermique du psoriasis à son sevrage ? Texte libre (1 à 3 mots)
QROC 18	Quelle infection chronique peut aggraver les différentes manifestations du psoriasis ? Texte libre (1 à 3 mots)
QROC 19	Quelle manifestation cutanée (en dehors d'un éventuel psoriasis associé) faut-il rechercher chez un patient suspect de maladie de Crohn ? Texte libre (1 à 3 mots)
QROC 🎬	Visualisez la vidéo numéro 3 (Pas de son). Quel test est réalisé sur la vidéo ? Est-il pathologique ? Texte libre (1 à 3 mots)

2 Corrigé

		V F	Cotation	Commentaires, conseils et coaching
QCM 1	A -	F	1	• Quelques mots sur l'épidémiologie des Spondylarthrites : - Prévalence globale 0.5% de la population (2è rhumatisme après la PR) - Sex ratio 1.5 Hommes pour 1 Femme - Age de début jeune < 35 ans • Pas d'influence particulière du tabagisme sur la Spondylarthrite ankylosante. • Syndrome de Sharp = "connectivite mixte" associant des signes de PR, sclérodermie ou lupus érythémateux. Les spondylarthrites ne sont pas des connectivites. • Arthrite gonococcique = **septique** ! Ne pas confondre avec les arthrites **réactionnelles** secondaires aux infections par chlamydia entre autres. • La synovite est caractéristique de la PR, pas des spondylarthrites
	B -	F	1	
	C -	V	1	
	D -	F	1	
	E -	V	1	
	F -	V	1	
	G -	F	1	
	H -	F	1	
QCM 2	A -	F	1	• Le syndrome pelvirachidien se caractérise par : - Des dorsolombalgies de rythme inflammatoire sur une durée >3 mois, évoluant de manière descendante puis ascendante. - Pygalgies = fessalgies : douleurs souvent à bascules qui n'ont aucune topographie radiculaire. Le terme de sciatalgie tronquée est donc trompeur. - Arthrite des articulations du sternum. • Indice de Schober : On marque l'épineuse de L5 et 10cm au dessus. On demande au patient d'effectuer une antéflexion. Une augmentation de l'écart entre les 2 points de moins de 3/4 cm signe une **raideur** rachidienne.
	B -	F	1	
	C -	V	2	
	D -	V	2	
	E -	F	1	
	F -	F	1	
	G -	V	2	
	H -	F	1	
	I -	F	1	
QCM 3	A -	F	1	• Les manifestations extra articulaires des Spondylarthrites à toujours rechercher au diagnostic et au suivi : - **Uvéite antérieure aigue** +++ du fait du risque de séquelles à types de synéchies. - **Psoriasis** - **Complications cardiaques** : Valvulaires ou Rythmiques - **Maladies inflammatoires chroniques de l'intestin**, en particulier Crohn : diarrhée glairo sanglante et atteinte proctologique +++ • Petit piège de l'Acné qui peut s'intégrer dans le syndrome SAPHO... • Les Spondylarthrites ne sont pas des collagénoses ni des vascularites. On ne s'attend pas à retrouver un livedo ou un Raynaud.
	B -	F	1	
	C -	V	2	
	D -	F	1	
	E -	V	2	
	F -	V	2	
	G -	F	1	
	H -	V	2	
	I -	F	1	
	J -	F	1	
QCM 4	A -	F	1	• QCM pour jouer sur la confusion fréquente entre arthrite septique et arthrite réactionnelle à une infection : - Arthrite réactionnelle = ASEPTIQUE - La ponction articulaire ramène un liquide inflammatoire, puriforme (très riche en neutrophiles, mais stérile en culture. - Il existe comme les autres Spondylarthrites une association à HLA B27 inconstante - Evolution chronique dans 20% des cas • Ne pas confondre les manifestations post infectieuses dues à Chlamydia trachomatis : - **Syndrome de Fitz Hugh** Curtis : Péri hépatite diagnostiquée par cœlioscopie - **Arthrite réactionnelle** (Parfois appelée syndrome de Fiessinger Leroy Reiter) qui sous sa forme complète associe : arthrite + urétrite + conjonctivite.
	B -	F	1	
	C -	F	1	
	D -	F	1	
	E -	F	1	
	F -	F	1	
	G -	V	3	
	H -	F	1	

<table>
<tr><td rowspan="12">QCM 5</td><td>A -</td><td>F</td><td>1</td><td rowspan="12">• On retrouve chez ce patient :
- Un œil rouge diffus avec cercle périkératique
- Avec baisse de l'acuité visuelle
- Déformations pupillaires à type de synéchies irido cristalliniennes

• Le diagnostic le plus probable est donc l'UAA (la conjonctivite n'entraine pas de baisse d'acuité visuelle ni de déformation de la pupille). Son traitement repose sur :
- Une corticothérapie locale à visée anti inflammatoire
- Un collyre MYDRIATIQUE (éviter l'aggravation des synéchies)
- Pour rappel : ne confondez surtout pas
× Collyre myotique = Pilocarpine (pour le GAFA)
× Collyre mydriatique = Atropine (Pour l'UAA)</td></tr>
<tr><td>B -</td><td>V</td><td>3</td></tr>
<tr><td>C -</td><td>F</td><td>1</td></tr>
<tr><td>D -</td><td>F</td><td>1</td></tr>
<tr><td>E -</td><td>V</td><td>2</td></tr>
<tr><td>F -</td><td>F</td><td>1</td></tr>
<tr><td>G -</td><td>F</td><td>1</td></tr>
<tr><td>H -</td><td>F</td><td>1</td></tr>
<tr><td>I -</td><td>V</td><td>2</td></tr>
<tr><td>J -</td><td>V</td><td>2</td></tr>
<tr><td>K -</td><td>F</td><td>1</td></tr>
<tr><td>L -</td><td>V</td><td>2</td></tr>
<tr><td rowspan="6">QCM 6</td><td>A -</td><td>F</td><td>1</td><td rowspan="6">• Question facile.

• Bordtella pertussis est bien sur l'agent de la coqueluche.

• Concernant les bactéries responsables d'arthrites réactionnelles, elles donnent :
- Des infections génitales : chlamydia trachomatis +++
- Des infections digestives : Shigella, Yersinia, Salmonelles, Campylobacter

• Vous remarquerez que ce sont les mêmes bactéries qui donnent des syndromes dysentériformes (cf infectiologie) ! Faites un peu d'économie de cerveau, pas besoin d'apprendre deux tiroirs.</td></tr>
<tr><td>B -</td><td>V</td><td>3</td></tr>
<tr><td>C -</td><td>F</td><td>1</td></tr>
<tr><td>D -</td><td>F</td><td>1</td></tr>
<tr><td>E -</td><td>F</td><td>1</td></tr>
<tr><td>F -</td><td>F</td><td>1</td></tr>
<tr><td rowspan="10">QCM 7</td><td>A -</td><td>F</td><td>1</td><td rowspan="10">• QCM transversal sur l'antibiothérapie des urétrites vénériennes. On rappelle que l'on couvre systématiquement en cas d'urétrite :
- Le gonocoque :
× Ceftriaxone IM dose unique
× Ou Cefixime PO si IM contre indiquée
× Ou Spectinomycine IM si C3G contre indiquées

- ET Chlamydia trachomatis
× Azithromycine PO dose unique +++
× Ou doxycycline 7 jours PO</td></tr>
<tr><td>B -</td><td>F</td><td>1</td></tr>
<tr><td>C -</td><td>F</td><td>1</td></tr>
<tr><td>D -</td><td>F</td><td>1</td></tr>
<tr><td>E -</td><td>F</td><td>1</td></tr>
<tr><td>F -</td><td>F</td><td>1</td></tr>
<tr><td>G -</td><td>F</td><td>1</td></tr>
<tr><td>H -</td><td>F</td><td>1</td></tr>
<tr><td>I -</td><td>F</td><td>1</td></tr>
<tr><td>J -</td><td>V</td><td>3</td></tr>
<tr><td rowspan="8">QCM 8</td><td>A -</td><td>F</td><td>1</td><td rowspan="8">• Question un peu spécifique sur la fameux HLA B27 qui nous permet d'aborder la physiopathologie des Spondylarthropathies :
- Il s'agit d'un allèle du complexe majeur d'histocompatibilité
- Présent chez 10 % de la population mais dans 60 à 90% des Spondylarthrites.
- Cela représente un risque relatif x200 de développer une Spondylarthrite ankylosante.
- Il existe une hypothèse d'une analogie de structure entre le HLA B27 et des antigènes bactériens à l'origine d'une rupture de la tolérance envers l'auto antigène.
- Cependant pas de transmission mendélienne des spondylarthropathies.</td></tr>
<tr><td>B -</td><td>F</td><td>1</td></tr>
<tr><td>C -</td><td>F</td><td>1</td></tr>
<tr><td>D -</td><td>V</td><td>3</td></tr>
<tr><td>E -</td><td>F</td><td>1</td></tr>
<tr><td>F -</td><td>F</td><td>1</td></tr>
<tr><td>G -</td><td>F</td><td>1</td></tr>
<tr><td>H -</td><td>V</td><td>3</td></tr>
<tr><td rowspan="8">QCM 9</td><td>A -</td><td>F</td><td>1</td><td rowspan="8">QCM sur les différentes explorations radiologiques des Spondylarthrites : on demande

• Radiographies standard : rachis cervico thoraco lombaire, Bassin de face. Retard des signes radiologiques de plusieurs années !
- Au rachis : Syndesmophites, puis colonne bambou (ossification des ligaments inter vertébraux), signe de Romanus (Erosion du coin d'une vertèbre).</td></tr>
<tr><td>B -</td><td>F</td><td>1</td></tr>
<tr><td>C -</td><td>F</td><td>1</td></tr>
<tr><td>D -</td><td>F</td><td>1</td></tr>
<tr><td>E -</td><td>V</td><td>2</td></tr>
<tr><td>F -</td><td>V</td><td>2</td></tr>
<tr><td>G -</td><td>F</td><td>1</td></tr>
<tr><td>H -</td><td>V</td><td>2</td></tr>
</table>

QCM	Item	Réponse	Points	Commentaire
	I -	F	1	- Au bassin : recherche de sacro iliite en 4 stades, moyen mnémotechnique **EFICA** × Stade 1 : **E**largissement des berges × Stade 2 : **F**lou **I**rrégulier de l'**I**nterligne (en timbre poste) × Stade 3 : **C**ondensation des berges × Stade 4 : **A**nkylose • +/- IRM sacro iliaque : sur avis spécialisé • +/- Echographie des enthèses : hypertrophie de l'enthèse et hyperhémie au Doppler • +/- Scintigraphie osseuse : sensible mais aspécifique pour la recherche d'enthésite.
QCM 10	A -	V	2	Le traitement de la Spondylarthrite Ankylosante repose en première intention sur : • Les AINS +++ : - A posologie optimale - Forme à libération prolongée, per os, le soir, pour couvrir les douleurs nocturnes ! - Tenter au moins 3 molécules différentes avant de conclure à leur échec. - Ne pas oublier de chercher une indication de la co prescription d'oméprazole ! • Les mesures associées +++ - Médicamenteuses : antalgiques, myorelaxants... - Infiltrations : corticoïdes - Rééducation : en extension rachidienne +++ - Ergothérapie, corsets - Mesures sociales : Affection Longue durée, adaptation du poste de travail... - Education du patient, soutien psychologique.
	B -	F	1	
	C -	F	1	
	D -	F	1	
	E -	V	2	
	F -	F	1	
	G -	F	1	
	H -	V	2	
	I -	F	1	
	J -	F	1	
	K -	F	1	
QCM 11	A -	V	2	• La surveillance du patient atteint de Spondylarthropathie repose sur : - Cliniquement : × Douleur, Réveils nocturnes, Indice de Schober, Ampliation du thorax. × Rechercher l'atteinte axiale, périphérique, et les signes extra articulaires. - Indices composites : BASDAI et BASFI - Biologique : CRP. Inutilité du bilan auto immun et de la répétition du HLA B27... - Radiologique : Rachis et bassin tous les 2 à 3 ans.
	B -	V	2	
	C -	V	2	
	D -	F	1	
	E -	F	1	
	F -	F	1	
	G -	V	2	
	H -	V	2	
	I -	V	2	
	J -	F	1	
	K -	F	1	
QCM 12	A -	F	2	• Question facile, même si on ne connait pas par cœur les médicaments inducteurs de psoriasis. • La ciclosporine étant un des traitements majeurs du psoriasis, il n'est vraisemblablement pas à l'origine de son aggravation... • Question déjà tombée à l'ECN, les 5 médicaments inducteurs de psoriasis à retenir : - Beta Bloqueurs +++ - Inhibiteurs de l'enzyme de conversion - Sels de lithium - Interférons - Antipaludéens de Synthèse
	B -	F	2	
	C -	F	2	
	D -	V	3	
	E -	F	2	
QCM 13	A -	F	1	• Question transversale sur la sémiologie dermatologique du psoriasis, également déjà abordée dans un dossier à l'ECN. Petit rappel : - Lésion élémentaire : Plaque érythémato squameuse bien limitée et arrondie - Localisation aux zones de frottement : Coudes, Genoux, Sacrum, Ongles... - Prurit dans la moitié des cas - Non alopéciant - Guérison de la plaque sans cicatrice. • Phénomène de Koebner : plaques de psoriasis apparaissant sur la localisation d'un traumatisme cutané.
	B -	V	2	
	C -	F	1	
	D -	F	1	
	E -	V	2	
	F -	F	1	
	G -	F	1	
	H -	V	2	
	I -	F	1	
	J -	F	1	
	K -	F	1	

QCM	Item	Réponse	Points	Commentaire
	L -	V	2	• Signe de Nikolsky : décollement cutané au frottement de la peau péri lésionnelle. Il est présent dans 3 pathologies pour l'ECN (+++) : - Le Pemphigus mais pas la pemphigoïde. - Les toxidermies type Lyell - L'épidermolyse staphylococcique du nouveau né (cf érythrodermie)
QCM 14	A -	F	2	• Quelques pièges faciles à déjouer dans cette question : - Présence du rhumatisme psoriasique dans 25% des psoriasis - Association moindre avec HLA B27 que la spondylarthrite ankylosante - Lésions destructrices et constructrices associées à la radiologie - Efficacité du Methotrexate et des Anti TNFα +++ dans cette indication. Le traitement est alors un peu semblable à celui de la polyarthrite Rhumatoïde. • Attention cependant ! Si la corticothérapie orale efficace sur le rhumatisme psoriasique, elle est fortement déconseillée pour traiter l'atteinte cutanée du fait du risque de **rebond érythrodermique** à l'arrêt du traitement. C'est un des seuls 0 de l'item psoriasis +++.
	B -	F	2	
	C -	F	2	
	D -	F	2	
	E -	V	3	
	F -	F	2	
	G -	F	2	
QCM 15	A -	V	2	• La question du diagnostic différentiel entre Crohn et Recto Colite Hémorragique est à connaitre sur le bout des doigts. Seront en faveur du Crohn : - Une atteinte non continue, avec intervalles de muqueuse digestive saine - Une atteinte iléale prédominante - Une atteinte de tout le tube digestif : aphtose buccale, lésions anales - Un tabagisme actif du patient (aggrave le Crohn, améliore la RCH) - La présence d'une inflammation transmurale en histologie - La présence d'un granulome en histologie - La positivité des ASCA (Positivité des pANCA pour le Crohn) • Un syndrome de Koenig traduit une sub occlusion grêle, en faveur du Crohn puisque la RCH ne concerne jamais le grêle. • C'est la RCH qui est associée à la cholangite sclérosante primitive.
	B -	F	1	
	C -	F	1	
	D -	V	2	
	E -	F	1	
	F -	V	2	
	G -	V	2	
	H -	F	1	
	I -	F	1	
	J -	F	1	
QCM 16	A -	V	2	• Les valvulopathie sont tombées à l'ECN 2014... avec plein de questions de sémiologie clinique. Bonne raison pour faire un petit rappel sur l'insuffisance aortique compliquant les Spondylarthropathies. Résumé sur la clinique : - Signes fonctionnels : Dyspnée et Angor d'effort +/- insuffisance cardiaque tardive - Signes physiques : × Pouls Bondissant × Elargissement de la Tension Artérielle différentielle (à repérer en dossier !) × Choc de pointe dévié en bas à gauche × Souffle : diastolique, maximal au 2ème EIC droit, irradiant au bord sternal G. × Roulement de Flint apexien : Bruit résultant de la rencontre entre le flux rétrograde de l'IA avec le flux antérograde en provenance de l'oreillette gauche.
	B -	F	1	
	C -	V	2	
	D -	V	2	
	E -	F	1	
	F -	V	2	
	G -	V	2	
	H -	F	1	
	I -	F	1	
	J -	V	2	
QCM 17	A -	F	1	• ECG typique d'extra systole avec : - Un QRS précoce - Suivi d'un repos compensateur. • Ne pas confondre les extra systoles : - Atriales : Onde P différente, QRS fin. - Jonctionnelles : Pas d'onde P, QRS fin - Ventriculaire : Pas d'onde P, QRS élargi. • Deux ECG à interpréter à l'ECN 2014 sur neuf dossiers, soyez au point !
	B -	F	1	
	C -	V	1	
	D -	F	1	
	E -	F	1	
	F -	F	1	
	G -	F	1	
	H -	F	1	
	I -	F	3	
	J -	F	1	
	K -	F	1	
QCM 18	A -	F	1	• Complications propres des Spondylarthrites : - Amylose AA - Cardiaques : Troubles du rythme, insuffisance aortique - Os : ostéoporose (comme toute inflammation chronique)
	B -	F	1	
	C -	F	1	
	D -	V	3	
	E -	F	1	
	F -	F	1	

	G -	F	1	- Handicap fonctionnel majeur : Cyphose lombaire, Cyphose dorsale exagérée... - Pulmonaires : Fibrose, Dysplasie kystique des apex, syndrome **restrictif** par diminution de l'ampliation thoracique !
	H -	F	1	
QCM 19	A -	F	2	• Question rapide : - 4 propriétés des AINS : antalgique, anti inflammatoire, antipyrétique, anti agrégant plaquettaire. • Prise d'AINS : libération prolongée mais le soir ! Cela permet de couvrir les douleurs inflammatoires nocturnes.
	B -	V	3	
	C -	F	2	
	D -	V	3	
	E -	F	2	
QCM 20	A -	F	1	• Ne pas confondre les facteurs pronostics de la PR et des Spondylarthrites. Concernant ces dernières on retient 5 facteurs de sévérité : - Un début précoce <16 ans - L'intensité du syndrome inflammatoire biologique - Une résistance aux AINS - Présence d'une coxite - Présence d'une dactylite.
	B -	V	3	
	C -	V	3	
	D -	F	1	
	E -	F	2	
	F -	F	1	
	G -	F	2	
	H -	F	1	
	I -	F	1	
			260	**Total QCM**

	Réponses	Cotation	Commentaires, conseils et coaching
QROC 1	• Talalgie	3	• Elle peut être unilatérale, bilatérale, à bascule, comme pour la pygalgie. • On palpe systématiquement toutes les enthèses
QROC 2	• 7 ans en moyenne • (5 à 10 ans : accepté)	3	• Les modifications radiologiques sont donc plus tardives que pour la polyarthrite rhumatoïde (6 à 12 mois)
QROC 3	• IRM sacro iliaques	3	• L'IRM est modifiée de manière bien plus précoce que la radiologie standard.
QROC 4	• Signe de Romanus	3	• La présence d'un signe de Romanus augmente le risque de développement d'un syndesmophyte sur le coin antérieur en question.
QROC 5	• Chlamydia trachomatis	3	• Ne pas oublier cependant que des infections bactériennes digestives peuvent également donner des arthrites réactionnelles.
QROC 6	• 10 à 20%	3	• Si on prend strictement les critères de Spondylarthrite ankylosante, c'est moins encore (5%).

QROC 7	• Echecs de >=3 AINS • Pendant >= 3 mois	3	• Il s'agit de traitements coûteux avec de nombreux effets secondaires potentiels. L'inefficacité des AINS doit donc être documentée avant qu'on ait recours aux anti TNF.
QROC 8	• Score BASDAI • ou Score BASFI	3	• C'est un auto-questionnaire qui évalue entre autres : - Douleur - Asthénie - Raideur matinale
QROC 9	• Dactylite • Coxite	3	• La coxite est une atteinte sévère comme dans la polyarthrite rhumatoïde. Elle peut occasionner des attitudes vicieuses (Flessum).
QROC 10	• Pseudo élargissement des berges	3	• Retenir le moyen mnémotechnique EFICA cité plus haut.
QROC 11	• Spondylarthrite Ankylosante	3	• Toutes les spondylarthropathies ne sont pas aussi fortement associées à la présence du HLA B27 : - Spondylarthrite ankylosante : 90% des cas - Arthrite réactionnelle : environ 70% des cas - Rhumatisme psoriasique : environ 60% des cas
QROC 12	• Âge >65 ans • Antécédent d'ulcère gastrique • Traitement anti agrégant ou corticothérapie associée.	3	• Question classique et facile.
QROC 13	• Insuffisance Aortique	3	• Selon le référentiel de cardio : - La PR se complique plutôt de RA - Les spondylarthropathies se compliquent plutôt d'IA.
QROC 14	• Trois à Cinq acceptés.	3	• Il existe une réponse rapide en 48h aux AINS dans environ 70% des cas.
QROC 15	• Infiltration de corticoïdes • Synoviorthèse isotopique	3	• Synoviorthèse : infiltration dans l'articulation d'un isotope radioactif pour traiter localement l'inflammation.
QROC 16	• Methotrexate • Anti TNFα	3	• Le Methotrexate et les anti TNFα sont efficaces sur : - Le psoriasis (cutané) - Le rhumatisme psoriasique.
QROC 17	• Corticothérapie générale	3	• Grande prudence aux ECN concernant la prescription d'une corticothérapie générale chez un patient souffrant de psoriasis. Le risque est l'effet rebond avec évolution érythrodermique et ses conséquences : - Troubles hydro électrolytiques, déshydratation - Hypothermie / troubles de la thermorégulation - Infections

QROC 18	• Infection VIH	3	• En fonction du contexte, ne pas hésiter à demander une sérologie VIH. • Question de l'ECN 2011.
QROC 19	• Erythème noueux	3	• On rappelle les manifestations extra digestives de la maladie de Crohn : - Articulaires : groupe des Spondylarthropathies - Oculaires : Uvéite antérieure aigue - Cutanéomuqueuses : Erythème noueux, aphtose buccale - Hématologiques : Anémie mixte inflammatoire et ferriprive.
QROC 20	• Test de Schober	3	• Donc on rappelle la réalisation du test de Schober : On fait une marque sur L5 et une marque 10 cm plus haut. On demande au patient de se pencher en avant et on mesure le nouvel écart entre les 2 marques. • Une différence de moins de 4-5 cm est pathologique et en faveur d'une raideur rachidienne ! • Ici a priori écart de 3 cm = Raideur.
		60	**Total QROC**

<table>
<tr><th colspan="2">FICHE DE SYNTHESE : POINTS CLES UE POUR MIEUX REPONDRE
AUX QUESTIONS ISOLEES ET AUX DOSSIERS CLINIQUES PROGRESSIFS</th></tr>
<tr><th>Titres</th><th>Eléments à cocher lors des QCM
Mots clés des QROC</th></tr>
<tr><td>ZEROS</td><td>• Ne pas prescrire d'AINS à posologie efficace
• Prescrire une corticothérapie générale sur un psoriasis</td></tr>
<tr><td>Définition</td><td>• Spondylarthrites = Ensemble des rhumatismes inflammatoires ayant une présentation clinique et une prédisposition génétique en commun.
- Spondylarthrite Ankylosante (SpA)
- Rhumatisme psoriasique
- Arthrites réactionnelles
- Spondylarthrites associées aux MICI
- Syndrome SAPHO : Synovite, Acné, Pustulose, Hyperostose, Ostéite</td></tr>
<tr><td>Facteur de risque</td><td>• HLA B27 +++
- Risque relatif x200
- 90% en cas de SpA. 10% environ dans la population générale.</td></tr>
<tr><td>Clinique</td><td>• Epidémiologie : Homme, Jeune.
• Syndrome pelvi rachidien : Dorsolombalgies inflammatoires, Fessalgie
• Syndrome articulaire périphérique : Atteinte des IPD, Coxite, Dactylite...
• Enthésites périphériques : talalgie, tubérosité tibiale antérieure, ischion, Dactylite...
• Atteintes extra articulaires : rechercher systématiquement
- Uvéite antérieure aigue +++
- Maladies inflammatoires chroniques de l'intestin
- Psoriasis</td></tr>
<tr><td>Examens complémentaires</td><td>• Biologie : syndrome inflammatoire modéré

• HLA B27 : en cas de doute diagnostique, non systématique

• Imagerie :
- Radiographies standards : Retard +++ sur la clinique de 7 ans en moyenne
× Rachis entier : Syndesmophytes, Signes de Romanus, Mise au carré des vertèbres, colonne bambou...
× Bassin de Face : Sacro iliite (Moyen mnémotechnique EFICA)
× Thorax de face : signes de fibrose
- +/- IRM rachidienne et sacro iliaque, Echographie doppler des enthèses

• Recherche de complications +++ :
- ECG : troubles du rythme
- EFR : Syndrome restrictif</td></tr>
<tr><td>Traitement</td><td>• Mesures générales : ALD 100%, information, éducation, soutien psychologique.

• Traitement symptomatique :
- Médicamenteux : AINS +++, Antalgiques, Myorelaxants
- Local : infiltrations de corticoïdes, synoviorthèse isotopique
- Rééducation : travail en extension rachidienne, sur l'amplitude respiratoire
- Ergothérapie, corsets...

• Traitement de fond : en cas de résistance aux AINS seulement.

• Surveillance :
- Clinique
- Biologique : VS, CRP
- Radiologique : Bassin et Rachis tous les 2 ans
- Score BASDAI et BASFI</td></tr>
</table>

UE questions isolées — Item 197

Transplantation d'organe

1 Enoncé

QCM 1	Concernant l'épidémiologie de la transplantation en France, cochez les réponses justes :
A -	Le nombre de patients greffés annuellement augmente chaque année
B -	Environ 50 000 greffes ont lieu chaque année
C -	Le nombre de greffes cardiaques est supérieur au nombre de greffes rénales ou hépatiques
D -	La plupart des greffes se fait à partir de donneur cadavérique
E -	Environ 300 patients décèdent chaque année faute de greffon
F -	La transplantation rénale augmente l'espérance de vie par rapport à l'hémodialyse
G -	La transplantation rénale a le meilleur taux de survie des greffons à 1 an
H -	La transplantation cardiaque a le meilleur taux de survie des greffons à 1 an
I -	La transplantation hépatique a le meilleur taux de survie des greffons à 1 an
QCM 2	**Concernant les indications de la greffe :**
A -	Une greffe rénale est indiquée en cas de créatininémie >300µmol/L
B -	Une greffe rénale est indiquée en cas de clairance <25mL/min
C -	On ne peut faire de greffe rénale que sur un patient préalablement dialysé
D -	L'inscription sur la liste d'attente de greffon rénal se fait au stade 3B de l'IRC
E -	L'indication d'une greffe cardiaque est posée par une fraction d'éjection du VG <40%
F -	Une greffe hépatique est indiquée en cas d'hépatite virale fulminante
QCM 3	**Cochez les contre indications classiques à la greffe :**
A -	Sérologie VIH positive du donneur
B -	Sérologie CMV positive chez le donneur
C -	Cancer baso cellulaire cutané chez le donneur
D -	Sérologie EBV positive chez le donneur
E -	Receveur de 75 ans
F -	Cancer baso cellulaire cutané chez le receveur
G -	Sérologie EBV positive chez le receveur
H -	Receveur de 50 ans
I -	Haut risque cardiovasculaire du receveur
J -	Troubles psychiatriques graves du receveur
QCM 4	**Lesquelles de ces propositions sont des priorités nationales quant à l'attribution des greffons (donneur cadavérique) ?**
A -	Greffon et candidat à la transplantation localisés dans la même région
B -	Candidat à la transplantation affilié à une bonne complémentaire santé
C -	Donneur et receveur de la même famille
D -	Donneur et receveur ayant le même groupe sanguin Rhésus
E -	Enfants
F -	Urgences vitales
G -	Absence d'incompatibilité ABO
H -	Choix écrit du donneur de son vivant de donner ses organes à une personne en particulier
I -	Greffon compatible chez un candidat à la greffe ayant des anticorps anti HLA positifs
J -	Toutes les réponses précédentes sont justes.
QCM 5	**Cochez le ou les critère(s) clinique(s) correct(s) de mort cérébrale :**
A -	Myosis bilatéral serré aréactif
B -	Mydriase bilatérale réactive
C -	Absence de réflexes ostéo tendineux
D -	Absence de respiration spontanée vérifiée par épreuve d'hypocapnie
E -	Absence des réflexes du tronc cérébral
F -	Patient spontanément hypotherme
G -	Patient spontanément hypoglycémique
H -	Fasciculations diffuses et anarchiques
I -	Toutes les réponses sont justes

QCM 6	Concernant la confirmation paraclinique du diagnostic de mort encéphalique, cochez les réponses justes :
A -	Elle doit reposer sur un électroencéphalogramme et une angiographie des axes cérébraux
B -	Elle peut reposer sur une seule artériographie des axes cérébraux
C -	Elle peut reposer sur deux électrooculogrammes négatifs successifs
D -	Elle peut reposer sur le doppler transcranien
E -	Ces examens doivent se faire en l'absence d'hypothermie ou de trouble métabolique
F -	L'électroencéphalogramme doit être plat et réactif en amplification minimale
G -	Ces examens doivent se faire chez un patient adéquatement sédaté
H -	L'artériographie doit montrer une absence de circulation cérébrale sur au moins un hémisphère

QCM 7	Concernant le donneur vivant, cochez les réponses justes :
A -	Il s'agit du mode de transplantation le plus fréquent en France
B -	La survie du greffon est supérieure avec un donneur vivant qu'avec un donneur décédé
C -	Les mineurs peuvent faire un don d'organe solide
D -	Les parents du candidat à la greffe peuvent lui faire un donner un rein
E -	La fratrie du candidat à la greffe peuvent lui faire un donner un cœur
F -	Le consentement du donneur doit être écrit et recueilli devant le président du tribunal de grande instance
G -	Un comité de 5 experts doit systématiquement informer le donneur sur les risques du traitement
H -	Une personne justifiant de 1 an de vie commune avec le receveur peut lui donner un rein
I -	Le don est conditionné à l'existence d'un intérêt thérapeutique direct pour le donneur.

QCM 8	Lesquels des traitements suivants vont augmenter la concentration sanguine des anti calcineurines ?
A -	Amoxicilline
B -	Rifampicine
C -	Ibuprofène
D -	Erythromycine
E -	Repaglinide
F -	Nicardipine
G -	Kétoconazole
H -	Metformine
I -	Aucune des réponses précédentes.

QCM 9	Lesquels des traitements suivants vont diminuer la concentration sanguine des anti calcineurines ?
A -	Phénobarbital
B -	Fosphénytoine
C -	Rifampicine
D -	Amoxicilline
E -	Vérapamil
F -	Ritonavir
G -	Pamplemousse
H -	Cotrimoxazole
I -	Diclofenac

QCM 10	Parmi les molécules suivantes, retrouvez les deux inhibiteurs de la calcineurine : (2 réponses)
A -	Ciclosporine
B -	Sirolimus
C -	Basiliximab
D -	Belatacept
E -	Azathioprine
F -	Acide mycophénolique
G -	Prednisone
H -	Everolimus
I -	Tacrolimus

QCM 11	Concernant le mécanisme d'action des immunosuppresseurs, cochez les réponses justes :
A -	La Thymoglobuline est constituée d'anticorps polyclonaux anti lymphocytaires
B -	La prednisone est un anticorps monoclonal anti IL 2 récepteur
C -	La prednisone est un anti calcineurine
D -	Le sirolimus (Rapamune) agit en inhibant m-TOR
E -	Le sirolimus est un antimétabolite
F -	L'Azathioprine est un anti métabolite analogue de base purique
G -	L'Azathioprine est un anticorps monoclonal anti lymphocyte
H -	Le mycophénolate mofetil est un anti métabolite inhibiteur de base purique
I -	Le mycophénolate mofetil est un anti métabolite interférant avec le métabolisme folique

QCM 12	Concernant la tolérance des immunosuppresseurs, cochez les réponses justes :

A - La corticothérapie générale peut entraîner une obésité facio tronculaire
B - La corticothérapie générale peut entraîner des hypoglycémies symptomatiques
C - Les anticalcineurines sont néphrotoxiques
D - Les anticalcineurines entraînent un risque de diabète
E - Les anticalcineurines peuvent entraîner une atrophie gingivale
F - Les inhibiteurs de m-TOR ne sont pas néphrotoxiques
G - Les inhibiteurs de m-TOR sont intéressants en cas d'antécédent de cancer chez le greffé.
H - L'Azathioprine peut entraîner des cytopénies
I - Le mycophénolate mofetil peut entraîner des cytopénies
J - Les anticorps polyclonaux anti lymphocytaires entraînent une hyperleucocytose sévère.

QCM 13	Quel traitement est classiquement utilisé en schéma d'induction durant les premières semaines d'une greffe ? (1 réponse)

A - Azathioprine
B - Mycophénolate mofetil
C - Ciclosporine
D - Tacrolimus
E - Anticorps polyclonaux anti lymphocytaires
F - Methotrexate

QCM 14	Quel schéma est classiquement utilisé comme traitement d'entretien d'une greffe au long cours (rénale par exemple) ? (1 réponse)

A - Corticoïdes + Methotrexate
B - Corticoïdes + Azathioprine + Acide mycophénolique
C - Azathioprine + Acide mycophénolique + Methotrexate
D - Tacrolimus + Mycophénolate + Corticoïdes
E - Anticorps polyclonaux anti lymphocytaires + Corticoïdes

QCM 15	Concernant le test du cross match, cochez les réponses justes :

A - Il est réalisé juste après la greffe pour vérifier la compatibilité donneur - greffon
B - Il consiste à la mise en contact les lymphocytes du receveur et le sérum du donneur
C - Il consiste à la mise en contact les lymphocytes du donneur et le sérum du receveur
D - Il consiste à la mise en contact le complément du receveur et le sérum du receveur
E - S'il est positif, la greffe est autorisée
F - Si il est négatif, la greffe est contre indiquée
G - Il est dit négatif si on observe une lyse cellulaire
H - On l'appelle aussi test de Beth Vincent

QCM 16	Concernant les différents types de rejet, cochez les réponses justes :

A - Le rejet hyperaigu est lié à la présence d'anticorps préformés avant la greffe
B - Le rejet aigu cellulaire cible l'épithélium tubulaire
C - Le rejet aigu cellulaire se traite par échange plasmatique
D - Le rejet aigu humoral cible l'endothélium du capillaire péri tubulaire ou du glomérule
E - Le rejet aigu humoral se traite par corticothérapie
F - Le rejet aigu humoral se traite par échanges plasmatiques

QCM 17	Selon les critères de Milan, en cas de carcinome hépato cellulaire (CHC), quelles propositions sont des indications de transplantation hépatique à but curatif ?

A - Un nodule de CHC de 7cm
B - Deux nodules de CHC de 2cm et 4cm
C - Un nodule de CHC de 2 cm
D - Un nodule de CHC de 4cm
E - Trois nodules de CHC de 1cm
F - CHC métastatique

QCM 18	Concernant l'infection à CMV chez les transplantés, cochez les réponses justes :

A - Elle est particulièrement fréquente dans la 1ère année après une greffe
B - Un patient ayant des anticorps anti CMV positifs avant la greffe ne peut pas faire d'infection à CMV
C - Un patient dont le donneur du greffon avait des anticorps anti CMV positifs est protégé contre le CMV
D - On parle d'infection à CMV en l'absence de signes cliniques
E - On parle de maladie à CMV en cas de signes cliniques
F - Le virus CMV a un tropisme uniquement glandulaire
G - L'antiviral de première intention est le foscarnet
H - L'antiviral de première intention est le (val)aciclovir
I - L'antiviral de première intention est le (val)ganciclovir

QCM 19	**Quels sont les 3 cancers dont l'incidence est très augmentée chez les patients transplantés ? (3 réponses)**

A - Carcinome spinocellulaire
B - Cancer colorectal
C - Lymphome non Hodgkinien
D - Cancer prostatique
E - Sarcome de Kaposi
F - Cancer pulmonaire
G - Cancer du sein

QCM 20	**Quelle est la première cause de décès chez les transplantés rénaux ? (1 réponse)**

A - Rejet hyperaigu
B - Complications infectieuses
C - Complications néoplasiques
D - Iatrogénie médicamenteuse aigue
E - Complications cardio vasculaires.

QROC 1	Quels sont les 4 principes éthiques du don d'organe ? Texte libre (1 à 3 mots)
QROC 2	Quel organisme gère la répartition des organes prélevés et la liste des malades en attente de greffe ? Texte libre (1 à 3 mots)
QROC 3	Quel cadre légal définit les personnes éligibles au don d'organe (donneurs vivants) ? Texte libre (1 à 3 mots)
QROC 4	Donnez 3 causes d'apparition d'anticorps anti HLA ? Texte libre (1 à 3 mots)
QROC 5	Citez deux néphropathies ayant tendance à récidiver sur greffon rénal ? Texte libre (1 à 3 mots)
QROC 6	Quelle est la durée de la prophylaxie anti CMV et de la prophylaxie contre la pneumocystose après une greffe rénale ? Texte libre (1 à 3 mots)
QROC 7	A quelle infection virale peuvent être associés les lymphomes non Hodgkiniens chez les patients transplantés ? Texte libre (1 à 3 mots)
QROC 8	A partir de quel âge physiologique une greffe d'organe solide est elle classiquement contre indiquée ? Texte libre (1 à 3 mots)
QROC 9	Quel est le seul cancer solide dont le traitement curatif repose sur la transplantation ? Texte libre (1 à 3 mots)
QROC 10	Quel moyen avez-vous de vérifier le consentement présumé d'un patient en état de mort encéphalique au prélèvement d'organe ? Texte libre (1 à 3 mots)
QROC 11	Quel est la survie moyenne approximative à 10 ans d'une greffe rénale ? Texte libre (1 à 3 mots)
QROC 12	Comment qualifie-t-on une greffe rénale ayant lieu sans période préalable d'épuration extra rénale ? Texte libre (1 à 3 mots)
QROC 13	Comment vérifiez-vous l'absence totale de respiration spontanée chez un patient présumé en état de mort encéphalique ? Texte libre (1 à 3 mots)
QROC 14	Quelle antibiothérapie utilisez-vous pour traiter la légionellose pulmonaire d'un patient transplanté rénal sous tacrolimus ? Texte libre (1 à 3 mots)
QROC 15	Comment qualifie-t-on une greffe implantée à une position différente de la position anatomique normale de l'organe en question ? Texte libre (1 à 3 mots)
QROC 16	Quels sont les deux types possibles de donneurs d'organes décédés ? Texte libre (1 à 3 mots)
QROC 17	Citez deux complications chirurgicales précoces de la greffe rénale ? Texte libre (1 à 3 mots)

QROC 18	**Quel est votre diagnostic dermatologique chez ce patient greffé depuis 10 ans présentant une altération de l'état général et les lésions cutanées suivantes ?** 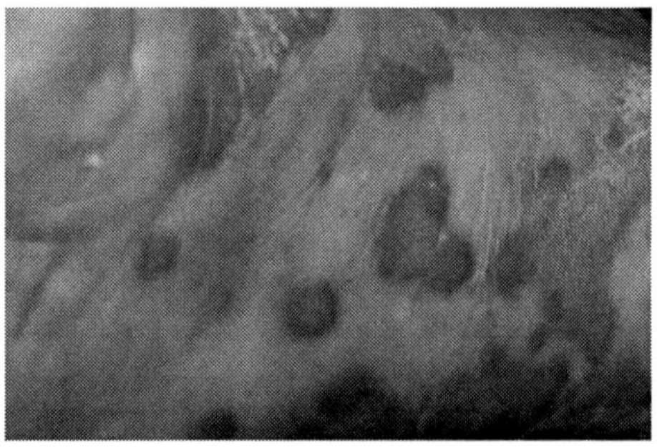 **Texte libre (1 à 3 mots)**
QROC 19	**Quel est votre diagnostic dermatologique chez votre patient greffé de longue date présentant une lésion chronique du vertex translucide, perlée et télangiectasique ?** **Texte libre (1 à 3 mots)**
QROC 20	**Citez 3 examens obligatoires avant une transplantation rénale ayant pour objectif de vérifier la compatibilité du greffon avec le receveur ?** **Texte libre (1 à 3 mots)**

2 Corrigé

		V F	Cota tion	Commentaires, conseils et coaching
QCM 1	A -	V	1	On entame ce chapitre ardu avec une question d'épidémiologie. Quelques notions générales à retenir : • Nombre de greffes annuellement : environ 5000, en augmentation. • Décès sur liste d'attente : 300 patients chaque année... • Greffe la plus pratiquée : Rein (plus fréquent que le foie, puis le cœur, puis le poumon) • Donneur : cadavérique 90%, donneur vivant 10% (en France) • Résultats à 10 ans en termes de survie du greffon : - 65% rein - 60% foie - 50% cœur
	B -	F	1	
	C -	F	1	
	D -	V	1	
	E -	V	1	
	F -	V	1	
	G -	V	1	
	H -	F	1	
	I -	F	1	
QCM 2	A -	F	2	Connaître toutes les indications des différentes greffes est hors de question, mais cela n'empêche pas de savoir déjouer quelques pièges simples. • Greffe rénale : globalement indiquée par l'insuffisance rénale chronique terminale. - On n'indique pas une greffe sur un chiffre de créatininémie isolé qui ne signifie rien. - La clairance de la créatinine est un des arguments pour démarrer un traitement de suppléance (dialyse ou greffe) mais pas le seul (Tolérance clinique et signes biologiques entrent en compte) - On peut greffer un patient jamais dialysé : c'est la greffe **PREEMPTIVE** +++. • Greffe hépatique : indiquée surtout en cas de cirrhose Child Pugh C, Hépatite fulminante, Carcinome hépato cellulaire localisé. • Greffe cardiaque : indiquée en cas d'insuffisance cardiaque réfractaire au traitement médical avec VO2 basse.
	B -	F	2	
	C -	F	2	
	D -	F	2	
	E -	F	2	
	F -	V	3	
QCM 3	A -	V	2	On recherche des contre indications (hors incompatibilité), souvent relatives, de la greffe à la fois : • Chez le donneur : - Infectieuses : VIH, VHB, VHC, infection systémique - Cancer récent - Âge physiologique avancé, mauvais état général • Chez le receveur : - Âge physiologique : limite classique à **65 ans** - Infection sévère : VIH (au stade SIDA, pas de contre indication absolue sinon) - Néoplasie récente ou évolutive - Antécédents psychiatriques, et perte de greffon par défaut d'observance - Patients à risque cardiovasculaire très élevé • Attention cependant : - Le cancer baso cellulaire cutané n'étant jamais métastatique, il n'est pas une contre indication à la greffe en soi. - Les infections CMV et EBV ne sont pas des contre indications à la greffe mais feront l'objet d'une surveillance particulière et de mesure de prophylaxie.
	B -	F	1	
	C -	F	1	
	D -	F	1	
	E -	V	2	
	F -	F	1	
	G -	F	1	
	H -	F	1	
	I -	V	2	
	J -	V	2	
QCM 4	A -	F	1	La liste d'attente est gérée par l'agence de Biomédecine. Les greffons sont attribués selon : • Des priorités nationales : - Urgences vitales : hépatite virale fulminante par exemple - Enfants de moins de 16 ans : si corpulence compatible du donneur - Sujets hyperimmunisés : par des greffes précédentes, des transfusions - Absence totale d'incompatibilité. • Des priorités régionales et locales : favoriser des échanges d'organes dans une même région par exemple.
	B -	F	1	
	C -	F	1	
	D -	F	1	
	E -	V	2	
	F -	V	2	
	G -	V	2	
	H -	F	1	
	I -	V	2	

	J -	F	1	• Evidemment, le don étant anonyme, on ne donne pas la priorité à la famille. De même, la mutuelle n'a rien à voir là dedans...
QCM 5	A -	F	1	Question tellement classique qu'elle est tombée deux fois à l'ECN (2008 et 2011). • Il existe 3 critères cliniques de mort encéphalique, chez un patient normotherme et non sédaté +++ : - Absence totale de conscience et d'activité motrice spontanée - Absence de respiration spontanée vérifiée par épreuve d'hypercapnie. - Abolition de tous les réflexes du tronc cérébral (Qui sont à connaître, cf ECN 2011), avec principalement sans ordre particulier : × Réflexe fronto orbiculaire : La percussion de la glabelle fait fermer la paupière × Réflexe oculocéphalique vertical et horizontal : yeux de poupée × Réflexe photomoteur : on ne le présente plus × Réflexe massétérien : la percussion du menton fait contracter les masséters × Reflexe oculocardiaque : Bradycardie à la compression des globes oculaires. × Réflexe cornéen : fermeture des yeux à la stimulation cornéenne.
	B -	F	1	
	C -	F	1	
	D -	F	1	
	E -	V	3	
	F -	F	1	
	G -	F	1	
	H -	F	1	
	I -	F	1	
QCM 6	A -	F	1	La confirmation paraclinique du diagnostic de mort encéphalique repose sur : • Soit deux EEG successifs : - Plats - Aréactifs - De 30 minutes chacun - Réalisés à 4h d'intervalle - Classiquement en dossier avant de prescrire cette méthode de confirmation, vérifiez que le patient n'était pas sédaté ou sous traitement anti épileptique (un de mes 0 retentissant en concours blanc). • Soit une angiographie cérébrale (ou angio TDM) montrant un arrêt total de la circulation encéphalique.
	B -	V	3	
	C -	F	1	
	D -	F	1	
	E -	V	3	
	F -	F	1	
	G -	F	1	
	H -	F	2	
QCM 7	A -	F	1	Quelques mots sur une question à la mode, le cas du donneur vivant : • Mode de transplantation très minoritaire en France (10%) mais fréquent en Angleterre. • Possible seulement en cas d'intérêt thérapeutique direct pour le receveur (et non donneur...) • Les donneurs possibles sont : - Les donneurs vivants majeurs et apparentés au 1er degré depuis la première loi de bioéthique. - Elargi aux grands parents, oncles et tantes, cousins germains, conjoints depuis la première révision de 2004. - Elargi à toute personne justifiant de **DEUX ANS** de "lien affectif étroit et stable" depuis la 2è révision de 2011 (plus besoin de vie commune obligatoirement). • Retenir les modalités règlementaires +++ - INFORMATION du patient par un **comité de 5 experts** - CONSENTEMENT ECRIT du patient, révocable, devant le **président du TGI**.
	B -	V	1	
	C -	F	1	
	D -	V	1	
	E -	F	1	
	F -	V	1	
	G -	V	1	
	H -	F	1	
	I -	F	1	
QCM 8	A -	F	1	Question difficile mais qui vous sauvera peut être la vie dans un dossier progressif. • Il faut connaître les interactions médicamenteuses des anti calcineurines avec : - Les inhibiteurs du cytochrome P450 qui AUMGENTENT donc leur taux sanguin, et donc leur toxicité. - Les inducteurs du cytochrome P450 qui DIMINUENT donc leur taux sanguin, et donc leur efficacité.
	B -	F	1	
	C -	F	1	
	D -	V	3	
	E -	F	1	
	F -	V	3	
	G -	V	3	
	H -	F	1	

<table>
<tr><td></td><td>I -</td><td>F</td><td>1</td><td>• Voici la liste des principaux inhibiteurs du cytochrome P450 :
- Macrolides +++
- Anti calciques +++
- Anti fungiques : Kétoconazole
- Anti viraux : Ritonavir
- Jus de pamplemousse !

• Classiquement en dossier (difficile, niveau 5è année) : un patient sous ciclosporine qui fait une infection pulmonaire = on évite les macrolides pour traiter la légionellose.</td></tr>
<tr><td rowspan="9">QCM 9</td><td>A -</td><td>V</td><td>3</td><td rowspan="9">• Envers de la question précédente, les inducteurs du cytochrome qui vont donc diminuer les concentrations des anti calcineurines sont :
- Les barbituriques
- Certains anti convulsifiants : carbamazepine, phénytoïnés
- Les anti tuberculeux : Rifampicine +++
- Le millepertuis (Phytothérapie)</td></tr>
<tr><td>B -</td><td>V</td><td>3</td></tr>
<tr><td>C -</td><td>V</td><td>3</td></tr>
<tr><td>D -</td><td>F</td><td>1</td></tr>
<tr><td>E -</td><td>F</td><td>1</td></tr>
<tr><td>F -</td><td>F</td><td>1</td></tr>
<tr><td>G -</td><td>F</td><td>1</td></tr>
<tr><td>H -</td><td>F</td><td>1</td></tr>
<tr><td>I -</td><td>F</td><td>1</td></tr>
<tr><td rowspan="9">QCM 10</td><td>A -</td><td>V</td><td>2</td><td rowspan="9">Toute la difficulté de cet item repose sur la compréhension des traitements immunosuppresseurs. Ce travail n'est pas inutile. Il pourrait vous servir à l'ECN non seulement dans le cadre d'une transplantation, mais aussi dans différentes maladies de système également traitées par immunosuppresseurs.

• Les anticalcineurines sont des immunosuppresseurs à bien connaître. ils inhibent le signal 1 d'activation lymphocytaire en bloquant la calcineurine lymphocytaire.

• 2 molécules à connaître :
- Ciclosporine
- Tacrolimus

• Attention les inhibiteurs de la prolifération lymphocytaire (signal 3) ont un nom proche : sirolimus et everolimus, mais le mécanisme d'action est très différent.</td></tr>
<tr><td>B -</td><td>F</td><td>1</td></tr>
<tr><td>C -</td><td>F</td><td>1</td></tr>
<tr><td>D -</td><td>F</td><td>1</td></tr>
<tr><td>E -</td><td>F</td><td>1</td></tr>
<tr><td>F -</td><td>F</td><td>1</td></tr>
<tr><td>G -</td><td>F</td><td>1</td></tr>
<tr><td>H -</td><td>F</td><td>1</td></tr>
<tr><td>I -</td><td>V</td><td>2</td></tr>
<tr><td rowspan="8">QCM 11</td><td>A -</td><td>V</td><td>2</td><td rowspan="8">Question horrible mais on ne peut pas y échapper : ces éléments sont développés dans les polys de néphro et d'urologie au chapitre transplantation rénale. J'ai essayé de mettre des items faux assez évidents pour vous mettre sur la voie.

Je trouve qu'on comprend mieux avec un schéma, j'ai donc mis à profit mon talent naturel pour Paint.</td></tr>
<tr><td>B -</td><td>F</td><td>1</td></tr>
<tr><td>C -</td><td>F</td><td>1</td></tr>
<tr><td>D -</td><td>V</td><td>2</td></tr>
<tr><td>E -</td><td>F</td><td>1</td></tr>
<tr><td>F -</td><td>V</td><td>2</td></tr>
<tr><td>G -</td><td>F</td><td>1</td></tr>
<tr><td>H -</td><td>V</td><td>2</td></tr>
</table>

<table>
<tr><td></td><td>I -</td><td>F</td><td>1</td><td>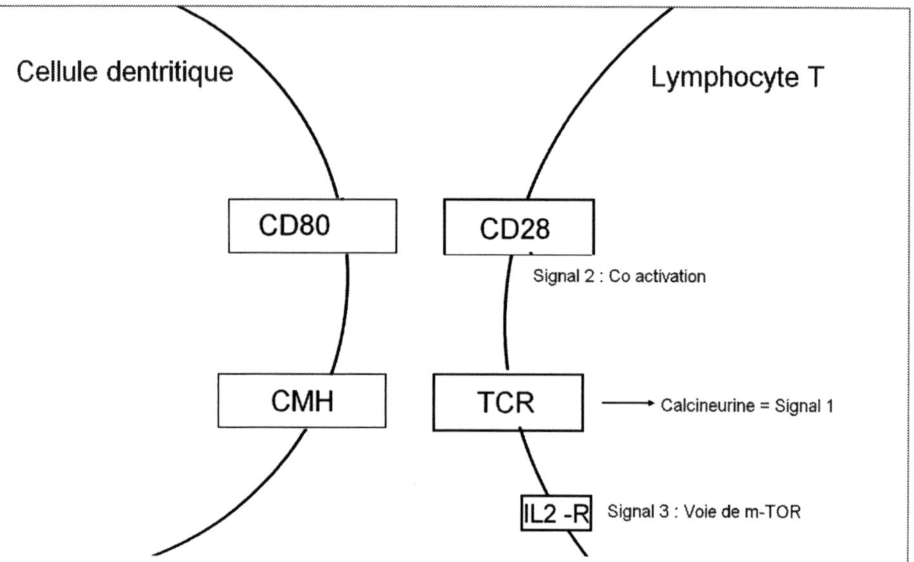

L'objectif général des immunosuppresseurs va être d'empêcher l'activation et/ou la prolifération des lymphocytes responsables de l'immunité acquise et ce par plusieurs mécanismes :

• Détruire bêtement les Lymphocytes : Agents déplétants
- Anticorps polyclonaux anti lymphocytes : Thymoglobuline, ATG.

• Inhiber le signal 1 : Via la calcineurine qui va activer le lymphocyte T lorsqu'une cellule lui présente un antigène. Ce sont donc les anti calcineurine :
- Ciclosporine
- Tacrolimus

• Inhiber le signal 2 : L'activation lymphocytaire nécessite en fait un signal de co stimulation (Médié par l'interaction CD80-CD28) pour être complète.
- Le belatacept agit ici pour interférer avec l'interaction CD80-CD28.

• Inhiber le signal 3 (prolifération lymphocytaire) : Après activation du signal 1 et 2, le lymphocyte activé va produire de l'IL-2 qui active la voie m-TOR pour faire proliférer le lymphocyte. Trois types d'immunosuppresseurs visent à empêcher cette prolifération :
× Les anticorps anti récepteur de l'IL 2 : Basiliximab
× Les inhibiteurs de m-TOR : Everolimus et Sirolimus
× Les antimétabolites qui agissent de manière non spécifique en empêchant la formation de bases puriques pour la synthèse d'ADN nécessaire aux nouveaux lymphocytes : Azathioprine et Mycophénolate mofétil.

• Les corticoïdes agissent de manière globale comme anti inflammatoires et immunosuppresseurs (mécanismes multiples).

Si vous retenez ces quelques éléments, les immunosuppresseurs seront une notion beaucoup moins floue et vous aurez sans doute moins de mal à les retenir.</td></tr>
<tr><td rowspan="9">QCM 12</td><td>A -</td><td>V</td><td>2</td><td rowspan="9">• On va tenter de retenir des messages simples sur la tolérance des principales molécules immunosuppressives :
- Corticoïdes : confère chapitre hypercorticisme, c'est exactement superposable !

- Anticalcineurines :
× Néphrotoxicité +++
× Risque métaboliques : diabète, dyslipidémie
× Risque cutanéo muqueux : Hypertrichose, hypertrophie gingivale.
× Interactions médicamenteuses +++ (Cytochrome P450)</td></tr>
<tr><td>B -</td><td>F</td><td>1</td></tr>
<tr><td>C -</td><td>V</td><td>2</td></tr>
<tr><td>D -</td><td>V</td><td>2</td></tr>
<tr><td>E -</td><td>F</td><td>1</td></tr>
<tr><td>F -</td><td>V</td><td>2</td></tr>
<tr><td>G -</td><td>V</td><td>2</td></tr>
<tr><td>H -</td><td>V</td><td>2</td></tr>
<tr><td>I -</td><td>V</td><td>2</td></tr>
</table>

<table>
<tr><td></td><td>J -</td><td>F</td><td>1</td><td>- Inhibiteurs de m-TOR :
× NON néphrotoxiques
× Ont un effet suppresseur de tumeur (intéressant si ATCD de cancer !!)
× Risque métaboliques : diabète, dyslipidémie
× Mêmes interactions médicamenteuses que les anti calcineurines

- Anti métabolites : empêchent la prolifération cellulaire donc myélotoxiques +++

- Anticorps anti lymphocytaires : lymphopénie sévère (...) donc risque infectieux +++</td></tr>
<tr><td rowspan="6">QCM 13</td><td>A -</td><td>F</td><td>1</td><td rowspan="6">• Le traitement immunosuppresseur des greffés se sépare en :
- Traitement d'induction : le risque initial de rejet est très élevé, il faut donc taper un grand coup. On utilise donc des anticorps polyconaux anti lymphocytaires entraînant une lymphopénie profonde et prolongée. Une alternative : les anticorps anti récepteur de l'IL2.

- Traitement d'entretien : rapport bénéfice risque entre survie de la greffe et moindre iatrogénie.</td></tr>
<tr><td>B -</td><td>F</td><td>1</td></tr>
<tr><td>C -</td><td>F</td><td>1</td></tr>
<tr><td>D -</td><td>F</td><td>1</td></tr>
<tr><td>E -</td><td>V</td><td>3</td></tr>
<tr><td>F -</td><td>F</td><td>1</td></tr>
<tr><td rowspan="5">QCM 14</td><td>A -</td><td>F</td><td>2</td><td rowspan="5">• Probablement un peu difficile.
• Le schéma d'entretien le plus classique est l'association de 2 ou 3 immunosuppresseurs de mécanismes différents :
- Inhibiteur de l'activation des lymphocytes : un anticalcineurine (Tacrolimus)
- Inhibiteur de prolifération des lymphocytes : un anti métabolite (Mycophénolate)
- Une corticothérapie orale à faible dose (Prednisone) pas forcément systématique.</td></tr>
<tr><td>B -</td><td>F</td><td>2</td></tr>
<tr><td>C -</td><td>F</td><td>2</td></tr>
<tr><td>D -</td><td>V</td><td>3</td></tr>
<tr><td>E -</td><td>F</td><td>2</td></tr>
<tr><td rowspan="8">QCM 15</td><td>A -</td><td>F</td><td>2</td><td rowspan="8">• Il ne faut pas confondre le cross match test avant la greffe et le test de Beth Vincent à réaliser juste avant une transfusion.

• Principe du cross match test : Mise en contact des lymphocytes du DONNEUR avec le sérum (et donc les anticorps) du RECEVEUR, le tout en présence de complément.
- En cas de lyse cellulaire, le test est POSITIF, il existe des anticorps anti donneur, la greffe est contre indiquée
- En l'absence de lyse cellulaire, le test est NEGATIF, il n'existe à priori pas d'anticorps anti donneur, la greffe est possible.</td></tr>
<tr><td>B -</td><td>F</td><td>2</td></tr>
<tr><td>C -</td><td>V</td><td>2</td></tr>
<tr><td>D -</td><td>F</td><td>2</td></tr>
<tr><td>E -</td><td>F</td><td>2</td></tr>
<tr><td>F -</td><td>F</td><td>2</td></tr>
<tr><td>G -</td><td>F</td><td>2</td></tr>
<tr><td>H -</td><td>F</td><td>2</td></tr>
<tr><td rowspan="6">QCM 16</td><td>A -</td><td>V</td><td>2</td><td rowspan="6">Un QCM sur les différents types de rejets, désolé de vous imposer ça.
Il n'existe pas un mais plusieurs types de rejets :

• Le rejet hyperaigu : il est immédiat au moment de la greffe et est lié à des anticorps anti HLA du donneur pré formés avant la greffe (greffe préalable, transfusion...). Il ne devrait pas exister si le bilan pré greffe est fait correctement.

• Le rejet aigu cellulaire cible l'épithélium du tubule, se diagnostique par ponction biopsie rénale et se traite par corticothérapie.

• Le rejet aigu humoral (Médié par des anticorps !) cible l'endothélium des capillaires du greffon, se diagnostique par ponction biopsie rénale et se traite en essayant d'enlever les anticorps anti greffon : échange plasmatique, Ig polyvalentes, Anticorps anti CD20.

• le rejet chronique a aussi un mécanisme humoral.</td></tr>
<tr><td>B -</td><td>V</td><td>2</td></tr>
<tr><td>C -</td><td>F</td><td>1</td></tr>
<tr><td>D -</td><td>V</td><td>2</td></tr>
<tr><td>E -</td><td>F</td><td>1</td></tr>
<tr><td>F -</td><td>V</td><td>2</td></tr>
<tr><td rowspan="6">QCM 17</td><td>A -</td><td>F</td><td>2</td><td rowspan="6">Déjà vu en dossier mais pas forcément essentiel.
• Le carcinome hépato cellulaire est un des seuls cancers traités par transplantation.
• Les critères de Milan fixent les indications de transplantation :
- Un seul nodule de moins de 5cm
- Deux ou Trois nodules de moins de 3 cm.</td></tr>
<tr><td>B -</td><td>F</td><td>2</td></tr>
<tr><td>C -</td><td>V</td><td>2</td></tr>
<tr><td>D -</td><td>V</td><td>2</td></tr>
<tr><td>E -</td><td>V</td><td>2</td></tr>
<tr><td>F -</td><td>F</td><td>2</td></tr>
</table>

QCM 18	A -	V	2	• 3 Infections opportunistes à bien connaître chez le transplanté rénal : - Infection à CMV - Pneumocystose - Infection à virus BK : virus à latence rénal responsable d'une néphropathie pouvant aboutir à la perte de la greffe. (Rien à voir avec la Bacille de Koch de la tuberculose) • Quelques mots sur l'infection à CMV : - Elle est fréquente en début de greffe (première année) - Il peut s'agir d'une récurrence chez un sujet immunisé ou d'une primo infection chez le sujet non immunisé. - Les signes cliniques sont aspécifiques : Fièvre, syndrome grippal. - Les complications peuvent concerner de nombreux organes : × Rétinite × Pneumopathie × Méningo encéphalite × Œsophagite × Colite... - L'antiviral à savoir citer est le ganciclovir (ou valganciclovir)
	B -	F	1	
	C -	F	1	
	D -	V	2	
	E -	V	2	
	F -	F	1	
	G -	F	1	
	H -	F	1	
	I -	V	2	
QCM 19	A -	V	3	• Le risque de cancer est très augmenté du fait du traitement immunosuppresseur : 100 fois plus que dans la population non greffée. • 3 Cancers à redouter chez le transplanté : - Cancer cutané : carcinome épidermoïde ++ - Lymphomes : Non Hodgkiniens liés à EBV - Sarcome de Kaposi
	B -	F	2	
	C -	V	3	
	D -	F	2	
	E -	V	3	
	F -	F	2	
	G -	F	1	
QCM 20	A -	F	2	Dernier type de complications que nous n'avions pas abordé, les complications cardiovasculaires de la transplantation. • C'est la cause la plus fréquente de mortalité du patient greffé. • Ces complications sont secondaires à : - La dyslipidémie induite par les médicaments immunosuppresseurs - L'hypertension artérielle des transplantés rénaux, multifactorielle (immunosuppresseurs, sténose de l'artère du greffon, HTA pré existante, etc...)
	B -	F	2	
	C -	F	2	
	D -	F	2	
	E -	V	3	
			250	**Total QCM**

	Réponses	Cotation	Commentaires, conseils et coaching
QROC 1	• Anonymat • Gratuité • Consentement présumé • Inviolabilité du corps	3	• Ces principes sont inscrits dans la loi de Bioéthique.
QROC 2	• Agence de Biomédecine	3	• Pour une raison ou pour une autre, il est souvent demandé les missions de l'agence de Biomédecine en dossier. On résume donc : - Promotion du don d'organe, de la recherche - Gestion de la liste nationale d'attente et celle du refus - Répartition des organes prélevés - Evaluation des équipes de transplantation
QROC 3	• Loi de Bioéthique	3	• On rappelle encore une fois les que le cercle des donneurs vivants est aujourd'hui élargi à : - Père/Mère, Enfants, Frères et Sœurs - Grands parents, oncles, tantes, cousin(e)s - Conjoints - Personne justifiant d'un lien affectif étroit et stable >2ans.
QROC 4	• Greffe antérieure • Grossesse • Transfusion	3	• Durant le temps d'attente de la greffe, les anticorps anti HLA doivent être recherchés tous les 3 mois.
QROC 5	• Hyalinose segmentaire et focale (HSF) • Maladie de Berger (Néphropathie à dépôts linéaires d'IgA) • Ou Néphropathie lupique	3	• La récidive de la maladie initiale sur le greffon est une des complications de la greffe. - Greffe hépatique : × Récidive de CHC × Récidive d'hépatite virale B ou C × Récidive de syndrome de Budd Chiari - Greffe rénale : × Récidive de maladie de Berger × Récidive de HSF × Récidive de néphropathie lupique - Greffe cardiaque : atteinte coronaire du greffon.
QROC 6	• 6 mois	3	• Prophylaxie anti infectieuse après une greffe d'organe solide : - Cotrimoxazole 6 mois pour la pneumocystose - Ganciclovir 6 mois si receveur CMV- et donneur CMV +
QROC 7	• EBV	3	• L'infection EBV est responsable surtout de Lymphomes Non Hodgkiniens. • Pas d'antiviral spécifique disponible, la prévention chez les sujets séronégatifs par surveillance de la charge virale PCR.
QROC 8	• 65 ans (70 ans accepté)	3	• Attention on parle bien d'âge physiologique et pas civil.
QROC 9	• Carcinome hépato cellulaire	3	• On rappelle encore un coup les critères de Milan qui sont dans tous les bouquins : CHC traité curativement par transplantation si - 1 nodule de CHC <5cm - 2 ou 3 nodules de CHC < 3cm

QROC 10	• Registre national du refus.	3	• Le consentement présumé signifie que si le donneur potentiel n'a pas signifié son refus de prélèvement d'organe sur ce registre au cours de sa vie, il accepte ledit prélèvement. • La vérification du registre national du refus est donc une obligation. • On pratique, l'accord de la famille est toujours recherché (et respecté). • Le taux de refus est d'environ 33%
QROC 11	• 65 % • (accepté entre 60 et 70%)	3	• Ce résultat est meilleur que pour les greffons hépatiques (60% à 10 ans) et cardiaques (50% à 10 ans)
QROC 12	• Greffe préemptive	3	• La durée de vie du greffon est meilleure en cas de greffe préemptive • Cela s'explique par différents facteurs : absence de complications liées à la dialyse chez le patient, par exemple calcifications vasculaires, athéromatose accélérée.
QROC 13	• Epreuve d'hypercapnie	3	• La respiration est sous contrôle du système nerveux central. • Après une période de pré oxygénation, l'arrêt du respirateur réalise un stimulus hypercapnique. • L'absence de mouvement respiratoire malgré ce stimulus est en faveur du diagnostic de mort encéphalique.
QROC 14	• Fluoroquinolone accepté • Levofloxacine accepté • Autre Fluoroquinolone anti pneumococcique acceptée.	3	• question niveau fin de 5è année. • Dans un dossier, on ne vous mettra pas le piège sous le nez comme dans cette question, on vous parlera du tacrolimus 32 lignes plus tard. • Vous avez bien compris, il va falloir faire attention aux interactions médicamenteuses. • Une légionellose grave confirmée ça se traite par : - Bithérapie parmi : Fluoroquinolone / Macrolide / Rifampicine - OU monothérapie par Fluoroquinolone. • Attention cependant, votre patient est sous anti calcineurine, donc si vous prescrivez : - Un macrolide vous augmentez son taux sanguin de tacrolimus (Toxicité rénale +++) - De la rifampicine vous diminuez son taux sanguin de tacrolimus (Rejet +++) • Conclusion : La fluoroquinolone est indiquée ici (pas d'interaction).
QROC 15	• Greffe hétérotopique	3	Un peu de vocabulaire : • Orthotopique : greffe dans la même position anatomique • Hétérotopique : pas dans la même position anatomique • Autogreffe : même individu • Xénogreffe : autre espèce (porc par exemple) • Allogreffe : autre donneur, même espèce

QROC 16	• Mort Encéphalique • Arrêt Cardiaque	3	• On peut prélever plus d'organes en cas de donneur décédé de mort encéphalique qu'en cas de donneur décédé de mort par arrêt cardiaque (foie et rein uniquement)
QROC 17	• Thrombose artérielle • Thrombose veineuse • Lymphocèle • Hématome • Sténose de l'artère du greffon	3	• A savoir citer.
QROC 18	• Sarcome de Kaposi	3	• Deux contextes pour l'ECN où on pourrait vous poser une question sur la maladie de Kaposi : - Infection VIH : pathologie classant SIDA - Patient transplanté. • Elle est du au virus HHV8 qui a un pouvoir oncogène chez les patients immunodéprimés. • Il s'agit de lésions muqueuses et cutanées infiltrées, violacées, nodulaires ou parfois en plaques. Elle peut avoir une diffusion viscérale (pulmonaire, digestive).
QROC 19	• Carcinome BASO cellulaire	3	• Il vous faut savoir différencier cliniquement les différentes tumeurs cutanées malignes : - Carcinome épidermoïde : la lésion est × Crouteuse, indurée × Ulcérée × Végétante, bourgeonnante - Mélanome : lésion mélanique avec critères ABCDE : × Asymétrie × Bords irréguliers, × Couleur hétérogène × Diamètre >6mm × Evolution × Et règle du vilain petit canard. - Carcinome baso cellulaire : la lésion est × PERLEE × TRANSLUCIDE × TELANGIECTASIQUE
QROC 20	• Groupage sanguin • Typage HLA I et II • Anticorps anti HLA • (Test du cross match)	3	• Retenir ces 3+1 examens obligatoires en bilan pré transplantation rénale.
		60	**Total QROC**

FICHE DE SYNTHESE : POINTS CLES UE POUR MIEUX REPONDRE AUX QUESTIONS ISOLEES ET AUX DOSSIERS CLINIQUES PROGRESSIFS	
Titres	**Eléments à cocher lors des QCM** **Mots clés des QROC**
ZEROS	• Arrêt inopportun du traitement immunosuppresseur (ECN 2012) • Prescrire un médicament responsable d'interférence avec les immunosuppresseurs • Ne pas connaître les critères de mort encéphalique
Aspects réglementaires	• Cadré légal : Loi de bioéthique de 1991 révisés en 2004 et 2011. • Agence de Biomédecine : Gère liste d'attente, registre de refus, répartit les organes... • 4 principes éthiques : consentement présumé, anonymat, gratuité, non publicité. • Donneur vivant majeur : informé par un comité d'expert, consentement devant le TGI. • Donneur décédé : Connaître par cœur les critères de mort encéphalique.
Indications principales	• Rein : Insuffisance rénale terminale • Cœur : Insuffisance cardiaque résistante au traitement médical avec VO2 basse • Foie : Cirrhose Child Pugh C, Hépatite fulminante, Carcinome hépato cellulaire localisé
Contre indications à la greffe	• Âge physiologique > 65 ans • Cancer hors cutané • Haut risque cardiovasculaire • Infection sévère ou VIH stade SIDA • Pathologie psychiatrique grave, défaut d'observance prévisible.
Examens complémentaires	• Obligatoires : Typage HLA, Anticorps anti HLA, Groupage ABO, Sérologies virales. • Bilan cardiaque : ECG, ETT, coronarographie, épreuve d'effort... • Bilan vasculaire : Echo doppler, angio TDM... • Recherche de contre indications néoplasiques, infectieuses • Test du Cross Match juste avant la greffe +++
Traitement Immunosuppresseur	• Inhibition du signal 1 : anti calcineurine (Ciclosporine, Tacrolimus) • Inhibition du signal 2 : belatacept • Inhibition du signal 3 : Anti récepteur de l'IL 2, Inhibiteurs de m-TOR (Sirolimus) • Antimétabolite : Azathioprine, Mycophénolate • Corticothérapie orale - Traitement d'induction : Anticorps polyclonaux anti lymphocytaires - Traitement d'entretien : Anticalcineurine + Antimétabolite +/- Corticothérapie orale
Complications	• Chirurgicales : Thrombose artère ou veine rénale, lymphocèle, Urinome, Hématome. • Immunologiques : Rejet hyperaigu, Rejet aigu cellulaire et humoral, rejet chronique • Infectieuses : Germes classiques, CMV, Pneumocystose, Virus BK si greffe rénale • Néoplasiques : Cancers cutanés, Lymphomes, Maladie de Kaposi • Cardiovasculaires : HTA, dyslipidémie • Récidive de la maladie initiale : Exemple greffe rénale et HSF, maladie de Berger.
Interactions médicamenteuses	• Inhibiteurs du cytochrome P450 : Macrolides, anticalciques, antifongiques, antirétroviraux. • Inducteurs du cytochrome P450 : Anticonvulsifiants, Barbituriques, Anti tuberculeux

UE questions isolées Item 206

Pneumopathie Interstitielle Diffuse

1 Enoncé

QCM 1 — **Concernant la sémiologie scanographique des PID :**

A - Un micro nodule a un diamètre < 3 mm
B - Le diamètre d'un nodule est compris entre 1 et 3 cm
C - L'épaississement des Septa Inter Lobulaires forme un réseau à grande maille
D - On parle de masse à partir d'un diamètre de 3cm
E - Le verre dépoli traduit un comblement alvéolaire
F - Les kystes en rayon de miel traduit un stade avancé de fibrose pulmonaire
G - Une image en verre dépoli est potentiellement réversible après traitement
H - Les kystes en rayon de miel sont potentiellement réversibles après traitement.

QCM 2 — **Parmi les propositions suivantes, laquelle correspond typiquement au syndrome interstitiel en radiologie standard ? (1 réponse)**

A - Opacités confluentes, systématisées, bilatérales, à bords nets, avec bronchogramme aérique.
B - Opacités non confluentes, non systématisées, bilatérales, à bords nets, sans bronchogramme aérique.
C - Opacités confluentes, non systématisées, unilatérales, à bords nets, sans bronchogramme aérique.
D - Opacités non confluentes, systématisées, bilatérales, à bords nets, avec bronchogramme aérique.
E - Opacités non confluentes, non systématisées, bilatérales, à bords nets, sans bronchogramme aérique.

QCM 3 — **Dans la liste suivante, quelles PID affectent moins les fumeurs que les non fumeurs ? (2 réponses)**

A - Histiocytose langhéransienne
B - Silicose
C - Sarcoïdose
D - Pneumopathie d'hypersensibilité
E - Fibrose pulmonaire idiopathique
F - Pneumopathie interstitielle non spécifique
G - Asbestose

QCM 4 — **Parmi ces molécules, retrouvez les 2 qui sont typiquement responsables de pneumopathies médicamenteuses : (2 réponses)**

A - Codéine
B - Amiodarone
C - Spiramycine
D - Amoxicilline
E - Levofloxacine
F - Distomectite
G - Losartan
H - Diltiazem
I - Methotrexate
J - Prednisone
K - Acide ascorbique

QCM 5 — **Dans la plupart des PID, les Epreuves Fonctionnelles Respiratoires retrouveront :**

A - Un syndrome ventilatoire obstructif
B - Un syndrome ventilatoire restrictif
C - Un VEMS/CVF <0.7
D - Une CPT <80%
E - Une Augmentation du DLCO

QCM 6	**Les manifestations communes à la plupart des PID chroniques sont (2 réponses justes) :**

A - Une dyspnée d'effort progressivement croissante
B - Des syncopes d'effort
C - Un angor d'effort
D - Une toux sèche
E - De fins crépitants des bases à l'auscultation pulmonaire

QCM 7	**Vous demandez un bilan biologique pour rechercher l'étiologie de la PID de votre patient. Quelles sont les propositions correctes ?**

A - Les précipitines sériques permettent le diagnostic de pneumopathie médicamenteuse
B - La troponinémie permettra le diagnostic d'insuffisance cardiaque
C - Le dosage des anticorps anti membrane basale glomérulaire oriente vers le diagnostic de Wegener
D - Le dosage des ANCA vous orientera vers le diagnostic de vascularites
E - Le dosage des ACAN vous orientera vers le diagnostic de connectivite
F - Les précipitines sériques orientent vers le diagnostic de pneumopathie d'hypersensibilité
G - Une augmentation de la créatininémie orienterait vers un syndrome pneumorénal
H - Chez un patient VIH +, vous demandez la sérologie Pneumocystis carinii en urgence
I - Chez un patient VIH, vous demandez la sérologie M. tuberculosis en urgence

QCM 8	**Concernant l'interprétation du Lavage Bronchiolo Alvéolaire, quelles sont les réponses justes ?**

A - La présence de sidérophages oriente vers une étiologie tumorale.
B - La positivité de l'examen direct à la coloration de Ziehl Neelson oriente vers une tuberculose
C - La positivité de l'examen direct à la coloration de Gram oriente vers une tuberculose
D - La positivité de l'examen direct à la coloration de Lowenstein Jensen oriente vers une tuberculose
E - Une alvéolite est définie par une hypercellularité du LBA
F - Une alvéolite est définie par un dosage de CRP anormalement élevé sur le LBA
G - La Sarcoïdose est caractérisée par une alvéolite neutrophilique avec effondrement du rapport CD4/CD8
H - Le LBA d'une pneumopathie à éosinophile a une formule éosinophilique.
I - La population cellulaire normale du LBA est principalement Lymphocytaire.

QCM 9	**Concernant les PID aigues infectieuses, quelles propositions sont vraies concernant la pneumocystose pulmonaire ?**

A - On peut la diagnostiquer par Hémocultures fongiques
B - On peut la diagnostiquer par Hémocultures parasitaires
C - On peut la diagnostiquer par culture du Lavage Bronchiolo alvéolaire
D - On peut la diagnostiquer par PCR du Lavage Bronchiolo alvéolaire
E - Le germe en cause est Pneumocystis gondii
F - Le germe en cause est Pneumocystis néoformans
G - Le traitement de 1ère intention repose sur la pyriméthadine + Sulfadiazine IV pendant 3 semaines
H - Le traitement de 1ère intention repose sur l'amphotéricine B IV pendant 3 semaines.
I - On associe une corticothérapie générale en cas d'hypoxie sévère associée

QCM 10	**Dans la liste suivante, quels sont les 2 antibiothérapies recommandées dans le traitement des PID bactériennes à germe intra cellulaire (Ex : légionelle) ? (2 réponses)**

A - Amoxicilline IV
B - Cotrimoxazole IV
C - Ceftriaxone IV
D - Métronidazole IV
E - Vancomycine IV
F - Teicoplanine IV
G - Amikacine IV
H - Imipénème IV
I - Levofloxacine IV
J - Spiramycine IV

QCM 11	**Concernant les PID aigues, quel élément oriente vers le diagnostic de Syndrome de Détresse Respiratoire Aigue ? (1 réponse)**

A - Expectoration rosée et mousseuse
B - Rapport PaO2/FiO2 >400
C - Augmentation du BNP
D - Echocardiographie normale
E - Antécédent de cardiopathie

QCM 12	**Généralités sur la fibrose pulmonaire idiopathique, quelles sont les réponses justes ?**

A - Il s'agit de la plus fréquente des PID de cause inconnue
B - Cette maladie est compatible avec une survie prolongée
C - Elle atteint typiquement les sujets jeunes de 20- 40 ans
D - Elle atteint plus fréquemment les hommes
E - On retrouve une prise médicamenteuse en facteur déclenchant dans 50 % des cas
F - Chez le fumeur, la FPI peut donner un syndrome appelé emphysème-fibrose.
G - La corticothérapie générale prolongée permet la suspension de la progression de la fibrose à long terme

QCM 13	**Concernant les explorations paracliniques de la fibrose pulmonaire idiopathique, quelles propositions sont justes ?**

A - La radiographie de thorax met en évidence des opacités alvéolaires péri hilaires en ailes de papillon
B - Le scanner met en évidence de nombreux kystes en rayon de miel
C - Le scanner met en évidence des bronchectasies de traction
D - Le scanner met en évidence de vastes plages de verre dépoli
E - Les ANCA sont positifs
F - Les ACAN sont positifs
G - Les EFR mettent en évidence un trouble ventilatoire restrictif avec chute du DLCO
H - La biopsie pulmonaire montre un aspect de pneumopathie interstitielle non spécifique

QCM 14	**Concernant la pneumopathie interstitielle non spécifique (PINS) :**

A - Le scanner met en évidence de nombreux kystes en rayon de miel
B - Le scanner met en évidence des bronchectasies de traction
C - Le scanner met en évidence de vastes plages de verre dépoli
D - Les EFR peuvent être normales ou mettre en évidence un trouble ventilatoire restrictif
E - Le LBA révèle une alvéolite lymphocytaire
F - Le pronostic est globalement plus sombre que la FPI avec une survie médiane < 3 ans
G - La biopsie pulmonaire montre un aspect de pneumopathie interstitielle non spécifique

QCM 15	**Concernant les pneumoconioses :**

A - Il s'agit d'un groupe d'affections pulmonaires secondaires à l'inhalation de particules organiques
B - Elles peuvent évoluer vers le cancer broncho pulmonaire mais pas l'insuffisance respiratoire chronique
C - Elles peuvent évoluer vers l'insuffisance respiratoire chronique mais pas le cancer
D - La présentation clinique de la bérylliose est proche de celle de la Sarcoïdose
E - Elles sont souvent reconnues en tant que maladies professionnelles
F - L'asbestose est une affection maligne primitive de la plèvre

QCM 16	**Concernant les pneumopathies d'hypersensibilité :**

A - Elles peuvent suivre l'exposition répétée à des perruches
B - Elles peuvent suivre l'exposition répétée à des moisissures domestiques
C - Elles peuvent suivre l'exposition répétée à la silice
D - Le Lavage bronchiolo alvéolaire montre une alvéolite macrophagique
E - La présence de précipitines sériques affirme la maladie
F - L'absence de précipitines sériques exclut la maladie
G - Leur traitement repose principalement sur la désensibilisation par exposition fréquente à l'allergène

QCM 17	**Cochez la ou les maladies classiquement à l'origine de syndrome pneumorénal ?**

A - Granulomatose avec polyangéite
B - Spondylarthropathies
C - Maladie de Horton
D - Polyarthrite rhumatoïde
E - Maladie de Goodpasture

QCM 18	**Quelle molécule a démontré un effet antifibrosant au cours de la Fibrose Pulmonaire Idiopathique ? (1 réponse)**

A - Prednisone
B - Methotrexate
C - Bléomycine
D - Rituximab
E - Pirfénidone
F - Losartan
G - Cyclophosphamide

QCM 19	Parmi les propositions suivantes, une connectivite ne se complique classiquement pas de pneumopathie interstitielle diffuse. Laquelle ? (1 réponse)

A - Polyarthrite rhumatoïde
B - Sclérodermie systémique
C - Lupus Erythémateux disséminé
D - Dermatomyosite
E - Gougerot Sjögren
F - Maladie de Behçet
G - Polyangéite microscopique
H - Purpura rhumatoïde

QCM 20	Quelle est la formule au LBA d'une Histiocytose Langerhansienne ? (1 réponse)

A - Lymphocytaire
B - Eosinophilique
C - Neutrophilique
D - Macrophagique
E - Panachée
F - Présence de sidérophages

QROC 1	De quelle ressource en ligne disposez-vous pour vérifier la toxicité pulmonaire potentielle d'un médicament ? Texte libre (1 à 3 mots)
QROC 2	Sous quel aspect se présente typiquement la pneumocystose pulmonaire au scanner thoracique ? Texte libre (1 à 3 mots)
QROC 3	Quel élément de sémiologie radiologique reconnaissez-vous sur ce scanner ? 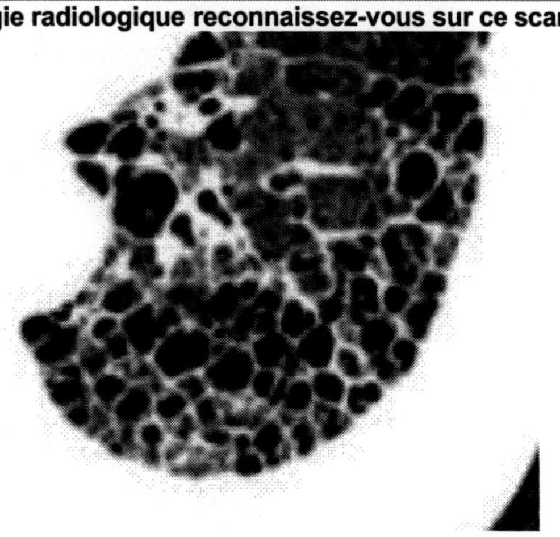 Texte libre (1 à 3 mots)
QROC 4	Quelle maladie devez-vous évoquer chez une patiente devant l'association d'un angiomyolipome rénal et d'une lymphangioléiomyomatose ? Texte libre (1 à 3 mots)
QROC 5	Que recherchez-vous à l'examen des mains d'un patient atteint de Fibrose pulmonaire idiopathique ? Texte libre (1 à 3 mots)
QROC 6	Dans quelle autre grande situation pathologique retrouve t'on l'anomalie recherchée à la question précédente ? Texte libre (1 à 3 mots)
QROC 7	Quel est le profil spirométrique typique des PID ? Texte libre (1 à 3 mots)
QROC 8	Quel est l'aspect histologique de la Fibrose Pulmonaire Idiopathique ? Texte libre (1 à 3 mots)
QROC 9	Quel est l'aspect histologique de la Pneumopathie Interstitielle Non Spécifique ? Texte libre (1 à 3 mots)
QROC 10	Quel est l'examen essentiel à demander devant une PID aigue fébrile ? Texte libre (1 à 3 mots)
QROC 11	Citez une cause secondaire de Pneumopathie Interstitielle Non Spécifique? Texte libre (1 à 3 mots)
QROC 12	Comment appelle t'on le groupe de PID secondaire à l'inhalation de particules inorganiques ? Texte libre (1 à 3 mots)
QROC 13	Citez 3 bactéries responsables de PID d'origine infectieuse. Texte libre (1 à 3 mots)
QROC 14	Quelle maladie de système évoque un syndrome pneumorénal avec cANCA positifs au bilan auto immun ? Texte libre (1 à 3 mots)
QROC 15	Quel élément de l'analyse du LBA signe une hémorragie intra alvéolaire ? Texte libre (1 à 3 mots)
QROC 16	Comment appelle t'on une PID par envahissement néoplasique ? Texte libre (1 à 3 mots)

QROC 17	**Quelle étiologie évoquez vous devant une PID de l'homme jeune fumeur présentant des pneumothorax récidivants ?** **Texte libre (1 à 3 mots)**
QROC 18	**Quelle spirochétose évoquez-vous chez un éboueur présentant une hémorragie intra alvéolaire au LBA associé à un syndrome pseudo grippal ?** **Texte libre (1 à 3 mots)**
QROC 19	**Quel est le diagnostic différentiel à éliminer avant de conclure à un Syndrome de Détresse Respiratoire Aigu ?** **Texte libre (1 à 3 mots)**
QROC 20	**Quel syndrome vous évoquent l'association d'une PID et d'une sclérodermie systémique chez un prothésiste dentaire ?** **Texte libre (1 à 3 mots)**

2 Corrigé

		V F	Cotation	Commentaires, conseils et coaching
QCM 1	A -	F	1	Question difficile, mais bien développée dans les polys de pneumologie. • On classe les nodules selon leur diamètre : - Miliaire : <3mm (Exemple tuberculose) - Micronodule <6mm - Nodule 6 mm - 1 cm - Macro nodule 1 à 3 cm - Masse : >3cm (évocateur de malignité ++) • Les autres éléments de sémiologie scannographique du syndrome interstitiel à reconnaître sont : - **Le verre dépoli** = comblement alvéolaire partiel, n'efface pas les vaisseaux. - **Les kystes en rayon de miel** = kystes à paroi épaisse, traduit la fibrose pulmonaire - **Les dilatations de bronche** (Bronchectasie tractionnelle ou non) = la bronche a un diamètre supérieure à l'artère qui l'accompagne (aspect en bague à chaton). - **Epaississement des septas INTER lobulaires** : réseau à GRANDES mailles séparant les lobules - **Réticulations INTRA lobulaires**: réseau à PETITES mailles.
	B -	F	1	
	C -	V	1	
	D -	V	1	
	E -	V	1	
	F -	V	1	
	G -	V	1	
	H -	F	1	
QCM 2	A -	F	2	Rappel : On sépare classiquement sur la radiologie thoracique : • Syndrome interstitiel : toutes les PID - Opacités non confluentes - Non systématisées - A bords nets - Sans bronchogramme aérien - Bilatérales +/- Asymétriques • Syndrome alvéolaire : tout comblement de la lumière alvéolaire (Pneumopathie lobaire, atélectasie...) - Opacités confluentes - Avec bronchogramme aérien - Mal limitées à contour flou.
	B -	F	2	
	C -	F	2	
	D -	F	2	
	E -	V	3	
QCM 3	A -	F	1	• Ne paniquez pas si vous ne saviez pas, on acquiert ces détails plutôt en 5è année. • Dans l'enquête étiologique des PID, la recherche du statut tabagique du patient est essentielle : - Augmentation de la probabilité : Histiocytose Langhéransienne +++ - Diminue la probabilité : Sarcoïdose et Pneumopathie d'Hypersensibilité +++ • Retenez au minimum que la Sarcoïdose est moins fréquente chez le fumeur. • Ce n'est pas une raison pour conseiller à vos patients de fumer !
	B -	F	1	
	C -	V	3	
	D -	V	3	
	E -	F	1	
	F -	F	1	
	G -	F	1	
QCM 4	A -	F	1	• Inutile d'apprendre la liste des médicaments responsables de pneumopathie médicamenteuse. • Il y a un site pour ça ! pneumotox.com • En dossiers, on retrouve 3 causes classiques à retenir : - **Methotrexate** +++ : dossiers de polyarthrite rhumatoïde, de GEU... - **Amiodarone** +++ : dossier transversal cardio - Thyroïde - pneumopathie... - (+ **Bléomycine** : dossier de cancérologie)
	B -	V	3	
	C -	F	1	
	D -	F	1	
	E -	F	1	
	F -	F	1	
	G -	F	1	
	H -	F	1	
	I -	V	3	
	J -	F	1	
	K -	F	1	

QCM 5	A -	F	2	• Question facile. • Il s'agit sans doute d'un des items les plus difficiles de l'ECN, retenez des messages simples. EFR typique des PID : - Trouble Ventilatoire RESTRICTIF : CPT <80% - Diminution du DLCO - Eventuelle désaturation d'effort au test de marche de 6 minutes - Hypercapnie aux GDS = signe de gravité
	B -	V	3	
	C -	F	2	
	D -	V	3	
	E -	F	2	
QCM 6	A -	V	3	• Autre question facile. • Angor et syncope d'effort orientent bien sûr vers une pathologie cardiaque (Ex RA) • Signes fonctionnels des PID chroniques : - Toux sèche - Dyspnée d'effort progressive • Signes physiques des PID chroniques - Crépitants fins des bases - Hippocratisme digital parfois
	B -	F	2	
	C -	F	2	
	D -	F	2	
	E -	V	3	
QCM 7	A -	F	1	• On se perd souvent dans les multiples bilans auto immuns et leur interprétation. • Bien maitriser les auto anticorps est pourtant rentable dans plusieurs items. • Les bilans biologiques d'une PID et d'une glomérulopathie sont assez similaires. • Pour éviter les confusions, on retient : - ACAN : anticorps anti nucléaires = connectivites (Lupus ++) - ANCA : anticorps anti neutrophiles cytoplasmiques = vascularites à ANCA - Anticorps anti membrane basale glomérulaire : Maladie de Goodpasture • Les précipitines sériques dont des anticorps dirigés contre les antigènes responsables des PNP d'hypersensibilité • La sérologie est inutile dans le diagnostic de pneumocystose...
	B -	F	1	
	C -	F	1	
	D -	V	2	
	E -	V	2	
	F -	V	2	
	G -	V	2	
	H -	F	1	
	I -	F	1	
QCM 8	A -	F	1	• Question pas très difficile si on ne panique pas ! • Les sidérophages (+++) signent une hémorragie intra alvéolaire : - Œdème aigu Pulmonaire +++ ("Expectoration rose saumonée !!) - Vascularites comme le Wegener (qui tombe régulièrement en concours blanc) - Causes médicamenteuses, toxiques, etc.. • Concernant la tuberculose, ne pas confondre : - L'examen direct à la coloration de Ziehl Neelson - La culture en milieu de Lowenstein Jenson... • Concernant les formules typiques du LBA des PID, retenir principalement : - Sarcoïdose : Formule lymphocytaire - Fibrose pulmonaire idiopathique : formule neutrophilique... • Pour la formule normale du LBA, elle est macrophagique à 90% mais c'est un peu méchant de ma part.
	B -	V	2	
	C -	F	1	
	D -	F	1	
	E -	V	2	
	F -	F	1	
	G -	F	1	
	H -	V	2	
	I -	F	1	
QCM 9	A -	F	1	• Les pneumopathies interstitielles diffuses peuvent être de causes infectieuses et se révéler sur un mode aigu !
	B -	F	1	
	C -	F	1	
	D -	V	3	
	E -	F	1	
	F -	F	1	
	G -	F	1	
	H -	F	1	

QCM	Item	Réponse	Points	Commentaire
	I -	V	3	• Voici un résumé sur la pneumocystose : - Plus fréquente infection opportuniste des patients VIH - Clinique : Toux, dyspnée progressive, fébricule - Radio : syndrome interstitiel bilatéral - TDM : Syndrome interstitiel en **verre dépoli** +++ - Diagnostic : Kystes à l'examen direct ou PCR positive. Pas de culture !! - Traitement : Bactrim IV 3 semaines + Corticothérapie générale si PaO2 <70 mmHg. - Alternatives : Pentamidine IV
QCM 10	A -	F	1	• Pour répondre à cette question, il faut connaître les recommandations sur le traitement des pneumopathies à germe intracellulaire ou raisonner sur la pharmacocinétique et pharmacodynamique des antibiotiques proposés. • Ici on souhaite être actif sur les intra cellulaires en particulier la légionellose. • Les deux solutions correctes sont donc (pénétration intra cellulaire, activité sur la légionelle, bonne diffusion pulmonaire) : - Fluoroquinolones : Levofloxacine. - Macrolide : Spiramycine.
	B -	F	1	
	C -	F	1	
	D -	F	1	
	E -	F	1	
	F -	F	1	
	G -	F	1	
	H -	F	1	
	I -	V	2	
	J -	V	2	
QCM 11	A -	F	2	Le SDRA fait souvent l'objet de questions en dossiers. La question du diagnostic différentiel avec l'OAP cardiogénique se pose souvent. Voici un petit résumé : • Physiopathologie : Œdème pulmonaire **LESIONNEL** (pas cardiogénique) secondaire à un intense syndrome de réponse inflammatoire systémique • 4 critères diagnostics à connaître par cœur (déjà tombé) : - 1. Evolution aigue - 2. Opacités parenchymateuses bilatérales à la Rx - 3. Rapport PaO2/FiO2 <300 - 4. Absence d'argument pour une insuffisance cardiaque gauche +++ (ETT, BNP...) • Etiologies : - Agressions endogènes : Sepsis sévère, pancréatite, brulés... - Agressions exogène : Infectieuse, Toxique, Transfusion massive...
	B -	F	2	
	C -	F	2	
	D -	V	3	
	E -	F	2	
QCM 12	A -	V	2	La fibrose pulmonaire idiopathique est la principale PID de cause inconnue à connaître. • Son épidémiologie : - Age moyen > 60 ans - Prédominance masculine - Idiopathique ! Pas de médicament, pas de connectivite en cause ! • Le traitement n'est pas à connaître en détail, mais retenir que le pronostic est très sombre (survie <3 ans) et la corticothérapie peu efficace. • Un médicament anti fibrosant existe et cité dans votre poly : la pirfénidone.
	B -	F	1	
	C -	F	1	
	D -	V	2	
	E -	F	1	
	F -	V	2	
	G -	F	1	
QCM 13	A -	F	1	• A : Faux, c'est la description de l'OAP cardiogénique • B, C, D : Comme son nom l'indique, cette PID est caractérisée par une fibrose pulmonaire, le scanner montre donc : - Des kystes en rayons de miel - Des bronchectasies par traction - Mais peu ou pas de plages de verre dépoli (qui ont un certain potentiel de réversibilité). • Tout bilan auto immun est négatif dans la FPI • La biopsie montre un aspect de pneumopathie interstitielle commune (demandé plusieurs fois en conférence...), alors qu'un aspect de pneumopathie interstitielle non spécifique oriente vers la PID du même nom.
	B -	V	2	
	C -	V	2	
	D -	F	1	
	E -	F	1	
	F -	F	1	
	G -	V	2	
	H -	F	1	

QCM 14	A -	F	2	• Principal diagnostic différentiel de la FPI, la PINS s'en différencie par : - Un meilleur pronostic - Une meilleure réponse à la corticothérapie - Des images différentes au scanner : Verre dépoli > Signes de fibrose - Une histologie différente : aspect de pneumopathie interstitielle non spécifique !
	B -	F	2	
	C -	V	3	
	D -	V	3	
	E -	V	3	
	F -	F	2	
	G-	V	2	
QCM 15	A -	F	2	• A : Particules inorganiques • D : Vrai, d'où l'importance d'une enquête approfondie sur les expositions professionnelles • F : L'asbestose est une affection bénigne sur le plan histologique !
	B -	F	2	
	C -	F	2	
	D -	V	3	
	E -	V	3	
	F -	F	2	
QCM 16	A -	V	3	• Un dossier sur une pneumopathie d'hypersensibilité semble assez peu probable... • Voici néanmoins quelques éléments à retenir : - Contexte : exposition chronique à des antigènes ORGANIQUES - Clinique : 3 formes aigues (pseudo grippale), subaigüe et chronique - EFR : syndrome restrictif comme les autres PID - LBA : Alvéolite lymphocytaire - Scanner : Anomalies réversibles en théorie = Verre dépoli +++ - Précipitines sériques : témoin d'une exposition, insuffisant à confirmer ou exclure la maladie. - Traitement : Eviction, Corticothérapie.
	B -	V	3	
	C -	F	2	
	D -	F	2	
	E -	F	2	
	F -	F	2	
	G -	F	2	
QCM 17	A -	V	3	• Les étiologies de syndrome pneumorénal à retenir : - Maladie de Goodpasture - Vascularites à ANCA : Granulomatose avec polyangéite, polyangéite microscopique - OAP de surcharge + insuffisance rénale aigue - Pneumopathie infectieuse + insuffisance rénale aigue.
	B -	F	2	
	C -	F	2	
	D -	F	3	
	E -	V	3	
QCM 18	A -	F	1	• Question méchante, mais information présente dans le référentiel. • Les patients atteints de FPI peuvent bénéficier de ce traitement si la maladie est encore peu évoluée (Syndrome restrictif pas trop sévère, DLCO pas trop diminuée)
	B -	F	1	
	C -	F	1	
	D -	F	1	
	E -	V	3	
	F -	F	1	
	G -	F	1	
QCM 19	A -	F	1	Le référentiel de pneumo fait tout un chapitre sur les manifestations pulmonaires des maladies auto immunes. • Voici un résumé des manifestations respiratoires des principales connectivites : - Polyarthrite rhumatoïde : × Pleurésie × PID × Nodules rhumatoïdes - Sclérodermie : × PID × Hypertension pulmonaire +++ (surtout pour le CREST) - Dermatomyosites : × PID +++ - Gougerot Sjögren : × Toux chronique par bronchite lymphocytaire × PID. - Lupus : × Pleurésie lupique. × Pas de PID associée à cette connectivite. • Rappel : les propositions F G et H sont des vascularites et non des connectivites !
	B -	F	1	
	C -	V	3	
	D -	F	1	
	E -	F	1	
	F -	F	1	
	G -	F	1	
	H -	F	1	

QCM 20	A -	F	1	Courage, on a presque fini. • Le LBA permet par sa formule une orientation étiologique : - Macrophagique : Histiocytose Langerhansienne - Lymphocytaire : Sarcoïdose et Pneumopathie d'hypersensibilité - Neutrophilique : Fibrose Pulmonaire Idiopathique - Sidérophages : Hémorragie alvéolaire
	B -	F	1	
	C -	F	1	
	D -	V	3	
	E -	F	1	
	F -	F	1	
			235	**Total QCM**

	Réponses	Cotation	Commentaires, conseils et coaching
QROC 1	• Pneumotox.	3	• Autres ressources en ligne à connaître : LeCrat (agents tératogènes), hepatotox
QROC 2	• Verre dépoli.	3	• Difficile. • Sur un scanner : l'hyperdensité du verre dépoli n'efface pas le contour des vaisseaux et parois bronchiques. • Verre dépoli au scanner chez un patient VIH = pneumocystose +++.
QROC 3	• Kystes en rayons de miel	3	• Signe la fibrose pulmonaire. Espaces kystiques à parois épaisses. • Irréversible en général.
QROC 4	• Sclérose tubéreuse de Bourneville	3	• Phacomatose en théorie hors programme mais citée dans la moitié des polys, autant faire un petit point dessus. • Pourrait faire l'objet d'une question, comme le Von Hippel Lindau en 2013. - Maladie Génétique Autosomique Dominante - Caractérisée par les atteintes suivantes : × Angiomyolipome rénal × Lymphangioléiomyomatose pulmonaire × Comitialité grave : Syndrome de West × Signes cutanés : Angiofibromes, tâches achromiques...
QROC 5	• Hippocratisme digital	3	• Question facile, pas de problème. • La fréquence de l'hippocratisme digital varie en fonction des PID. Il est fréquent au cours de la Fibrose Pulmonaire Idiopathique.
QROC 6	• Insuffisance hépato cellulaire • (Cirrhose accepté)	3	• Pas de problème.
QROC 7	• Trouble ventilatoire restrictif	3	• On se répète un peu, mais au moins pas de risque de l'oublier !

QROC 8	• Aspect de pneumopathie interstitielle commune.	3	• Croyez-moi, ça tombe...
QROC 9	• Aspect de pneumopathie interstitielle non spécifique.	3	• On ne peut pas se tromper, l'aspect histologique est ici le nom de la maladie.
QROC 10	• Lavage bronchiolo alvéolaire	3	• Il permettra rapidement après stabilisation du patient : - Diagnostic d'agents infectieux en cause - Diagnostic d'hémorragie alvéolaire - Orientation diagnostique dans les autres situations.
QROC 11	• Gougerot Sjögren • Ou Sclérodermie. • Ou polymyosite	3	• Contrairement à la FPI, la PINS peut être : - Primitive - Ou secondaire à une maladie de Système.
QROC 12	• Pneumoconioses.	3	• Question facile.
QROC 13	• 3 parmi : • Mycoplasma pneumoniae • Chlamydia pneumoniae • Legionella pneumophila • Miliaire tuberculeuse	3	• En dossiers, les signes associés permettent souvent d'orienter l'étudiant vers l'étiologie voulue. Typiquement : - Mycoplasma pneumoniae : Anémie hémolytique auto immune et / ou érythème polymorphe accompagnant une pneumopathie interstitielle subaigüe. - Legionella pneumophila : Pneumopathie interstitielle aigue avec nombreuses perturbations biologiques : SIADH, Cytolyse, insuffisance rénale aigue, rhabdomyolyse.
QROC 14	• Maladie de Wegener • (= Granulomatose avec Polyangéite)	3	• cANCA : oriente vers une Maladie de Wegener • pANCA : oriente vers une Polyangéite Microscopique
QROC 15	• Sidérophages	3	• Ce sont des macrophages ayant phagocyté des hématies.
QROC 16	• Lymphangite carcinomateuse	3	• Comme son nom l'indique c'est un envahissement néoplasique par voie lymphatique. • A différencier du "lâcher de ballon" constitué de métastases parenchymateuses multiples et arrondies.
QROC 17	• Histiocytose Langhéransienne	3	• A savoir évoquer, sans doute pas plus de connaissances à avoir. • PID granulomateuse du sujet jeune masculin fumeur • Se traite par arrêt du tabac (...) et corticothérapie.

QROC 18	• Leptospirose.	3	• Je vous conseille de connaître la Leptospirose pour l'ECN. • Ca pourrait faire un beau dossier surprise comme l'a été la typhoïde il y a quelques années. • Voici un petit résumé (à compléter par vos soins !) : - Agent : Leptospira interrogans - Réservoir animal : rats, chiens, campagnols - Transmission : directe (morsure) ou indirecte (eau) - Activités à risque : éboueurs, sports nautiques ++++ - Deux formes cliniques : × Anictérique pseudo grippale × Ictérique pluri viscérale : IRA organique, méningo encéphalite, myopéricardite, hémoptysie et SDRA... - Diagnostic : × Sérologie × PCR sang et urine × Examen direct au microscope à fond noir. - Traitement : Doxycycline ou Amoxicilline 1 semaine - Prévention : Vaccins pour les professionnels
QROC 19	• OAP cardiogénique	3	• Bien préciser dans vos réponses si l'OAP est : - **Cardiogénique** : BNP élevé, ETT anormale - **Lésionnel** : Agression pulmonaire primitive.
QROC 20	• Syndrome d'Erasmus	3	• Secondaire à l'exposition à la silice, le syndrome d'Erasmus associe : - Pneumoconiose : la silicose - Sclérodermie systémique
		60	**Total QROC**

FICHE DE SYNTHESE : POINTS CLES UE POUR MIEUX REPONDRE AUX QUESTIONS ISOLEES ET AUX DOSSIERS CLINIQUES PROGRESSIFS	
Titres	**Eléments à cocher lors des QCM Mots clés des QROC**
ZEROS	• Ne pas demander de LBA devant une PID aigue fébrile.
Définition	• Ensemble de pathologies pulmonaires présentant une sémiologie radiologique proche • Caractérisées par une atteinte de l'interstitium pulmonaire +/- du compartiment alvéolaire.
Etiologies	• PID aigues +++ : OAP cardiogénique, Causes infectieuses et SDRA surtout • PID chroniques : - De cause connue : Néoplasique, Infectieuse, Pneumoconioses, d'hypersensibilité - De causes inconnues : Sarcoïdose, FPI, PINS, PID des connectivites/vascularites
Clinique (PID chronique)	• Interrogatoire : Âge, Sexe, Origine ethnique, Profession, Médicaments, ATCD familiaux, toxiques... • Signes fonctionnels : Toux sèche, Dyspnée d'effort • Signes physiques : AEG, Crépitants "velcro", Hippocratisme digital inconstant • Rechercher des signes extra pulmonaires +++
Examens complémentaires	• Imagerie : Radiographie Pulmonaire, Scanner Pulmonaire en coupes fines • Epreuves fonctionnelles Respiratoires : Profil RESTRICTIF, chute du DLCO • Bilan biologique orienté : NFS, CRP, BNP, Précipitines, ECA, ANCA, ACAN, anti MBG • Sérologie VIH avec accord du patient • Fibroscopie bronchique : - LBA : Recherche d'alvéolite, sidérophages, corps asbestosiques, cellules néoplasiques - Biopsies : d'éperon bronchique, transbronchiques...
Fibrose pulmonaire idiopathique	• Epidémiologie : Fréquente, Homme de plus de 60 ans • Pronostic : Mauvais • Clinique : Aspécifique. Hippocratisme digital fréquent. • Scanner : Réticulations, rayons de miel > Verre dépoli • EFR : Profil Restrictif • Biologie : négative +++ • LBA : Neutrophilique +++ • Histologie : Aspect de pneumopathie interstitielle commune • (Traitement : Pirfénidone, Transplantation si jeune)
Pneumopathie interstitielle non spécifique	• Epidémiologie : Rare, Sujet jeune <50 ans • Pronostic : Meilleur que FPI. • Etiologies : - Primitive (Idiopathique) - Secondaire : Sclérodermie, Polymyosite, Gougerot Sjögren • Clinique : Aspécifique. Hippocratisme digital plus rare que dans la FPI. • Scanner : Verre dépoli > Réticulations • EFR : Normal ou profil restrictif • Biologie : Selon étiologie ! • LBA : Lymphocytaire +++ • Histologie : Aspect de pneumopathie interstitielle non spécifique • (Traitement : Corticothérapie, Immunosuppression...)

UE questions isolées — Item 207

Sarcoïdose

1 Enoncé

QCM 1 — Quelle proposition représente l'épidémiologie la plus typique de la sarcoïdose ? (1 réponse)

A - Elle atteint plutôt la femme jeune de 30 ans de peau noire et fumeuse
B - Elle atteint plutôt l'homme jeune de 30 ans de peau noire et non fumeur
C - Elle atteint plutôt la femme âgée de 60 ans de peau blanche et non fumeuse
D - Elle atteint plutôt l'homme âgé de 60 ans de peau noire et fumeur
E - Elle atteint plutôt l'homme âgé de 60 ans de peau blanche et fumeur
F - Elle atteint plutôt la femme âgée de 60 ans de peau noire et fumeuse
G - Elle atteint plutôt la femme jeune de 30 ans de peau noire et non fumeuse.

QCM 2 — Concernant l'atteinte pulmonaire et médiastinale de la sarcoïdose :

A - Elle est présente dans >80% des cas de sarcoïdose
B - Elle peut être cliniquement asymptomatique
C - L'hémoptysie est le principal signe révélateur de l'atteinte thoracique
D - La toux productive est le principal signe révélateur de la maladie
E - L'auscultation pulmonaire retrouve typiquement des sibilants des sommets
F - L'auscultation pulmonaire retrouve typiquement des crépitants en rapport avec un OAP cardiogénique
G - La palpation retrouve typiquement des adénopathies hilaires et ou médiastinales
H - La percussion retrouve une matité en rapport avec l'atteinte parenchymateuse

QCM 3 — Concernant l'atteinte cutanée liée à la Sarcoïdose :

A - On peut retrouver des sarcoïdes, atteintes spécifiques dont la biopsie permet le diagnostic.
B - On peut retrouver un érythème noueux, atteinte spécifique dont la biopsie permet le diagnostic
C - L'érythème noueux est une dermo hypodermite inflammatoire prédominant sur les avant bras
D - La présence d'un érythème noueux permet d'éliminer le diagnostic différentiel de maladie de Crohn
E - La présence d'un érythème noueux permet d'éliminer le diagnostic différentiel de tuberculose pulmonaire
F - La présence d'un lupus pernio orientera plutôt vers le diagnostic de Lupus Erythémateux Disséminé
G - Les sarcoïdes sont des macules achromiques de taille variable
H - Les sarcoïdes sont des papules violacées de taille variable

QCM 4 — Cochez les propositions correspondant au syndrome de Heerfordt :

A - Erythème Noueux
B - Arthralgies
C - Stade I Radiographique
D - Uvéite
E - Fièvre
F - Réaction phlycténulaire à l'IDR à la tuberculine
G - Anergie tuberculinique
H - Paralysie Faciale périphérique
I - Parotidite
J - Toux sèche

QCM 5 — Vous réalisez des EFR à un de vos patients, suspect de Sarcoïdose. Le résultat pathologique le plus typique est : (1 seule réponse)

A - Trouble Ventilatoire Restrictif défini par une Capacité Pulmonaire Totale <80 %
B - Trouble Ventilatoire Obstructif défini par une capacité pulmonaire totale <80 %
C - Trouble Ventilatoire Obstructif Défini par un rapport VEMS/CVF <0.7, réversible
D - Trouble Ventilatoire Obstructif Défini par un rapport VEMS/CVF <0.7, irréversible
E - Trouble ventilatoire restrictif, défini par un rapport VEMS/CVF <0.7

QCM 6	Concernant l'imagerie thoracique de la Sarcoïdose :

A - La stadification de la maladie est basée sur le scanner thoracique injecté
B - La stadification de la maladie est basée sur le scanner thoracique non injecté
C - La stadification de la maladie est basée sur la radiographie thoracique de face
D - Le stade I correspond à des adénopathies hilaires et médiastinales isolées
E - Le stade III est l'association d'une atteinte parenchymateuse et des adénopathies hilaires
F - Le stade IV est le stade de fibrose pulmonaire
G - L'atteinte parenchymateuse typique est un infiltrat micronodulaire à distribution péri broncho vasculaire
H - L'atteinte médiastinale est constituée d'adénopathies hilaires et médiastinales bilatérales compressives

QCM 7	Concernant la biologie typique de la Sarcoïdose, quelles propositions sont évocatrices de la maladie ?

A - CRP élevée
B - Polynucléose neutrophile
C - Lymphopénie
D - Anergie tuberculinique
E - Quantiféron faussement positif
F - Hypogammaglobulinémie
G - Anémie microcytaire arégénérative
H - Hypocalcémie
I - Hypercalciurie
J - Elévation de l'Enzyme de conversion de l'Angiotensine

QCM 8	Cochez les propositions correspondant au syndrome de Löfgren :

A - Erythème noueux
B - Uvéite
C - Fièvre
D - Parotidite
E - Arthralgies
F - Paralysie faciale
G - Anergie tuberculinique
H - Toux sèche
I - BAV 3

QCM 9	Les diagnostics différentiels de la Sarcoïdose à évoquer devant une radiographie mettant en évidence une masse appartenant strictement au médiastin moyen sont :

A - Lymphome de Hodgkin
B - Lymphome non Hodgkinien
C - Adénopathie métastatique
D - Tuberculose
E - Goitre plongeant
F - Tumeur neurogène type schwanomme
G - Tumeurs germinales dont carcinome embryonnaire
H - Kyste bronchogénique
I - Thymome
J - Aucune des réponses précédentes
K - Toutes les réponses précédentes

QCM 10	Parmi les éléments suivants, lesquels sont de mauvais pronostic chez un patient atteint de Sarcoïdose ?

A - Sexe féminin
B - Erythème noueux initial
C - Début tardif (>40 ans)
D - Intensité du syndrome inflammatoire biologique initial
E - Trouble ventilatoire Restrictif
F - Trouble ventilatoire Obstructif
G - Intensité du syndrome fébrile initial
H - Densité de granulomes à la biopsie
I - Sujets de peau blanche
J - Evolution >2 ans

QCM 11	Un seul des signes suivants signe une fibrose pulmonaire au scanner thoracique. Lequel ?

A - Infiltrat en Verre dépoli
B - Nodule de 3 cm prenant le contraste
C - Epanchement pleural
D - Kystes en rayons de miel
E - Miliaire
F - Infiltrat micronodulaire
G - Dilatation de bronche

QCM 12 **Concernant les complications endocrinologiques de la Sarcoïdose cochez les réponses justes :**

A - La Sarcoïdose peut se compliquer de diabète sucré
B - La Sarcoïdose peut se compliquer de diabète insipide central
C - La Sarcoïdose peut se compliquer de diabète insipide néphrogénique
D - La Sarcoïdose peut se compliquer d'insuffisance surrénale primaire
E - La Sarcoïdose peut se compliquer d'insuffisance corticotrope
F - La Sarcoïdose peut se compliquer d'insuffisance thyréotrope
G - Le traitement de référence de la Sarcoïdose peut entrainer un diabète sucré
H - Le traitement de référence de la Sarcoïdose peut entrainer une insuffisance corticotrope

QCM 13 **Dans le bilan systématique d'une Sarcoïdose non compliquée, vous demandez :**

A - Radiographie pulmonaire de face
B - Scanner cérébral injecté
C - IRM cérébrale injectée
D - Consultation ophtalmologique
E - Troponines
F - Electrocardiogramme
G - Ionogramme sanguin et urinaire
H - Médiastinoscopie pour biopsie des adénopathies médiastinales
I - Epreuves fonctionnelles respiratoires
J - IDR à la tuberculine
K - Vidéothoracoscopie pour biopsie du parenchyme pulmonaire
L - Sérologie Syphilitique VDRL TPHA

QCM 14 **Vous mettez en place le traitement de référence pour traiter la Sarcoïdose de votre patiente. Quelles règles hygiéno diététiques associez-vous à ce traitement ?**

A - Supplémentation en Potassium selon ionogramme en prévention de l'hypokaliémie
B - Régime riche en protides
C - Régime pauvre en sucres rapides en prévention du diabète cortico induit
D - Supplémentation vitamino calcique en prévention de l'ostéoporose cortisonée
E - Activité physique régulière
F - Régime pauvre en sodium en prévention de la rétention hydro sodée
G - Arrêt ou Prévention du tabagisme
H - Toutes les réponses précédentes sont justes

QCM 15 **Quelles sont les indications de l'Oxygénothérapie Longue Durée en cas d'insuffisance respiratoire chronique liée à la Sarcoïdose ?**

A - PaO2 < 60mm Hg en air ambiant chez un patient polyglobulique
B - PaO2 < 70 mm Hg malgré oxygénothérapie nasale
C - PaO2 < 60 mmg en air ambiant si le patient est insuffisant ventriculaire gauche
D - PaCO2 >45 mmHg en air ambiant
E - Saturation Transcutanée en Oxygène < 88% en Air ambiant
F - PaO2< 55 mm Hg en air ambiant
G - PaO2 entre 55 et 70 mm Hg en air ambiant
H - PaO2 < 70 mm Hg en air ambiant
I - Cyanose clinique des extrémités

QCM 16 **Lequel des signes cliniques suivants n'est classiquement pas présent dans l'hypercalcémie symptomatique ?**

A - Syndrome polyuro polydipsique
B - Vomissements
C - Diarrhées
D - Hyporéflexie ostéo tendineuse
E - Hypotonie
F - Hypertension artérielle
G - Amaigrissement
H - Douleur épigastrique pseudo chirurgicale
I - Céphalées

QCM 17 **Lesquelles de ces propositions ne permettent pas de faire le diagnostic histologique de Sarcoïdose ?**

A - Biopsie de Sarcoïde
B - Biopsie de Glande Salivaire Accessoire
C - Biopsie d'adénopathie superficielle
D - Ponction Biopsie hépatique
E - Ponction Biopsie splénique

F - Biopsie d'Erythème noueux
G - Biopsie Transbronchiques
H - Biopsies bronchiques étagées
I - Médiastinoscopie
J - Biopsie de graisse cutanée sous ombilicale

QCM 18 **Un de vos patients présente une paralysie faciale compliquant une Sarcoïdose. Quel(s) élément(s) est ou sont en faveur du caractère périphérique de cette paralysie faciale ?**

A - Xérophtalmie
B - Signe du Paucier de Babinski
C - Effacement du sillon nasogénien
D - Bouche attirée du côté sain
E - Absence de dissociation automatico volontaire
F - Signes de Charles Belles négatif
G - Prédominance de la paralysie sur l'hémiface inférieur
H - Manœuvre de Pierre Marie et Foix positive

QCM 19 **Quels sont les arguments histologiques et cytologiques en faveur de la Sarcoïdose ?**

A - Présence d'une alvéolite neutrophilique au LBA
B - Présence d'une alvéolite éosinophilique au LBA
C - Présence d'une alvéolite lymphocytaire au LBA
D - Une augmentation du rapport CD4/CD8 au LBA
E - A la biopsie, un granulome épithélioide et giganto cellulaire
F - A la biopsie, présence de nécrose caséeuse
G - Une positivité de l'examen direct à la coloration de Ziehl Neelson du LBA
H - La présence de sidérophages à l'examen direct du LBA
I - Une négativité de la culture sur milieu de Lowenstein Jensen

QCM 20 **Quel est le traitement de référence de la Sarcoïdose grave ? (1 réponse)**

A - Corticothérapie
B - Cyclophosphamide
C - Azathioprine
D - Immunoglobulines polyvalentes
E - Rituximab
F - Melphalan
G - Aucune de ces réponses

QROC 1	Quelle mesure de prévention spécifique prévoyez-vous avant la prescription du traitement de référence par voie générale chez une patiente antillaise atteinte de Sarcoïdose ? Texte libre (1 à 3 mots)
QROC 2	Quel est votre diagnostic dermatologique chez cette patiente atteinte de Sarcoïdose ? Texte libre (1 à 3 mots) 
QROC 3	Quel stade radiologique pour cette Sarcoïdose ? 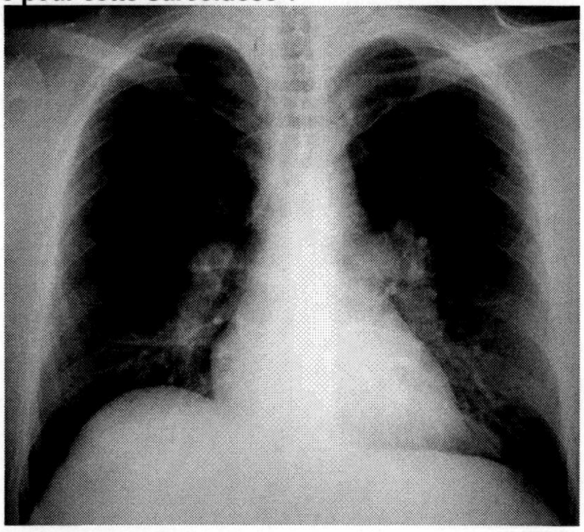 Texte libre (1 à 3 mots)
QROC 4	Quel syndrome vous évoquent l'association d'une parotidomégalie bilatérale et d'une hypertrophie des glandes lacrymales ? Texte libre (1 à 3 mots)
QROC 5	Quelle exposition professionnelle faut-il systématiquement rechercher chez un patient suspect de Sarcoïdose ? Texte libre (1 à 3 mots)
QROC 6	Votre patient atteint de Sarcoïdose au stade de fibrose consulte en urgence pour hémoptysie. Quelle étiologie évoquez-vous en première intention pour cette hémoptysie ? Texte libre (1 à 3 mots)
QROC 7	Quel signe typique au scanner thoracique sera en faveur du diagnostic évoqué à la question précédente ? Texte libre (1 à 3 mots)
QROC 8	Citez un traitement de la Sarcoïdose alternatif à la corticothérapie ? Texte libre (1 à 3 mots)
QROC 9	Quel résultat à la biopsie permet le diagnostic histologique de Sarcoïdose ? Texte libre (5 mots)
QROC 10	Quel diagnostic différentiel infectieux faut-il toujours éliminer chez un patient suspect de Sarcoïdose ? Texte libre (1 à 3 mots)
QROC 11	Citez la contre indication absolue théorique de l'oxygénothérapie longue durée ? Texte libre (1 à 3 mots)
QROC 12	Quelle est la seule situation où la confirmation histologique du diagnostic de Sarcoïdose n'est pas indispensable ? Texte libre (1 à 3 mots)
QROC 13	Quelle atteinte articulaire est assez évocatrice de Sarcoïdose ? Texte libre (1 à 3 mots)
QROC 14	Quel est le premier examen à réaliser devant la découverte d'une hypercalcémie biologique ? Texte libre (1 à 3 mots)

QROC 15	**Quel pourcentage approximatif de malades décède de leur maladie ?** **Texte libre (1 à 3 mots)**
QROC 16	**Sur la biologie sanguine de votre patient vous retrouvez :** **Albuminémie 28 g/L** **Calcémie 2.5 mmol/L** **Phosphorémie 0.9 mmol/L** **Calculez la calcémie corrigée de ce patient ?** **Texte libre (1 à 3 mots)**
QROC 17	**Concernant la question précédente, quel autre moyen pouvez vous utiliser pour confirmer l'hypercalcémie probable du patient ?** **Texte libre (1 à 3 mots)**
QROC 18	**Quel diagnostic évoquez-vous en priorité en cas de baisse d'acuité visuelle avec œil rouge et douloureux chez un patient suivi pour Sarcoïdose ?** **Texte libre (1 à 3 mots)**
QROC 19	**Quel est l'intérêt du collyre mydriatique dans le traitement de l'affection que vous avez diagnostiquée à la question précédente ?** **Texte libre (1 à 3 mots)**
QROC 20	**Sur quel autre traitement local repose la prise en charge de l'affection de la question 18 ?** **Texte libre (1 à 3 mots)**

2 Corrigé

		V F	Cota tion	Commentaires, conseils et coaching
QCM 1	A -	F	1	Pour chaque pathologie en médecine interne, retenez caricaturalement la personne typiquement atteinte. Pour la sarcoïdose c'est : • Personne jeune : 20 à 40 ans • Sex Ratio : légère prédominance féminine • Plus fréquent chez les sujets noirs • Moins fréquent chez le fumeur
	B -	F	1	
	C -	F	1	
	D -	F	1	
	E -	F	1	
	F -	F	1	
	G -	V	3	
QCM 2	A -	V	3	Typiquement, l'atteinte pulmonaire de la Sarcoïdose est identique à celle de beaucoup d'autres pneumopathies interstitielles diffuses : • Signes fonctionnels : - Asymptomatique souvent - Toux sèche chronique - Rarement dyspnée d'effort - Pas d'hémoptysie en dehors de complications infectieuses (greffe aspergillaire) • Signes physiques : - Examen normal - ou Crépitants fins des bases, aucun rapport avec un OAP - On ne peut pas palper les adénopathies intra thoraciques...
	B -	V	3	
	C -	F	1	
	D -	F	1	
	E -	F	1	
	F -	F	1	
	G -	F	1	
	H -	F	1	
QCM 3	A -	V	3	• L'érythème noueux est un classique de l'ECN à très bien connaître. Petit résumé : - Clinique : × Nouures fermes indurées, douloureuses, pré tibiales, évoluant par poussées × Couleur passant par tous les stades de la biligénie - Etiologies : × Bactériennes : SBHA, Tuberculose+++, Yersinia, Chlamydia × Médicamenteuses × Virales : EBV, CMV... × Auto immunes : Sarcoïdose +++, MICI, Behcet... × Néoplasies - Traitement : Repos, AINS, Colchicine - **Ne PAS biopsier** : aspécifique !
	B -	F	1	
	C -	F	1	
	D -	F	1	
	E -	F	1	
	F -	F	1	
	G -	F	1	
	H -	V	3	
QCM 4	A -	F	1	• Syndrome de Heerfordt complet : - Uvéite - Parotidite - Paralysie faciale périphérique - Fièvre • Un syndrome de Heerfordt typique ne dispense pas de la confirmation histologique de la Sarcoïdose contrairement au Löfgren.
	B -	F	1	
	C -	F	1	
	D -	V	2	
	E -	V	2	
	F -	F	1	
	G -	F	1	
	H -	V	2	
	I -	V	2	
	J -	F	1	
QCM 5	A -	V	3	Question rapide destinée à vérifier vos connaissances sur : • Deux définitions à l'épreuve Fonctionnelle Respiratoire à ne pas confondre - TVO : Rapport VEMS/CVF <0.7 - TVR : CPT <80% • La sémiologie EFR typique des pneumopathies interstitielles diffuses : - Syndrome Restrictif +++ - Diminution de la diffusion alvéolo capillaire (DLCO)
	B -	F	2	
	C -	F	2	
	D -	F	2	
	E -	F	2	

QCM	Item	Réponse	Points	Commentaire
QCM 6	A -	F	2	• La classification est bien radiologique et non scannographique (en théorie.) • Le scanner n'est pas systématique en cas de radio typique • On rappelle les 5 stades : - I Adénopathies hilaires et médiastinales NON compressives - II Adénopathies + Atteinte parenchymateuse typiquement micronodulaire - III Atteinte parenchymateuse seule - IV Fibrose pulmonaire
	B -	F	2	
	C -	F	2	
	D -	V	3	
	E -	F	2	
	F -	V	3	
	G -	V	3	
	H -	F	2	
QCM 7	A -	F	1	• La biologie typique de la Sarcoïdose : - EPPS : Hypergammaglobulinémie polyclonale - NFS : Lymphopénie - GGT, PAL : Eventuelle cholestase anictérique - IDR : négativé - Iono sang : Normal ou Hypercalcémie 10% - Iono urine : Hypercalciurie fréquente - Enzyme de Conversion de l'Angiotensine élevée (aspécifique) • Mais PAS : - De syndrome inflammatoire - De perturbation du bilan auto immun
	B -	F	1	
	C -	V	2	
	D -	V	2	
	E -	F	1	
	F -	F	1	
	G -	F	1	
	H -	F	1	
	I -	V	2	
	J -	V	2	
QCM 8	A -	V	2	• Une autre association sémiologique à connaitre, le syndrome de Löfgren : - Erythème noueux - Fièvre - Arthralgies - Anergie tuberculinique - Stade I Radiographique • Un syndrome de Löfgren typique ne nécessite pas de confirmation histologique.
	B -	F	1	
	C -	V	2	
	D -	F	1	
	E -	V	2	
	F -	F	1	
	G -	V	2	
	H -	F	1	
	I -	F	1	
QCM 9	A -	V	2	Petit détour par l'item opacités et masses intra thoraciques ! Bien connaitre les étiologies à évoquer selon le compartiment médiastinale • Médiastin antérieur : devant l'axe trachéobronchique : - Goitre et Tumeurs parathyroïdiennes dans la partie supérieure - Tumeurs thymiques et tumeurs germinales dans la partie moyenne et inférieure • Médiastin moyen : au niveau de l'axe trachéobronchique - Adénopathies : toutes causes ! (Cancer, Sarcoïdose, Lymphome, Infection...) - Kyste Bronchogénique - Hernie hiatale • Médiastin postérieur : tumeurs neurogènes
	B -	V	2	
	C -	V	2	
	D -	V	2	
	E -	F	1	
	F -	F	1	
	G -	F	1	
	H -	V	2	
	I -	F	1	
	J -	F	1	
	K -	F	1	
QCM 10	A -	F	1	• Critères de bon pronostic : - Manifestation cutanée type érythème noueux - Evolution courte - Patient asymptomatique • Critères de mauvais pronostics - Début >40 ans - Evolution >2 ans prolongée - Stade III et IV à la radio - Syndrome obstructif : atypique et de mauvais pronostic - Atteinte viscérale grave - Sujets à peau noire
	B -	F	1	
	C -	V	2	
	D -	F	1	
	E -	F	1	
	F -	V	2	
	G -	F	1	
	H -	F	1	
	I -	F	1	
	J -	V	2	
QCM 11	A -	F	1	• 2 signes de fibrose pulmonaire à connaître et savoir reconnaître : - Les **kystes en rayons de miel** : "trous" dans le poumon à parois épaisses
	B -	F	1	
	C -	F	1	
	D -	V	3	

	E -	F	1	- Les **bronchectasies de traction**, à différencier des bronchectasies de la mucoviscidose par exemple (la paroi est normale, c'est la rétraction liée à la fibrose qui "tire" et augmente le diamètre des bronches). Une bronche est dilatée si elle a un calibre supérieur à l'artère qui l'accompagne.
	F -	F	1	
	G -	F	1	
QCM 12	A -	F	3	• QCM à visée plutôt pédagogique pour vous rappeler que l'infiltration granulomateuse de la Sarcoïdose peut concerner tous les organes : - Post Hypophyse : Diabète insipide CENTRAL. - Surrénales : Insuffisance surrénale primaire. - Thyroïde : exceptionnel donc je ne l'ai pas mis en item. - Anté hypophyse : Insuffisance corticotrope, Thyréotrope, pan hypo pituitarisme : confère ECN 2013... • L'hypercalcémie de la Sarcoïdose peut se compliquer de diabète insipide NEPHROGENIQUE : cf néphro. • Evidemment la corticothérapie peut décompenser un diabète, et son arrêt peut entrainer une insuffisance corticotrope. • Gardez donc à l'esprit qu'on peut faire de nombreux cas jouant sur l'origine centrale ou périphérique des complications endocriniennes/métaboliques dans la Sarcoïdose !
	B -	V	2	
	C -	V	2	
	D -	V	2	
	E -	V	2	
	F -	V	2	
	G -	V	2	
	H -	V	2	
QCM 13	A -	V	2	• On peut proposer le bilan systématique suivant : - Radiographie Thorax F+P (Scanner en théorie non systématique) - ECG systématique +++ : dépistage de troubles de conduction - Bilan ophtalmologique +++ : recherche d'uvéite antérieure ou postérieure - Sérologie : VIH (La poly adénopathie du VIH peut simuler une Sarcoïdose) - Biologie : Calcémie +++, Calciurie +++, ECA... - IDR : utile pour le diagnostic positif (=Anergie) et Différentiel (=Tuberculose maladie) - EFR +++ : recherche d'un syndrome restrictif • La confirmation histologique est la règle sauf Löfgren typique • Cependant, la médiastinoscopie et thoracoscopie ne sont pas de premier recours car très invasifs ! • On commence par la biopsie des glandes salivaires accessoires, les biopsies cutanées de Sarcoïdes, Puis les biopsies bronchiques per fibroscopie...
	B -	F	1	
	C -	F	1	
	D -	V	2	
	E -	F	1	
	F -	V	2	
	G -	V	2	
	H -	F	1	
	I -	V	2	
	J -	V	2	
	K -	F	1	
	L -	F	1	
QCM 14	A -	V	1	• Encore une question mesures associées à la corticothérapie... • Ce sont les mêmes que pour toutes corticothérapie à une exception notable : **Pas de Supplémentation en calcium et vitamine D** du fait du risque d'hypercalcémie ! • On rappelle que l'hypercalcémie de la Sarcoïdose est secondaire à la sécrétion de 1 alpha hydroxylase par le granulome qui entraine une hausse du taux de vitamine D active. • C'est un des zéros de l'item.
	B -	V	1	
	C -	V	1	
	D -	F	3	
	E -	V	1	
	F -	V	1	
	G -	V	1	
QCM 15	A -	V	3	• Complications respiratoires de la Sarcoïdose : - Insuffisance Respiratoire Chronique surtout RESTRICTIVE = Hypoxie - Hypertension Pulmonaire secondaire à l'hypoxie chronique - Insuffisance cardiaque DROITE secondaire à l'hypertension pulmonaire - Autres : pneumothorax, greffe aspergillaire avec hémoptysie... • Les indications d'OLD, à connaitre, sont les mêmes pour les différentes étiologies d'IR. Voici un résumé : - Confirmation par 2 GDS, à 3 semaines d'intervalle, en air ambiant - L'insuffisance respiratoire chronique est définie par une PaO2< 70mm Hg - L'hypercapnie est un signe de gravité mais n'entre pas dans la définition - Indications de l'OLD : × PaO2 < 55 mmHg × PaO2 < 60 mm Hg + Hypertension Pulmonaire ou Cœur pulmonaire ou Polyglobulie ou désaturation nocturne.
	B -	F	1	
	C -	F	1	
	D -	F	1	
	E -	F	1	
	F -	V	3	
	G -	F	1	
	H -	F	1	
	I -	F	1	

<table>
<tr><td rowspan="9">QCM 16</td><td>A -</td><td>F</td><td>1</td><td rowspan="9">Un dossier de Sarcoïdose permet des questions transversales d'urgence métabolique sur l'hypercalcémie : voici un petit rappel de la présentation clinique et celle à l'ECG.

• Clinique :
- Signes généraux : AEG, déshydratation, fièvre...
- Digestif : ILEUS REFLEXE donc constipation, vomissements, douleur épigastrique
- Neurologique : syndrome hypotonique et hyporéflexique, céphalées, coma...
- Rénal : Syndrome polyuro polydipsique (Par diabète insipide néphrogénique)

• Signes ECG : L'ultra classique "Ta raquette plate qui perd son rythme"
- Tachycardie
- Raccourcissement QT
- Aplatissement P
- PR allongé
- Trouble du rythme</td></tr>
<tr><td>B -</td><td>F</td><td>1</td></tr>
<tr><td>C -</td><td>V</td><td>3</td></tr>
<tr><td>D -</td><td>F</td><td>1</td></tr>
<tr><td>E -</td><td>F</td><td>1</td></tr>
<tr><td>F -</td><td>F</td><td>1</td></tr>
<tr><td>G -</td><td>F</td><td>1</td></tr>
<tr><td>H -</td><td>F</td><td>1</td></tr>
<tr><td>I -</td><td>F</td><td>1</td></tr>
<tr><td rowspan="10">QCM 17</td><td>A -</td><td>F</td><td>1</td><td rowspan="10">• Le diagnostic histologique de Sarcoïdose doit se faire de la manière la moins invasive possible. On peut proposer dans un ordre croissant d'invasivité :
- Biopsie cutanée hors érythème noueux aspécifique
- Biopsie d'adénopathie superficielle
- Biopsie de glande salivaire accessoire
- Fibroscopie bronchique : biopsies bronchiques, biopsies transbronchiques...
- Méthodes les plus invasives : Médiastinoscopie, Vidéo thoracoscopie, PBH...

• Les réponses toujours fausses :
- La ponction biopsie splénique : jamais pour l'ECN, risque hémorragique +++ !
- La biopsie de graisse sous cutanée péri ombilicale : diagnostic d'amylose (cf)
- La biopsie d'érythème noueux : aspécifique.</td></tr>
<tr><td>B -</td><td>F</td><td>1</td></tr>
<tr><td>C -</td><td>F</td><td>1</td></tr>
<tr><td>D -</td><td>F</td><td>1</td></tr>
<tr><td>E -</td><td>V</td><td>3</td></tr>
<tr><td>F -</td><td>V</td><td>3</td></tr>
<tr><td>G -</td><td>F</td><td>1</td></tr>
<tr><td>H -</td><td>F</td><td>1</td></tr>
<tr><td>I -</td><td>F</td><td>1</td></tr>
<tr><td>J -</td><td>V</td><td>3</td></tr>
<tr><td rowspan="8">QCM 18</td><td>A -</td><td>F</td><td>1</td><td rowspan="8">• Le syndrome de Heerfordt de la Sarcoïdose permet de poser des questions transversales sur la paralysie faciale.

• Elle est périphérique dans la Sarcoïdose.

• Deux arguments en faveur du caractère périphérique et non central de la PF :
- Absence de dissociation automatico volontaire dans la forme périphérique
- Paralysie touchant également l'hémiface supérieure et inférieure dans la forme périphérique (Présence d'un signe de Charles Belles : ascension vers le haut de l'œil dont la fermeture est impossible).
- On rappelle que dans la PF centrale, le déficit prédomine sur l'hémiface inférieure.</td></tr>
<tr><td>B -</td><td>F</td><td>1</td></tr>
<tr><td>C -</td><td>F</td><td>1</td></tr>
<tr><td>D -</td><td>F</td><td>1</td></tr>
<tr><td>E -</td><td>V</td><td>3</td></tr>
<tr><td>F -</td><td>F</td><td>2</td></tr>
<tr><td>G -</td><td>F</td><td>1</td></tr>
<tr><td>H -</td><td>F</td><td>2</td></tr>
<tr><td rowspan="9">QCM 19</td><td>A -</td><td>F</td><td>1</td><td rowspan="9">• Lavage bronchiolo alvéolaire dans la Sarcoïdose : il retrouve typiquement
- Alvéolite Lymphocytaire
- Augmentation du rapport CD4/CD8
- Négativité de la recherche de Bacilles Acido Alcoolo Résistants !!

• Histologie de la Sarcoïdose : Granulome épithélioide et giganto cellulaire SANS nécrose caséeuse.</td></tr>
<tr><td>B -</td><td>F</td><td>1</td></tr>
<tr><td>C -</td><td>V</td><td>2</td></tr>
<tr><td>D -</td><td>V</td><td>2</td></tr>
<tr><td>E -</td><td>V</td><td>2</td></tr>
<tr><td>F -</td><td>F</td><td>1</td></tr>
<tr><td>G -</td><td>F</td><td>1</td></tr>
<tr><td>H -</td><td>F</td><td>1</td></tr>
<tr><td>I -</td><td>V</td><td>2</td></tr>
<tr><td rowspan="7">QCM 20</td><td>A -</td><td>V</td><td>3</td><td rowspan="7">• Question facilou pour la fin.
• Toute Sarcoïdose ne nécessite pas de corticothérapie. Les indications principales sont :
- Respiratoires : intensité du syndrome restrictif
- Ophtalmologiques : uvéite postérieure
- Cardiaques : insuffisance cardiaque, trouble de conduction
- Neurologique : atteinte du SNC
- Métaboliques : hypercalcémie sévère</td></tr>
<tr><td>B -</td><td>F</td><td>1</td></tr>
<tr><td>C -</td><td>F</td><td>1</td></tr>
<tr><td>D -</td><td>F</td><td>1</td></tr>
<tr><td>E -</td><td>F</td><td>1</td></tr>
<tr><td>F -</td><td>F</td><td>1</td></tr>
<tr><td>G -</td><td>F</td><td>1</td></tr>
<tr><td></td><td></td><td></td><td>260</td><td>Total QCM</td></tr>
</table>

	Réponses	Cotation	Commentaires, conseils et coaching
QROC 1	• Ivermectine dose unique	3	• Prévention systématique de **l'anguillulose maligne** • Avant toute corticothérapie • Pour les populations à risque • Grand classique en dossiers...
QROC 2	• Erythème noueux	3	• Nouure ferme, indurée, en relief, arrondie, violacée • des membres inférieurs, pré tibial...
QROC 3	• Stade I Radiologique	3	• Adénopathies hilaires et médiastinales • Bilatérales, symétriques, non compressives • Pas d'atteinte parenchymateuse ici
QROC 4	• Syndrome de Mikulicz	3	• Moins connu que le Löfgren • Se rencontre aussi dans le Gougerot Sjögren.
QROC 5	• Béryllium • (Ou : Silice)	3	• La Bérylliose (Prothésistes dentaires, fabrication de céramique) donne un tableau clinique et radiologique très proche de la Sarcoïdose. • La recherche d'expositions professionnelles fait partie du bilan clinique systématique de la maladie.
QROC 6	• Greffe aspergillaire • Ou aspergillome	3	• Avoir le réflexe hémoptysie sur Sarcoïdose = recherche d'aspergillose ! • Image typique = rechercher le **"grelot"** !
QROC 7	• Image en grelot	3	• Description de l'image en grelot : c'est une cavité (formée secondairement à la fibrose pulmonaire) au sein de laquelle on retrouve une masse arrondie déclive entourée d'air. • C'est typique d'une greffe aspergillaire !
QROC 8	• Methotrexate • ou Azathioprine • ou Anti TNF a	3	• Question qui tape sans doute trop dans les coins... • Savoir que les immunosuppresseurs peuvent être utilisés si échec de la corticothérapie.
QROC 9	• Granulome épithélioide • et gigantocellulaire • sans nécrose caséeuse	3	• Question facile, ça doit être cortico sous cortical ! • La présence de nécrose caséeuse fait bien sûr suspecter la tuberculose.
QROC 10	• Tuberculose	3	• Question sans difficulté. Un dossier entier de l'ECN 2013 était construit sur l'ambigüité entre les 2 diagnostics.

QROC 11	• Tabagisme actif	3	• Risque évident d'explosion...
QROC 12	• Syndrome de Löfgren typique	3	• L'association est très caractéristique... • Et de bon pronostic... • L'histologie n'est alors pas indispensable.
QROC 13	• Bi arthrite de cheville	3	• A l'ECN : La Bi arthrite de cheville est très évocatrice de sarcoïdose, surtout chez une femme jeune ! • Ce signe n'est cependant pas spécifique
QROC 14	• ECG	3	• Autre réflexe à avoir, comme pour les dyskaliémies. • Le risque est la mort subite par trouble du rythme.
QROC 15	• 5% • Accepté si 1 à 10 %	3	• 5% de mortalité environ • Surtout en conséquence des complications pulmonaires de la fibrose.
QROC 16	• 2.8 mmol/L	3	• Si on vous fournit une calcémie dans un énoncé, traquez l'albuminémie pour la corriger immédiatement avant d'oublier. • Piège classique en dossier, La calcémie faussement normale chez un patient dénutri (Albuminémie basse...) • On rappelle la formule : Ca corrigé = Ca total + [(40-albumine)/40]
QROC 17	• Calcium Ionisé	3	• On n'attend pas les résultats pour traiter... • Le calcium ionisé n'est pas influencé par les variations de l'albuminémie.
QROC 18	• Uvéite antérieure aigue	3	• Cf ophtalmologie • Complication ophtalmologique classique de la Sarcoïdose.
QROC 19	• Prévention des • Synéchies • Irido- Cristalliniennes	3	• Dans l'uvéite antérieure aigue, la pupille est en myosis. La face postérieure de l'iris et le cristallin peuvent développer des adhérences inflammatoires déformant la pupille. • Le collyre MYDRIATIQUE prévient ces déformations.
QROC 20	• Corticothérapie locale	3	• Le traitement de l'uvéite antérieure aigue repose sur le collyre mydriatique + corticothérapie locale. • Une atteinte postérieure (uvéite postérieure) est une indication à la corticothérapie générale au cours de la Sarcoïdose.
		60	**Total QROC**

FICHE DE SYNTHESE : POINTS CLES UE POUR MIEUX REPONDRE AUX QUESTIONS ISOLEES ET AUX DOSSIERS CLINIQUES PROGRESSIFS	
Titres	**Eléments à cocher lors des QCM Mots clés des QROC**
ZEROS	• Prescrire systématiquement une corticothérapie • Prescrire une supplémentation vitamino calcique en mesure associée... • Ne pas dépister une atteinte sévère cardiaque, oculaire, métabolique... • Biopsier un érythème noueux
Définition	• Granulomatose systémique de cause inconnue • Avec infiltration des organes par des granulomes épithélioïde et gigantocellulaires sans nécrose caséeuse • Epidémiologie : Prédominance féminine, adulte jeune, non fumeur, peau noire.
Interrogatoire	• Expositions professionnelles +++ : Béryllium, Silice • Antécédents familiaux : rares formes familiales • Tabagisme ? : Maladie plus rare chez le fumeur
Clinique	• Signes généraux : AEG, fièvre, adénopathies fermes indolores non inflammatoires • Signes cutanés : Erythème noueux, Sarcoïdes, Lupus pernio • Signes pulmonaires : Toux sèche, crépitants des bases +/- Dyspnée d'effort • Signes oculaires : uvéite antérieure aigue. Recherche d'uvéite postérieure +++ • Signes ORL : Parotidomégalie, paralysie faciale périphérique • Signes cardiaques +++ : Granulomes du septum IV (TDR, TDC) • Signes neurologiques : Méningite lymphocytaire, neuropathies périphériques • Signes articulaires : bi arthrite de cheville évocatrice • Signes endocriniens : Infiltration de l'axe hypothalamo hypophysaire, des surrénales...
Examens complémentaires	• Radiographie Thorax Face + Profil +/- Scanner thoracique injecté en coupe fine • Epreuves fonctionnelles respiratoires : normales ou trouble ventilatoire restrictif • Biologie : Calcémie +++, Calciurie, IDR, Sérologie VIH, ECA, EPPS... • Electrocardiogramme +++ • Examen ophtalmologique orienté +++ • Preuve histologique indispensable sauf Löfgren typique : - Biopsie de Sarcoïde, Biopsie d'adénopathie, BGSA - Biopsies per endoscopie bronchique - Biopsies per médiastinoscopie, vidéo thoracoscopie... + Recherche systématique de BAAR !
Traitement	• Règles hygiéno diététiques : - Pas d'exposition solaire - Pas de supplémentation vitamino calcique - Autres mesures associées à la corticothérapie - Prévention de l'anguillulose maligne • Corticothérapie prolongée >12 mois à posologie modérée. - Indiquée ou non en fonction de la sévérité de la maladie - Surtout en cas de risque fonctionnel ou vital.
Complications	• Respiratoires +++ : Fibrose, Insuffisance respiratoire, Pneumothorax, Aspergillome, hémoptysie • Cardiaques : Cœur pulmonaire chronique, mort subite • Rénales, Oculaires, Neurologiques...

UE questions isolées Item 217

Amylose

1 Enoncé

QCM 1 **Généralités concernant les amyloses, cochez la ou les réponse(s) juste(s) :**

A - Il existe trois types principaux d'amyloses : Amylose AA, Amylose AL et Amyloses héréditaires
B - L'amylose AA est le plus souvent secondaire à une hémopathie maligne
C - L'amylose AA est le plus souvent idiopathique
D - L'amylose AL est secondaire à une inflammation chronique
E - La mutation du gène CFTR est responsable de l'amylose héréditaire
F - La mutation du gène HFE est responsable de l'amylose héréditaire
G - La mutation de l'alpha 1 anti trypsine est responsable de l'amylose héréditaire
H - Les amyloses sont toujours des maladies multi systémiques
I - Toutes les amyloses ont une présentation clinique et un pronostic approximativement identique
J - Toutes les propositions précédentes sont fausses.

QCM 2 **Concernant l'amylose AL cochez les réponses juste :**

A - Elle est secondaire à une inflammation chronique
B - Elle est secondaire au dépôt de chaînes lourdes d'immunoglobulines
C - Elle est secondaire au dépôt de chaînes légères d'immunoglobulines
D - La majorité des cas d'amylose AL est secondaire à un myélome multiple
E - La majorité des cas d'amylose AL est secondaire à une Polyarthrite Rhumatoïde
F - La majorité des cas d'amylose AL est idiopathique
G - La majorité des cas d'amylose AL est secondaire à une maladie de Waldenström
H - La majorité des cas d'amylose AL est secondaire à une maladie leucémie lymphoïde chronique
I - Elle se caractérise par l'absence générale d'atteinte cardiaque
J - Elle se caractérise par l'absence générale d'atteinte rénale
K - Sans traitement, son pronostic est meilleur que l'amylose AA.

QCM 3 **Concernant l'amylose AA cochez les réponses justes :**

A - Elle est secondaire à une inflammation aigue
B - Elle est secondaire à une inflammation prolongée
C - Elle est généralement d'origine post infectieuse
D - Elle peut compliquer une polyarthrite Rhumatoïde
E - Elle ne complique jamais une Spondylarthrite Ankylosante
F - Elle peut compliquer une Fièvre méditerranéenne familiale
G - Elle est fortement associée à la maladie de Waldenström
H - Elle se caractérise par l'absence générale d'atteinte cardiaque
I - Elle se caractérise par l'absence générale d'atteinte rénale

QCM 4 **Chez un patient suspect d'amylose AL multi systémique, quel examen demandez-vous en première intention pour confirmer le diagnostic ? (1 réponse)**

A - Myélogramme
B - CRP
C - Electrophorèse des protéines sériques
D - Electrophorèse des protéines urinaires
E - Biopsie des glandes salivaires accessoires
F - Ponction biopsie hépatique
G - Ponction biopsie splénique
H - Ponction biopsie rénale
I - Dosage des chaines légères libres
J - Dosage pondéral des immunoglobulines.

QCM 5	Concernant l'histologie de l'amylose, cochez les réponses justes :

A - Elle met en évidence des dépôts glucidiques
B - Elle met en évidence des dépôts lipidiques
C - Elle met en évidence des dépôts protidiques
D - Les dépôts amyloïdes sont intra cellulaires
E - La coloration de Gram est classiquement positive
F - La coloration de Papanicolaou est classiquement positive
G - La coloration de Ziehl Neelsen est classiquement positive
H - La coloration de Gomori Grocotte est classiquement positive
I - Les dépôts colorés deviennent bi réfringents en lumière polarisée
J - L'immunofluorescence permet de différencier Amylose AA et AL

QCM 6	Quelle atteinte conditionne le pronostic vital de l'amylose AL ? (1 réponse)

A - Cardiaque
B - Rénale
C - Oculaire
D - Digestive
E - Système nerveux central
F - Système nerveux périphérique
G - Cutanée
H - Thyroïdienne
I - Pulmonaire

QCM 7	Quelle anomalie principale retenez-vous sur cet ECG chez ce patient atteint d'amylose AL ? (1 réponse)

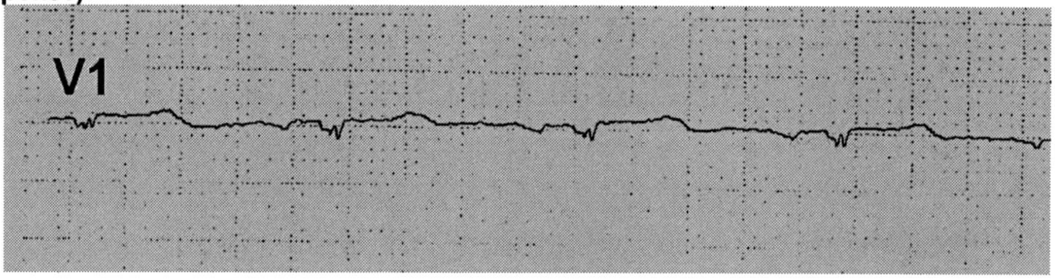

A - BAV du premier degré
B - Microvoltage
C - Déviation axiale droite
D - Déviation axiale gauche
E - Fibrillation atriale
F - Flutter atrial
G - Fibrillation ventriculaire
H - Tachycardie ventriculaire
I - Une extrasystole atriale
J - Une extrasystole jonctionnelle
K - Une extrasystole ventriculaire

QCM 8	Quel traitement est classiquement contre indiqué dans le traitement de la cardiopathie amyloïde ?

A - Inhibiteurs calciques
B - Inhibiteurs de l'enzyme de conversion
C - Diurétiques thiazidiques
D - Transplantation cardiaque
E - Amiodarone
F - Pacemaker

QCM 9	Le patient que vous suivez pour Amylose sévère consulte en urgence pour dyspnée avec expectoration rosée et saumonée. A l'auscultation vous entendez des crépitants diffus des deux champs pulmonaires. La tension artérielle est à 89/65, la fréquence cardiaque à 130, la saturation en oxygène à 89%. Cochez les traitements que vous mettez immédiatement en place ?

A - Ventilation non invasive
B - Remplissage vasculaire par colloïdes (Voluven)
C - Remplissage vasculaire par cristalloïdes (NaCl isotonique)

D - Beta bloquants cardio sélectifs IV
E - Diurétiques de l'anse IV
F - Diurétiques thiazidiques IV
G - Dérivé nitrés au pousse seringue électrique
H - Dobutamine IV
I - Position de Trendelenburg
J - Toutes les réponses sont justes.

QCM 10 **Quels examens paracliniques prescrivez-vous pour dépister l'atteinte cardiaque au diagnostic d'amylose AL ?**

A - Echocardiographie transthoracique
B - Electrocardiogramme et/ou Holter ECG
C - Troponinémie
D - Dosage sanguin du BNP
E - IRM cardiaque
F - Coronaroscanner
G - ECG d'effort
H - Myoglobinémie

QCM 11 **L'atteinte rénale liée à l'amylose est une atteinte principalement : (1 réponse juste)**

A - Glomérulaire
B - Interstitielle
C - Vasculaire
D - Tubulaire proximale
E - Tubulaire distale
F - Des tubes collecteurs

QCM 12 **Concernant les manifestations rénales de l'amylose AL, cochez les réponses justes :**

A - La protéinurie est composée à majorité d'albumine au cours de l'amylose
B - L'amylose rénale entraîne toujours un syndrome néphrotique pur
C - L'amylose rénale entraîne toujours un syndrome néphrotique impur
D - On note une insuffisance rénale dans 50% des cas
E - Au stade d'insuffisance rénale chronique avancée, on note une anémie normochrome arégénérative
F - Au stade d'insuffisance rénale chronique avancée, on note une tendance à l'hypocalcémie
G - Au stade d'insuffisance rénale chronique avancée, les reins sont souvent atrophiques (<10cm)
H - L'hématurie est fréquente au cours de l'amylose rénale
I - Une hypertension artérielle sévère accompagne généralement l'insuffisance rénale
J - Une éosinophilurie est évocatrice d'amylose rénale

QCM 13 **Chez un patient présentant un état œdémateux généralisé secondaire à une amylose rénale sévère, quels traitements mettez-vous en place en sachant que la natrémie est à 137 mmol/L ?**

A - Diurétiques thiazidiques en première intention
B - Diurétiques de l'anse en première intention
C - Anti aldostérones en première intention
D - Diurétiques du tubule collecteur en première intention
E - Orthostatisme initial
F - Repos au lit initial
G - Restriction hydrique stricte
H - Remplissage par NaCl hypotonique
I - Remplissage par NaCl hypertonique

QCM 14 **Quels éléments du myélogramme seront compatibles avec le diagnostic de Myélome Multiple dans le bilan étiologique d'une Amylose ?**

A - Mégaloblastose
B - Infiltration lymphoplasmocytaire
C - Dysmégacaryopoïèse
D - Dysgranulopoïèse
E - Dysérythropoïèse
F - Infiltration plasmocytaire à 12%
G - Anomalies morphologiques plasmocytaires
H - Coloration de Perls positive
I - Blastes médullaires à 15%
J - Blastes médullaires à 25%
K - Cellules de Reed Sternberg
L - Présence de corps d'Auer

QCM 15	**Chez un patient atteint d'amylose avec suspicion d'atteinte du système nerveux périphérique, quels éléments de l'examen clinique vous orienteront vers un syndrome neurogène périphérique en général ?**

A - Hémiplégie
B - Paraplégie
C - Réflexes ostéo tendineux vifs diffusés polycinétiques
D - Réflexes ostéo tendineux abolis
E - Reflexe cutané plantaire en extension
F - Marche dandinante
G - Fasciculations musculaires
H - Troubles de sensibilité
I - Marche steppante
J - Fluctuation des symptômes moteurs au cours de la journée.

QCM 16	**Quel type de neuropathie périphérique accompagne typiquement l'amylose ? (1 réponse)**

A - Mononeuropathie
B - Mononeuropathie multiple
C - Polyneuropathie axonale
D - Polyneuropathie démyélinisante
E - Polyradiculonévrite
F - Neuronopathie motrice
G - Neuronopathie sensitive
H - Aucune des réponses précédentes.

QCM 17	**Quels éléments à l'électroneuromyogramme sont compatibles avec la neuropathie périphérique accompagnant typiquement l'amylose (Réponse de la question précédente) ?**

A - Un tracé myogène à l'épreuve de détection
B - Un tracé neurogène à l'épreuve de détection
C - Allongement des latences des ondes F à l'épreuve de stimulo détection
D - Allongement des latences distales à l'épreuve de stimulo détection
E - Blocs de conduction moteur à l'épreuve de stimulo détection
F - Ralentissement des vitesses de conduction à l'épreuve de stimulo détection
G - Baisse d'amplitude du potentiel d'action de la réponse sensitive et motrice à l'épreuve de stimulo détection
H - Toutes les réponses précédentes sont justes.

QCM 18	**Quel(s) traitement(s) pouvez-vous proposer à votre patient souffrant d'hypotension orthostatique sévère secondaire à une amylose AL ?**

A - Beta Bloquants
B - Anti dépresseurs Tri cycliques
C - Inhibiteurs calciques
D - Dérivés nitrés par voie sublinguale
E - Hydrocortisone
F - Fludrocortisone
G - Midodrine
H - Bas de contention
I - Repos au lit
J - Adrénaline IM

QCM 19	**Concernant le traitement de l'amylose, cochez les réponses justes.**

A - Le traitement de l'amylose AA repose sur la chimiothérapie
B - Le traitement de l'amylose AA repose sur l'allogreffe de cellules souches hématopoïétiques
C - Le traitement de l'amylose AA repose sur l'autogreffe de cellules souches hématopoïétiques
D - Les réponses A à C sont fausses
E - Le traitement de l'amylose AL primitive repose sur la chimiothérapie
F - Le traitement de l'amylose AL secondaire à un myélome est le traitement de ce myélome

QCM 20	**Cochez les étiologies d'œdèmes des membres inférieurs blancs mous indolores bilatéraux et avec signe du godet ?**

A - Algoneurodystrophie
B - Insuffisance cardiaque droite
C - Thrombose veineuse profonde
D - Syndrome néphrotique sur amylose AL
E - Erysipèle

QROC 1	**Donnez 3 causes de microvoltage électrique à l'ECG.** **Texte libre (3 mots)**
QROC 2	**Donnez 3 causes d'insuffisance rénale chronique sans atrophie rénale.** **Texte libre (3 mots)**
QROC 3	**Quel signe clinique très évocateur d'amylose pouvez-vous rechercher à l'inspection du visage d'un patient chez qui vous suspectez ce diagnostic?** **Texte libre (1 à 3 mots)**
QROC 4	**Votre patient atteint d'amylose rénale a présenté récemment un syndrome œdémateux majeur. Sa tension est à 120/75.** **A la biologie vous retrouvez : Albuminémie 20g/L, Créatininémie 175 µmol/L, urée 27 mmol/L.** **A l'analyse des urines de 24h, vous retrouvez : Protéines 3.5g, Hématies 1000/mL.** **Caractérisez la situation rénale du patient.** **Texte libre (1 à 3 mots)**
QROC 5	**Quelle est l'espérance de vie hors traitement d'un patient atteint d'amylose AL ?** **Texte libre (1 à 3 mots)**
QROC 6	**Quelle coloration spécifique met en évidence les dépôts amyloïdes à la biopsie ?** **Texte libre (1 à 3 mots)**
QROC 7	**Citez la principale mutation responsable d'amylose héréditaire ?** **Texte libre (1 à 3 mots)**
QROC 8	**Quel est le mode de transmission de l'amylose héréditaire ?** **Texte libre (1 à 3 mots)**
QROC 9	**Quelle biopsie est classiquement contre indiquée et ne peut pas être utilisée pour le diagnostic au cours de l'amylose AL ?** **Texte libre (1 à 3 mots)**
QROC 10	**Quelle protéine, par sa non élimination, est responsable de l'amylose des dialysés ?** **Texte libre (1 à 3 mots)**
QROC 11	**En général, en cas de syndrome néphrotique avec albuminémie à 18 g/L, quel traitement préventif faut-il ajouter au traitement symptomatique du syndrome œdémateux ?** **Texte libre (1 à 3 mots)**
QROC 12	**Quel diagnostic évoquez-vous chez votre patient atteint d'amylose héréditaire, se plaignant de paresthésies dans les 3 premiers doigts des deux mains et d'amyotrophie de l'éminence thénar ?** **Texte libre (1 à 3 mots)**
QROC 13	**Citez deux marqueurs biologiques ayant une valeur pronostique dans le suivi de la cardiopathie amyloïde.** **Texte libre (1 à 3 mots)**
QROC 14	**De quoi est constituée la majeure partie de la protéinurie au cours de l'amylose rénale ?** **Texte libre (1 à 3 mots)**
QROC 15	**Quel signe évocateur d'amylose digestive peut-on rechercher à l'examen endobuccal des patients suspects d'amylose ?** **Texte libre (1 à 3 mots)**
QROC 16	**Donnez deux sites permettant un diagnostic peu invasif d'amylose ?** **Texte libre (1 à 3 mots)**
QROC 17	**Quelle maladie génétique caractérisée par des accès fébriles et de douleurs abdominales ou thoraciques se complique fréquemment d'amylose AA ?** **Texte libre (1 à 3 mots)**
QROC 18	**Citez une cause infectieuse d'amylose AA.** **Texte libre (1 à 3 mots)**

QROC 19	**Quel élément du myélogramme et quel élément de l'électrophorèse des protides sériques peuvent vous orienter vers une amylose secondaire à une maladie de Waldenström ?** **Texte libre (1 à 3 mots)**
QROC 🎬	**Visualisez la vidéo numéro 4 (pas de son).** **Chez ce patient présentant de manière chronique des paresthésies des extrémités et d'après l'examen des ROT présentés dans la vidéo, de quel type de neuropathie périphérique ce patient est il possiblement atteint ?** **Texte libre (1 à 3 mots)**

2 Corrigé

		V F	Cotation	Commentaires, conseils et coaching
QCM 1	A -	V	3	Quelques généralités sur les amyloses, groupe de maladies ayant une histologie commune (dépôts tissulaires de protéines insolubles). • Pour l'ECN on retient 3 types d'amyloses : - Amylose AL : dépôts de chaines légères d'immunoglobulines - Amylose AA : post inflammation chronique - Amylose héréditaire : principalement mutation du gène de la transthyrétine. • On sépare aussi classiquement : - L'amylose systémique : celle qui tombe et retombe à l'ECN (2004, 2013) - Les amyloses localisées : oculaire, vésicale, digestive... • Les types d'amyloses se différencient par les organes qu'elles atteignent avec prédilection et leur pronostic +++.
	B -	F	1	
	C -	F	1	
	D -	F	1	
	E -	F	1	
	F -	F	1	
	G -	F	1	
	H -	F	1	
	I -	F	1	
	J -	F	1	
QCM 2	A -	F	1	Questions de généralités sur l'amylose AL : • Sa physiopathologie : Dépôts de chaines légères d'immunoglobulines (Lambda >Kappa) • Ses étiologies : - Primitive dans la majorité des cas - Peut compliquer des hémopathies malignes : × Myélome multiple +++ × MGUS (Gammapathie monoclonale de signification indéterminée) × Leucémie Lymphoïde Chronique × Maladie de Waldenström • Concernant ses manifestations cliniques : - L'atteinte rénale est la plus fréquente - L'atteinte cardiaque conditionne le pronostic +++ • Le pronostic de l'amylose AL sans traitement est très sévère : survie sans traitement de 6 à 12 mois.
	B -	F	1	
	C -	V	2	
	D -	F	1	
	E -	F	1	
	F -	V	2	
	G -	F	1	
	H -	F	1	
	I -	F	1	
	J -	F	1	
	K -	F	1	
QCM 3	A -	F	1	Quelques points clés à connaitre sur l'amylose AA : • Sa physiopathologie : Elle est secondaire à une inflammation chronique. • Les étiologies des inflammations en causes sont diverses : - Polyarthrite Rhumatoïde - Spondylarthropathies - MICI : Crohn et RCH - Fièvre Méditerranéenne familiale - Causes infectieuses : Tuberculose, ostéomyélite chronique... • Contrairement à l'amylose AL, l'amylose AA n'affecte que rarement le cœur, ce qui explique en partie son meilleur pronostic. • L'atteinte du système nerveux périphérique est également rare. • En revanche, l'amylose AA entraîne bien une atteinte rénale.
	B -	V	2	
	C -	F	1	
	D -	V	2	
	E -	V	2	
	F -	V	2	
	G -	F	1	
	H -	V	2	
	I -	F	1	
QCM 4	A -	F	1	Le diagnostic de certitude de l'amylose est HISTOLOGIQUE. • L'examen de confirmation doit être le moins invasif possible ! • En première intention, on propose la biopsie des glandes salivaires accessoires (sensibilité 80%).
	B -	F	1	
	C -	F	1	
	D -	F	1	
	E -	V	3	
	F -	F	1	
	G -	F	1	

QCM	Item	Réponse	Points	Commentaire
	H -	F	1	• Les autres possibilités en cas de négativité et selon les organes atteints : - Ponction biopsie rénale - Biopsies rectales profondes - Biopsies de graisse sous cutanée péri ombilicales... • Devant une amylose AL, la recherche d'une hémopathie maligne doit être systématique. On demandera à visée étiologique un bilan minimal : - Electrophorèse des protides sériques avec immunofixation - Electrophorèse des protides urinaires avec immunofixation - Dosage des chaînes légères libres.
	I -	F	1	
	J -	F	1	
QCM 5	A -	F	1	Question un brin ardue sur l'histologie de l'amylose. • Ne pas confondre les multiples colorations histologiques pour l'ECN : - Coloration de Papanicolaou : utilisé en gynécologie (Frottis) - Coloration de Gomori Grocott : colore les germes fongiques (Pneumocystose!) - Coloration de Gram : utilisé en bactériologie ! - Coloration de Ziehl Neelsen : Mycobactéries/ recherche de BAAR - Coloration Rouge Congo : celle de l'amylose ! - Etc.. • Voici un tiroir résultats de l'histologie pour l'Amylose : - **En microscopie optique :** × Dépôts amyloïdes colorés par le rouge Congo × Dépôts colorés biréfringents en lumière polarisée - **En immunofluorescence** : permet de différencier : × Amylose AL : Marquage par des anticorps anti chaîne légère d'Ig × Amylose AA : Marquage par des anticorps anti SAA
	B -	F	1	
	C -	V	2	
	D -	F	1	
	E -	F	1	
	F -	F	1	
	G -	F	1	
	H -	F	1	
	I -	V	2	
	J -	V	2	
QCM 6	A -	V	3	• Question simple, c'est bien l'amylose cardiaque qui conditionne la survie des patients atteints d'amylose AL. • Tombée sous forme de question fermée à l'ECN 2013.
	B -	F	1	
	C -	F	1	
	D -	F	1	
	E -	F	1	
	F -	F	1	
	G -	F	1	
	H -	F	1	
	I -	F	1	
QCM 7	A -	F	1	• Encore une question inspirée de l'ECN 2013. • L'iconographie de l'épreuve était d'assez mauvaise qualité, et beaucoup d'étudiants ont tenté de trouvé des diagnostics de trouble du rythme ou de conduction compliqués alors qu'on ne voit pas grand chose... A part un microvoltage diffus ! • Ce signe est évocateur et compatible avec l'amylose AL. • Définition du micro voltage ECG : - Amplitudes des QRS <5mm en frontal - et Amplitudes des QRS <10mm en précordial
	B -	V	3	
	C -	F	1	
	D -	F	1	
	E -	F	1	
	F -	F	1	
	G -	F	1	
	H -	F	1	
	I -	F	1	
	J -	F	1	
	K -	F	1	
QCM 8	A -	V	3	• L'amylose permet de nombreuses questions transversales en néphrologie, neurologie, et cardiologie. • Ici, la question est simple, les inhibiteurs calciques étant classiquement contre indiqués dans tous les cas d'insuffisance cardiaque. • Cette question est l'occasion de souligner que les beta bloquants ne sont PAS recommandés dans le traitement de la cardiopathie amyloïde, mais c'est un détail probablement hors programme.
	B -	F	1	
	C -	F	1	
	D -	F	1	
	E -	F	1	
	F -	F	1	
QCM 9	A -	V	3	Question transversale sur l'œdème aigu pulmonaire cardiogénique compliquant une amylose (AL probable) avec plein de pièges plus ou moins subtils.
	B -	F	2	
	C -	F	1	
	D -	F	1	

<table>
<tr><td rowspan="6"></td><td>E -</td><td>V</td><td>2</td><td rowspan="6">• Ici on évoque l'OAP cardiogénique devant :
- Le terrain : amylose
- La clinique : dyspnée avec expectoration rosée et moussue, les crépitants
- A la radio on retrouverait pour rappel :
× Syndrome alvéolo interstitiel
× Opacités floconneuses bilatérales et symétriques à prédominance péri hilaire (ailes de papillon).

• Pour le traitement, chaque réponse fausse pourrait être un "Si mis zéro". En effet :
- On recommande la position demi-assise dans toute détresse respiratoire, et pas Trendelenburg (tête en bas...)
- On ne remplit pas un OAP cardiogénique mais on le met en restriction hydro sodée.
- Les nitrés sont contre indiqués si la pression artérielle systolique est < 100 mmHg
- Les béta bloquants sont contre indiqués en aigus dans l'OAP.
- C'est bien les diurétiques de l'anse qu'on utilise dans l'OAP.</td></tr>
<tr><td>F -</td><td>F</td><td>1</td></tr>
<tr><td>G -</td><td>F</td><td>1</td></tr>
<tr><td>H -</td><td>V</td><td>2</td></tr>
<tr><td>I -</td><td>F</td><td>2</td></tr>
<tr><td>J -</td><td>F</td><td>1</td></tr>
<tr><td rowspan="8">QCM 10</td><td>A -</td><td>V</td><td>2</td><td rowspan="8">La recherche des conséquences de la maladie sur les organes nobles en particulier le cœur est indispensable.

• Elle repose au niveau cardiaque sur :
- L'échocardiographie : mesure de la fraction d'éjection, recherche d'un dysfonctionnement diastolique...
- Les marqueurs sanguins : BNP et troponinémie qui sont des marqueurs de pronostic au cours du suivi de la maladie. On rappelle que la troponinémie n'est pas spécifique de la maladie coronaire et peut s'élever dans différentes cardiopathies.
- L'IRM cardiaque : anomalies du signal myocardique.

• L'amylose n'est pas une maladie des coronaires, la coronarographie ne permet pas de dépister la cardiopathie amyloïde.</td></tr>
<tr><td>B -</td><td>V</td><td>2</td></tr>
<tr><td>C -</td><td>V</td><td>2</td></tr>
<tr><td>D -</td><td>V</td><td>2</td></tr>
<tr><td>E -</td><td>V</td><td>2</td></tr>
<tr><td>F -</td><td>F</td><td>1</td></tr>
<tr><td>G -</td><td>F</td><td>1</td></tr>
<tr><td>H -</td><td>F</td><td>1</td></tr>
<tr><td rowspan="6">QCM 11</td><td>A -</td><td>V</td><td>3</td><td rowspan="6">• Question facile.

• L'amylose est bien typiquement responsable de néphropathie GLOMERULAIRE.

• L'atteinte rénale est la plus fréquente des atteintes cliniques au cours de l'amylose AL et de l'amylose AA.</td></tr>
<tr><td>B -</td><td>F</td><td>1</td></tr>
<tr><td>C -</td><td>F</td><td>1</td></tr>
<tr><td>D -</td><td>F</td><td>1</td></tr>
<tr><td>E -</td><td>F</td><td>1</td></tr>
<tr><td>F -</td><td>F</td><td>1</td></tr>
<tr><td rowspan="10">QCM 12</td><td>A -</td><td>V</td><td></td><td rowspan="10">Les manifestations rénales de l'amylose sont à bien maîtriser et font l'objet d'un chapitre dans le référentiel de néphrologie !

• Voici la présentation rénale typique de l'amylose AL :
- Protéinurie : constante, glomérulaire (donc majorité d'albumine), de fort débit.
- Syndrome néphrotique pur ou impur inconstant 50% des cas
- PAS d'hématurie
- PAS d'hypertension artérielle
- L'amylose est une cause d'insuffisance rénale à gros reins, c'est un piège !</td></tr>
<tr><td>B -</td><td>F</td><td></td></tr>
<tr><td>C -</td><td>F</td><td></td></tr>
<tr><td>D -</td><td>V</td><td></td></tr>
<tr><td>E -</td><td>V</td><td></td></tr>
<tr><td>F -</td><td>V</td><td></td></tr>
<tr><td>G -</td><td>F</td><td></td></tr>
<tr><td>H -</td><td>F</td><td></td></tr>
<tr><td>I -</td><td>F</td><td></td></tr>
<tr><td>J -</td><td>F</td><td></td></tr>
<tr><td rowspan="8">QCM 13</td><td>A -</td><td>F</td><td>1</td><td rowspan="8">• Question transversale sur le traitement du syndrome œdémateux.

• Il y a souvent confusion sur :
- Etat d'hydratation extra cellulaire : dépend du bilan SODE. Ici hyperhydratation extra cellulaire car œdèmes diffus (bilan sodé positif) donc restriction SODEE et non hydrique.</td></tr>
<tr><td>B -</td><td>V</td><td>2</td></tr>
<tr><td>C -</td><td>F</td><td>1</td></tr>
<tr><td>D -</td><td>F</td><td>1</td></tr>
<tr><td>E -</td><td>F</td><td>1</td></tr>
<tr><td>F -</td><td>V</td><td>2</td></tr>
<tr><td>G -</td><td>F</td><td>2</td></tr>
<tr><td>H -</td><td>F</td><td>2</td></tr>
</table>

	I -	F	2	- Etat d'hydratation intra cellulaire: dépend du bilan HYDRIQUE reflété par la NATREMIE. Ici la natrémie est normale, pas de raison de mettre en place de restriction hydrique sévère. • Par ailleurs ne pas confondre le diurétique de 1ère intention en fonction de l'étiologie du syndrome œdémateux : - Dans le syndrome néphrotique : DIURETIQUES DE L'ANSE en 1ère intention - Dans les œdèmes de la cirrhose : ANTI ALDOSTERONES en 1ère intention. • Le repos au lit initial favorise la mobilisation des œdèmes (l'orthostatisme au contraire stimulerait le système rénine angiotensine aldostérone et donc la rétention sodée !). Attention cependant repos au lit = prévention des thromboses +++.
QCM 14	A -	F	1	Si l'amylose (re)tombe, il y a fort à parier qu'on vous demandera de raisonner sur les données du myélogramme. Cela nous permet de faire un petit résumé sur les éléments d'orientation du myélogramme à l'ECN. • Quelques mots clés réflexes en dossiers (cf hématologie): - Mégaloblastose : Maladie de Biermer ! - Infiltration lymphoplasmocytaire : Maladie de Waldenström - Dysmégacaryo/érythro/granulopoïèse : Myélodysplasie ! - Infiltration plasmocytaire >10% avec anomalies morphologiques : Myélome ! - Coloration de Pearls positive : présence de sidéroblastes (anémie réfractaire sidéroblastique, une sorte de myélodysplasie) - Blastose médullaire <20% : Myélodysplasie - Blastose médullaire >20% : Leucémie aigue !! - Corps d'Auer : Leucémie Aigue Myéloïde • Les cellules de Reed Sternberg orientent vers la maladie de Hodgkin sur la biopsie d'une adénopathie suspecte.
	B -	F	1	
	C -	F	1	
	D -	F	1	
	E -	F	1	
	F -	V	2	
	G -	V	2	
	H -	F	1	
	I -	F	1	
	J -	F	1	
	K -	F	1	
	L -	F	1	
QCM 15	A -	F	1	Les ECN 2013 puis 2014 ont été riches en questions de sémiologie neurologique. on en profite pour revoir les caractéristiques sémiologiques du syndrome neurogène périphérique pouvant compliquer les amyloses. • Evoquent un syndrome neurogène périphérique - Réflexes ostéo tendineux : Abolis - Réflexe cutané plantaire : normal (Babinski négatif) - Signes végétatifs : HypoTA orthostatique, impuissance, incontinence, etc... - Signes moteurs : Paralysie, amyotrophie retardée, fasciculations, marche steppante. - Signes sensitifs : × Subjectifs : paresthésies, dysesthésies, crampes... × Objectifs : troubles de sensibilité épicritique, thermoalgique, proprioceptive... • A l'inverse : - La marche dandinante évoque un syndrome myogène - La fluctuation des symptômes évoque un syndrome myasthénique - Un déficit à type d'hémiplégie ou de paraplégie évoque un syndrome pyramidal !
	B -	F	1	
	C -	F	1	
	D -	V	2	
	E -	F	1	
	F -	F	1	
	G -	V	2	
	H -	V	2	
	I -	V	2	
	J -	F	1	
QCM 16	A -	F	1	Question sévère, désolé. L'item neuropathie périphérique est difficile et souvent redouté par les étudiants mais peut être rentable pour l'ECN. On va essayer d'éclaircir ensemble certains points.
	B -	F	1	
	C -	V	3	
	D -	F	1	
	E -	F	1	
	F -	F	1	
	G -	F	1	

	H -	F	1	• Pour comprendre : On classe les neuropathies, en fonction de - La **TOPOGRAPHIE** de l'atteinte (tronculaire, radiculaire, distale...) - Du **MECANISME** physiopathologique de la lésion neuronale : × Lésion axonale × Lésion démyélinisante × Lésion du corps cellulaire du neurone • En fonction du type de neuropathie, les étiologies à évoquer ne seront pas les mêmes ! • On a ainsi : - **Mononeuropathie** : lésion d'un tronc nerveux × Ex : canal carpien - **Mononeuropathie multiple** : Lésion de plusieurs troncs nerveux × Ex : Diabète et maladies de système, infection VIH, Lèpre - **Polyradiculonévrite** : lésions de l'ensemble des troncs et racines nerveuses × Ex : syndrome de Guillain Barré +++ - **Polyneuropathie** : atteinte des fibres nerveuses longueur dépendante, les fibres les plus longues sont touchées en premier (donc topographie distale de l'atteinte +++). × Causes de polyneuropathies AXONALES : Diabète, Chimiothérapies, Alcool, Amylose, carences vitaminiques, Maladie de Lyme... × Causes de polyneuropathies DEMYELINISANTES : Causes héréditaires, Hémopathies malignes à IgM (Waldenström)
QCM 17	A -	F	1	Dernière question sur les neuropathies et je vous laisse tranquille. Toutes ces données sont dans le poly de neuro, c'est promis ! Essayons de comprendre quelques notions d'électroneuromyographie, d'autant que ce sont des questions qui peuvent tomber. • Deux temps dans l'examen EMG : - Epreuve de détection : analyse des tracés au repos et à la contraction musculaire. Elle permet le diagnostic TOPOGRAPHIQUE de l'atteinte. Pour rester simple elle peut montrer deux types d'anomalies : × Un tracé neurogène. × Un tracé myogène. - Epreuve de stimulo détection pour diagnostiquer le MECANISME lésionnel : × Neuropathie axonale × Neuropathie démyélinisante × Neuronopathie (atteinte du corps cellulaire du neurone) • Il faut se rappeler de ses cours de première année : la myéline permet d'augmenter la vitesse de conduction nerveuse. En faveur d'une neuropathie DEMYELINISANTE (Typiquement à l'ECN syndrome de Guillain Barré), on a donc un allongement du temps de réponse des nerfs à la stimulodétection : - Ralentissement des vitesses de conduction - Allongement des latences distales et de la latence des ondes F - Blocs de conduction moteurs. • Pour les neuropathies axonales (Comme dans le diabète, l'amylose), ce n'est plus la vitesse de conduction qui est diminuée (car la myéline est intacte), mais l'amplitude des potentiels d'action : - Vitesses de conduction normales - Baisse d'amplitude du potentiel d'action de réponse motrice - Baisse d'amplitude du potentiel d'action de réponse sensitive • Comprendre ces quelques notions, sans trop rentrer dans les détails, permet de s'en sortir en dossier.
	B -	V	2	
	C -	F	1	
	D -	F	1	
	E -	F	1	
	F -	F	1	
	G -	V	2	
	H -	F	1	

QCM	Item	Réponse	Points	Commentaire
QCM 18	A -	F	1	• Ne pas oublier que la neuropathie périphérique entraine, en plus des signes moteurs et périphériques, des signes végétatifs (atteinte du contingent végétatif du nerf). • La neuropathie de l'amylose s'accompagne en particulier d'une riche composante dysautonomique. • Voici un tiroir de prise en charge de l'hypotension orthostatique sévère : - Arrêt des hypotenseurs et autres médicaments inducteurs (Tri cycliques) - Port de bas de contention - Lever progressif pour éviter les chutes - Hydratation correcte - Mesures médicamenteuses × Midodrine : Sympathicomimétique × Fludrocortisone : Minéralocorticoïde. • L'hydrocortisone est un glucocorticoïde et ne nous intéresse ici pas pour maintenir une pression artérielle normale. C'est bien l'effet minéralocorticoïde de la Fludrocortisone sur la rétention hydro sodée dont on veut tirer partie ici.
	B -	F	1	
	C -	F	1	
	D -	F	1	
	E -	F	1	
	F -	V	2	
	G -	V	2	
	H -	V	2	
	I -	F	1	
	J -	F	1	
QCM 19	A -	F	1	• Le traitement de l'amylose n'est pas dans les objectifs de l'item, on restera donc très succincts : - Amylose AA : × Pas de traitement spécifique × Traitement étiologique de l'inflammation × Traitement des défaillances d'organe - Amylose AL : × Primitive : chimiothérapie × Secondaire : chimiothérapie de l'hémopathie en cause × Traitement des défaillances d'organe
	B -	F	1	
	C -	F	1	
	D -	V	2	
	E -	V	3	
	F -	V	3	
QCM 20	A -	F	3	• Les œdèmes généralisés sont bilatéraux, symétriques, blancs, mous, indolores et déclives. Le matin au lever ils sont aux lombes du fait du décubitus. • Les principales causes sont : - Atteinte **rénale** : Syndrome néphrotique +++, IRA anurique, IRC avancée - Insuffisance **cardiaque** : droite +++ ou globale - Cirrhose **hépatique** - **Hypoalbuminémies** autres : dénutrition, entéropathie exsudative, brulure... • Petit tip en dossier : toujours recherchez la prise d'inhibiteurs calciques devant des œdèmes inexpliqués !
	B -	V	3	
	C -	F	3	
	D -	V	3	
	E -	F	2	
			245	**Total QCM**

	Réponses	Cotation	Commentaires, conseils et coaching
QROC 1	• Amylose • Cardiopathie dilatée • Hypothyroïdie • Péricardite	3	• Petit tiroir utile des causes de microvoltage électrique. • Pouvait éventuellement être un élément d'orientation pour le dossier d'amylose de l'ECN 2013.
QROC 2	• Amylose • Néphropathie diabétique • Polykystose rénale • HIVAN • Hydronéphrose	3	• Encore un tiroir ultra classique de l'ECN. • HIVAN : HIV associated nephropathy. • On rappelle que les arguments en faveur du caractère chronique d'une insuffisance rénale sont : - **Cliniques** : Antécédents perso ou familiaux d'IR - **Echographiques** : Reins atrophiques <10 cm - **Biologiques** : × Anémie normochrome normocytaire arégénérative × Hypocalcémie par carence en vitamine D active
QROC 3	• Ecchymose péri orbitaire	3	• Assez évocateur du diagnostic (en l'absence de traumatisme) • Ce signe est secondaire à des troubles de coagulation au cours de l'amylose AL. • (Exemples : Fuite urinaire de facteur de coagulation, insuffisance hépatique compliquant l'amylose, captation du facteur X par les dépôts amyloïdes)
QROC 4	• Syndrome néphrotique • PUR +++	3	• ATTENTION, piège classique de concours blanc dans lequel tout le monde tombe. • Un syndrome néphrotique est impur si présence : - Hématurie - Hypertension - Insuffisance rénale **ORGANIQUE**. • Une insuffisance rénale **fonctionnelle**, secondaire à l'hypovolémie relative du secteur intra vasculaire au cours d'un SN de constitution rapide, ne remet pas en cause le diagnostic de syndrome néphrotique pur. • Ici le rapport Urée/Créatininémie >100 oriente vers le caractère fonctionnel de l'insuffisance rénale aigue.
QROC 5	• 6 mois à 12 mois accepté.	3	• Maladie de pronostic très sombre +++. • L'atteinte cardiaque fait tout le pronostic.
QROC 6	• Rouge Congo	3	• A mon avis c'est le seul contexte à l'ECN où on pourrait vous parler de cette coloration histologique. • Tentez de ne pas toutes les mélanger !
QROC 7	• Gène de la Transthyrétine (TTR)	3	• Mutation la plus fréquente : VAL/MET30 • Typiquement dans un cas clinique : - Patient d'origine portugaise - Avec un canal carpien bilatéral - Des hypotensions orthostatiques - +/- Autres atteintes de l'amylose
QROC 8	• Autosomique Dominant	3	• Question très précise, moyennement tombable.

QROC 9	• Ponction biopsie hépatique transpariétale.	3	• Selon le référentiel d'hématologie, le risque hémorragique est trop grand, ce geste est contre indiqué en théorie. • On rappelle que l'amylose s'accompagne de troubles de coagulation selon plusieurs mécanismes (cf plus haut).
QROC 10	• Beta 2 microglobuline	3	On ne fera qu'évoquer l'amylose des dialysés : • C'est la non élimination de la B2 microglobuline chez les patients dialysés. • Risque limité avec les techniques actuelles.
QROC 11	• Décoagulation • Ou HNF • Ou HBPM selon fonction rénale • AvKs acceptés.	3	• On rappelle les 3 complications aigues majeures des syndromes néphrotiques en général : - Insuffisance rénale aigue - Infections à bactéries encapsules (fuite urinaire des Ig) - Thromboses artério veineuses +++ • En dessous du seuil de 20g/L d'albuminémie, il est classiquement recommandé de décoaguler les patients en prévention des thromboses • (Risque thrombotique : Secondaires à la synthèse hépatique de facteurs pro coagulants, la fuite urinaire de facteurs anti coagulants, l'hémoconcentration secondaire à la prescription de diurétiques...) • Remarque : dans le cas de l'amylose il y a aussi un risque hémorragique, on ne vous posera donc pas la question dans ce contexte. Ici la question était générale.
QROC 12	• Syndrome du canal carpien (grave)	3	• Un syndrome du canal carpien BILATERAL peut être un mode d'introduction d'une amylose dans un dossier ECN !
QROC 13	• Troponines • NT Pro BNP (ou BNP)	3	• Encore une fois, la troponine n'est pas utile que dans le diagnostic du Syndrome Coronarien Aigu.
QROC 14	• Albumine	3	• Amylose rénale = atteinte glomérulaire prédominante. • Néphropathie glomérulaire = protéinurie composée majoritairement d'albumine. • Pour rappel une protéinurie tubulaire est composée principalement de protéines normalement réabsorbées dans les tubules après leur excrétion glomérulaire : - Lysozyme - Beta 2 microglobuline.
QROC 15	• Macro glossie.	3	• L'amylose entraine globalement une hypertrophie des organes atteints : Macroglossie, hépato splénomégalie, cardiopathie hypertrophique, IRC sans atrophie rénale.
QROC 16	• BGSA • Biopsie de graisse cutanée péri ombilicale	3	• BGSA : Sensibilité un peu supérieure à la biopsie de graisse péri ombilicale.

QROC 17	• Fièvre Méditerranéenne Familiale	3	• J'évoque la FMF dans plusieurs items car c'est une maladie qu'on peut introduire dans beaucoup de dossiers différents. • Si ça tombe vous serez au point !
QROC 18	• Tuberculose • ou Ostéomyélite • ou Syphilis	3	• L'infection doit classiquement être prolongée pour pouvoir se compliquer d'amylose AA. • Un cas d'amylose en fin de dossier d'infectiologie est peu probable, ça serait un peu sévère.
QROC 19	• Myélogramme : infiltration lymphoplasmocytaire • EPPS : Composante monoclonale à IgM.	3	L'item Gammapathie monoclonale a été supprimé du nouveau programme. Il est pourtant de bon ton d'avoir quelques connaissances sur la maladie de Waldenström. Voici un petit résumé au cas où : • Physiopathologie : Infiltration **lymphoplasmocytaire** de la moelle osseuse (+/- splénique et adénopathies périphériques) • Clinique : association d'un syndrome tumoral et des conséquences de l'action de l'Ig monoclonale IgM : - Syndrome tumoral : ADP, HSMG - Syndrome d'hyperviscosité : Céphalées, acouphènes... - Syndrome hémorragique cutanéo muqueux - Neuropathie périphérique (démyélinisante !) - Complications auto immunes : AHAI, PTI - Cryoglobulinémie. • EPPS : Pic monoclonal à IgM >3g/L • Myélogramme : infiltration lymphoplasmocytaire.
QROC 20	• Polyneuropathie (longueur dépendante.)	3	• Votre patient se plaint de paresthésies des extrémités évoluant sur un mode chronique. • Sur la vidéo, on observe une absence des ROT distaux (achilléen et stylo radial) mais une présence normale des ROT plus proximaux (tricipital et rotulien) • Ces éléments sont évocateurs de polyneuropathie distale longueur dépendante que l'on pourrait rencontrer chez un patient atteint d'amylose entre autres. • Plus fréquemment en stage, vous rencontrerez ce genres d'anomalies à l'examen neurologique chez vos patients diabétiques !
		60	**Total QROC**

FICHE DE SYNTHESE : POINTS CLES UE POUR MIEUX REPONDRE AUX QUESTIONS ISOLEES ET AUX DOSSIERS CLINIQUES PROGRESSIFS	
Titres	**Eléments à cocher lors des QCM** **Mots clés des QROC**
ZEROS	• Ignorer le risque vital cardiaque.
Définition	• Amylose = Maladie caractérisée par des dépôts tissulaires de protéines organisées en fibrilles (protéines amyloïdes). On distingue : - L'amylose AL : Par dépôts d'immunoglobulines (chaine légère) - L'amylose AA : Secondaire à une inflammation chronique - L'amylose héréditaire : mutation du gène codant la transthyrétine.
Clinique	Les organes atteints avec prédilection sont différents selon l'amylose. Pour l'amylose AL : • Atteinte cardiaque : - Cardiopathie hypertrophique - Insuffisance cardiaque - Troubles du rythme ou de conduction • Atteinte rénale : - Protéinurie constante +/- syndrome néphrotique à "gros reins" - Insuffisance rénale 50% des cas - PAS d'hématurie, PAS d'hypertension. • Atteinte digestive : - Macroglossie - Hépatosplénomégalie - Diarrhée avec malabsorption • Atteinte neurologique : - Polyneuropathie AXONALE sensori motrice longueur dépendante - Fréquent canal carpien bilatéral - Riche composante dysautonomique : HypoTA orthostatique, troubles du péristaltisme... Un organe respecté dans les amyloses AL systémiques : le système nerveux central.
Paraclinique (Amylose AL)	• Diagnostic positif = histologique - Moins invasif : BGSA +++, Biopsie de graisse cutanée péri ombilicale - Plus invasif : Ponction biopsie rénale... × MO : Coloration au rouge congo, biréfringence en lumière polarisée × IF : Marquage positif aux anticorps anti chaînes légères (Amylose AL) • Diagnostic de retentissement : - Cardiaque +++ : ETT, ECG, IRM cardiaque, BNP, Troponinémie - Rénale : BU, Protéinurie, Albuminémie, Protidémie... - Hépatique : cholestase anictérique • Diagnostic étiologique : recherche d'une gammapathie monoclonale - Electrophorèse des protéines sériques, urinaires, immunofixation - Dosage des chaines légères libres - +/- Myélogramme...
Traitement	• Amylose AL : Chimiothérapie +/- Autogreffe de CSH • Amylose AA : Pas de traitement spécifique